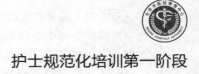

护士规范化培训第一阶段

北京市属儿童专科医院
护士规范化培训指南

（上　册）

北京市医院管理中心　编著

人民卫生出版社

图书在版编目（CIP）数据

北京市属儿童专科医院护士规范化培训指南．上册 /
北京市医院管理中心编著．—北京：人民卫生出版社，
2020

ISBN 978-7-117-29748-6

Ⅰ.①北…　Ⅱ.①北…　Ⅲ.①儿童医院 — 护士 — 岗位
培训 — 指南　Ⅳ.①R192.6-62

中国版本图书馆 CIP 数据核字（2020）第 032905 号

人卫智网	www.ipmph.com	医学教育、学术、考试、健康，
		购书智慧智能综合服务平台
人卫官网	www.pmph.com	人卫官方资讯发布平台

版权所有，侵权必究！

北京市属儿童专科医院
护士规范化培训指南
（上册）

编　　著：北京市医院管理中心
出版发行：人民卫生出版社（中继线 010-59780011）
地　　址：北京市朝阳区潘家园南里 19 号
邮　　编：100021
E - mail：pmph @ pmph.com
购书热线：010-59787592　010-59787584　010-65264830
印　　刷：河北新华第一印刷有限责任公司
经　　销：新华书店
开　　本：710×1000　1/16　　印张：17
字　　数：314 千字
版　　次：2020 年 4 月第 1 版　2020 年 4 月第 1 版第 1 次印刷
标准书号：ISBN 978-7-117-29748-6
定　　价：49.00 元
打击盗版举报电话：**010-59787491**　**E-mail：WQ @ pmph.com**
质量问题联系电话：**010-59787234**　**E-mail：zhiliang @ pmph.com**

编纂委员会

顾问委员会

主 任 委 员　潘苏彦

副主任委员　吕一平

委　　　员（以姓氏笔画为序）

谷　水　宋　玫　张　涛　陈　杰　陈　静

郭胜亚　潘军华

编纂委员会办公室

主　　　任　谷　水　陈　杰

副 主 任　李淑迦　陈　静　管远志

成　　　员（以姓氏笔画为序）

朱雅洁　李银雪　杨　颖　张琳琪　赵　瑛

贾言平　董思鑫

编写委员会

主　　　审　李淑迦

主　　　编　张琳琪　杨　颖　王欣然

副 主 编　刘丽丽　吴荣艳　董思鑫　李银雪　赵　瑛

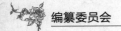

编　者（以姓氏笔画为序）

马　静　马历楠　王　玥　王　莹　王　锐

王　颖　王欣然　王晓军　王晓玲　白志媛

曲　斌　朱春梅　刘丽丽　刘树静　关晓丽

孙　静　孙艳香　李　晓　李银雪　李清华

杨　颖　杨凤兰　吴心怡　吴旭红　吴荣艳

张　萌　张凤云　张琳琪　陈　静　陈燕芬

邵淑芳　金慧玉　周　红　房　萍　赵　瑛

钟旭丽　袁　媛　贾　艳　郭立涛　董思鑫

韩卫忠　蒙景雯

序

护理工作是医疗卫生事业的重要组成部分,在维护和促进人民群众健康方面发挥着重要作用。公立医院的改革和发展、医疗卫生服务体系的完善和多元化的护理发展趋势都对护理工作质量及护理人员的基本素质和专业能力提出了更高的要求和更艰巨的挑战,同时也为护理专业、护理事业、护理产业的发展带来了前所未有的机遇。"十三五"时期全国医疗卫生服务体系规划纲要中,明确了护理工作发展方向和重点任务,推进护理工作健康发展。

在我国经济发展进入新常态的形势下,医改步入深水区、攻坚期,改革逐步由服务模式创新进入体制机制改革阶段。北京市医院管理中心在护理管理方面勇于探索。2013 年,在全国率先提出对新入职护士进行规范化培训,以改革护理服务模式为基础,以建立岗位管理制度为核心,以促进护理队伍健康发展为重点,以为患儿提供优质护理服务为目标,完善护士毕业后教育体系,促进学校教育与临床护理的有效衔接,培养临床实践型护理人才。经过近 6 年的试点推广工作,取得了丰硕成果,建立北京市属医院新入职护士规范化培训体系,出版发行《北京市属医院护士规范化培训指南》(上、下册),融会基础理论、基本知识与基本技能,注重培养护士临床思维实践能力,提高岗位胜任力。目前已在 8家市属综合医院和两家儿童专科医院开展培训工作。2016 年国家卫计委颁布了《新入职护士培训大纲(试行)》,在全国三级医院中推动护士规范化培训工作。北京市属医院集团的护理管理改革工作,已经走在前列,对区域内乃至全国均发挥着重要的辐射和示范作用。

护士规范化培训是一件提升护理队伍综合能力、造福广大患儿的实事,本书的出版是对前期护士规范化培训内容方面的经验总结与创新,是我们与广大同行、读者分享工作成果、共同学习提高的一种形式。希望本书对各地儿童专科医院的护士规范化培训工作有所借鉴,也希望项目组在培训实践中总结经验教训,及时评价培训效果,不断完善护士规范化培训的组织管理,逐步形成更加规范并符合行业标准的培训用书。

北京市医院管理中心

2020 年 1 月

前　言

　　医疗卫生体制改革和多元化的护理发展趋势要求建立并完善以岗位需求为导向、岗位胜任力为核心的护士规范化培训制度。通过培训，促进学校教育与临床护理的有效衔接，培养临床实践型护理人才，为护理人员的专业化、多渠道、多方向发展奠定基础。

　　为落实 2016 年国家卫生和计划生育委员会颁布的《新入职护士培训大纲（试行）》有关精神，进一步加强护士队伍建设，推广新入职护士规范化培训，北京市医院管理中心总结护士规范化试点工作取得的成果，同时组织项目组专家、护理专家、试点医院业务骨干及高校教师就《大纲》内容进行了系统学习、研讨，并与北京市属医院开展的护士规范化培训方案进行比对，进一步完善市属医院护士规范化培训教材，针对儿童专科医院特点，形成了《北京市属儿童专科医院护士规范化培训指南》。全书分为上、下两册，主要内容包括培训总则和专科培训细则；症状护理和评估量表；护理病历及评分标准；护理技能操作流程及评分标准。

　　本书力求体现护理"基础理论、基本知识、基本技能"的"三基"原则，按照护理工作贴近临床、贴近患儿的思路，我们尝试以临床中患儿最常出现的症状为线索，通过讲解、带教、实践等方式，培养护理临床思维能力，提高护士综合分析、快速判断、有效评估并正确解决护理问题的能力，为患儿提供更好的护理服务。

　　本书内容系统，针对性强，专家们的广泛参与和认真讨论，保证了本教材具有一定的权威性、系统性、规范性和准确性，并兼顾实用性和可操作性，真诚希望此教材对推动儿童专科医院护士规范化培训工作有所裨益。

本书在编写过程中,承蒙各位专家给予大力支持,在此表示衷心的感谢。由于编者水平及参考文献有限,书中不当之处,恳请读者指正。

编写委员会

2020 年 1 月

目 录

第一章　护士规范化培训总则

护理工作是医疗卫生事业的重要组成部分,与人民群众的健康利益和生命安全密切相关,也直接影响着临床医疗服务的质量。北京市医院管理中心决定对应届毕业护士进行规范化培训,此培训以岗位需求为导向,岗位胜任力为核心,突出专业内涵,注重实践能力,提高人文素养,适应临床护理发展需要。通过规范化培训,护士能更好地规划自己的职业生涯,提高临床工作能力。

一、适 用 范 围

三级甲等儿童专科医院,其他医疗卫生机构参照执行。

二、培 训 目 标

规范化培训是完善护士毕业后教育,促进学校教育与临床护理的有效衔接,培养护士的临床思维模式,丰富专业知识,提高护士为患儿实施基本医疗、护理的能力。通过培训,新入职护士能够掌握从事临床护理工作的基础理论、基本知识和基本技能;具备良好的职业道德素养、沟通交流能力、应急处理能力和落实责任制整体护理所需的专业护理等能力;增强人文关怀和责任意识,能够独立、规范地为患儿提供护理,为护士的职业发展奠定基础。

三、培训对象

院校毕业后新进入儿科护理岗位工作的护士。

四、培训内容

规范化培训包括理论和实践两部分内容,其中实践内容包括操作技能培训和临床实践培训。

(一)理论课程

1. 公共课程

(1)医院历史、文化、环境介绍:了解医院历史、院规、院训、环境。

(2)职业素质教育:熟悉医学伦理、医学人文、医德医风、护理职业道德和职业礼仪。掌握护理基本知识和基本技能。

(3)法律法规教育:熟悉《护士条例》《侵权责任法》《医疗事故处理条例》《传染病防治法》《医疗废物管理条例》《医院感染管理办法》《医疗机构临床用血管理办法》等相关法律法规。

(4)行业规范教育:掌握《静脉输液操作技术规范》《护理分级》《临床输血操作技术规范》等规范标准。

(5)规章制度教育:掌握患儿出入院管理制度、查对制度、分级护理制度、医嘱执行制度、交接班制度、危重症患儿护理管理制度、危急值报告制度、护理病历书写制度、药品管理制度、医院感染管理制度、职业防护制度等。

(6)安全管理教育:熟悉患儿安全风险的评估与防范、特殊药物的管理与应用、各类应急风险预案、护理不良事件的报告与预防等。

(7)沟通与交流:掌握沟通与交流的基本原则、方式和技巧,能与患儿、家长及其他医务人员进行有效沟通。

(8)护理文件书写培训:掌握体温单、医嘱单、护理风险评估单、护理记录单、转交接护理记录单、手术清点记录单等护理文书的书写规范。

(9)爱婴医院相关知识:爱婴医院的十条标准、《国际母乳代用品销售守则》、母乳喂养的优点、母乳喂养的常见问题和临床干预。

2. 专业课程　症状护理:儿科临床常见症状的概述、护理评估、护理措施及病例分析。

(二)操作技能培训

从《北京市42项护理技术操作标准》及《临床护理实践指南(卫生部2011版)》中选取16项儿科常用护理操作项目进行重点培训,培训结束后进行考核

（表 1-1）。

表 1-1　16 项儿科常用护理操作

编号	项目
1	皮内注射技术
2	皮下注射技术
3	肌内注射技术
4	静脉采血技术
5	静脉输液技术
6	应用输液(注射)泵技术
7	密闭式静脉输血技术
8	血压测量(儿童)技术
9	鼻导管吸氧技术
10	空气压缩雾化吸入技术
11	口腔护理技术
12	口服给药技术
13	保护性约束技术
14	床旁心电监测技术
15	手卫生(洗手、卫生手消毒)技术
16	双人心肺复苏技术(除外新生儿)

注:以上项目培训结束后为必考项目。

(三)临床实践培训

轮转期间护士在每个轮转科室至少管理患儿 12 名,完成护理病历 1 份;完成至少 8 个症状评估及分析;按要求完成科室规定的相关培训内容。出科前科室要对其进行考核评价。

五、培 训 方 式

1. 公共课程　各医院按照公共课程培训大纲自主授课。

2. 专业课程　医院按照教材采取集中授课、小组讨论、网络或光盘学习等方式完成培训;护理临床能力培训(包括操作技能培训和临床实践培训)在各轮转科室的护理实践中完成。

六、培 训 时 间

1. 公共课程培训时间　2 周~1 个月。

2. 专业课程和护理临床能力培训时间　包括各专业轮转培训,第一阶段培训时间为 1 年。培训护士如因特殊原因未能按时完成培训内容,可向医院领导小组提出申请延期。

七、护士规范化培训实施要求

为进一步加大护士规范化培训工作的执行力度及此项工作的实效性和可操作性,要求各培训基地高度重视,建立有效的管理组织,明确职责,确保护士规范化培训工作落到实处。

（一）要求

1. 设立主管院长任组长的护士规范化培训领导小组和工作小组,护理部有专人负责。

2. 护理部根据北京市医管中心护士规范化培训方案建立本基地护士规范化培训实施方案。

3. 建立护士规范化培训的师资体系,制定带教老师的资质。

4. 建立各科护士规范化培训实施细则,科室有护士规范化培训执行计划。

5. 各培训基地根据具体情况制订护士转科轮转表,教学老师、培训护士人手一份。

6. 制订护士规范化培训课程设置表,有授课教案资料及培训护士签到记录。

7. 组织好症状护理课程安排,保证培训护士听课的有效性。

（二）考核与管理

1. 护理部定期检查计划落实情况并记录。

2. 带教老师定期检查护士培训工作完成情况,审核护士培训手册并签字。

3. 带教老师按计划组织培训护士进行出科前理论与操作考试。

4. 带教老师检查培训护士书写护理病历的情况及症状评估表应用情况并

指导。

5. 有落实护士规范化培训方案的管理措施及持续改进方案。

八、科室轮转和时间要求

科室		时间	要求
内科系统	心血管内科	6个月	任选1~2个专科,每个专科培训3~6个月
	呼吸内科		
	消化内科		
	血液内科		
	肾脏内科		
	内分泌科		
	风湿免疫科		
	感染科		
	神经内科		
	中西医结合科		
	新生儿内科		
外科系统	普外科	6个月	任选1~2个专科,每个专科培训3~6个月
	骨科		
	泌尿外科		
	胸外科		
	心外科		
	烧伤整形科		
	神经外科		
	肿瘤外科		
	五官科		
	新生儿外科		
其他科室(一)	急诊科、PICU、NICU、CCU、手术室	6个月	任选1~2个专科,每个专科培训3~6个月
其他科室(二)	备选科室	6个月	医院可根据实际,进行具体安排

九、带教老师要求

各轮转科室应设带教老师,负责落实培训计划。带教老师应具有护师以上职称、大专以上学历、工作 3 年以上。

十、参加规范化培训的护士要求

1. 热爱护理事业,具有良好的职业素质。
2. 能够团结协作,具有奉献精神。
3. 遵守各项规章制度,严格执行考勤制度。
4. 按时完成培训计划各项内容。

十一、考　　核

护士认真填写《护士规范化培训记录手册》,作为全面培训和考核的重要依据。各轮转科室应根据规范化培训的实施细则,合理安排考试工作。

（一）考核类型

1. 出科考核医院或轮转科室负责组织。包括日常考评、理论考试和操作考试,其中理论考试和操作考试成绩均以百分制计算。各科综合评定后作出“通过或未通过”评价,并将结论填写在《护士规范化培训记录手册》上。

2. 护士规范化培训第一阶段考核参加规范化培训护士经过一年培训后,参加医管中心统一组织的理论和综合技能考试,合格后进入第二阶段培训。

（二）护士规范化培训第一阶段考核说明

1. 培训期间出现属于医德医风问题,对医院造成影响或有严重违纪现象的,取消参加规范化培训资格。

2. 培训期间两次出科考核不合格者,取消参加规范化培训资格。

3. 培训期间病假、生育假累计超过 3 个月者不能参加医管中心统一组织的考试,延迟培训 1 年。

4. 培训期间出现严重差错事故,延迟培训 1 年。

5. 凡理论或综合技能考核不合格者,参加补考。(时间另行通知)

十二、发　证

参加规范化培训的护士理论和综合技能考核均合格后,由北京市医管中心统一发放《护士规范化培训(第一阶段)合格证书》。该证书是护士进入第二阶段培训的必备条件,并授予继续教育学分25分。

(李淑迦　王欣然　董思鑫)

第二章　专科培训细则

一、儿内科系统护士规范化培训细则

(一) 培训目标

儿内科系统轮转是基础培训阶段。通过儿内科护士规范化培训,护士能为内科疾病患儿提供连续、全程和优质护理服务;掌握儿内科常见症状的基本理论、基本知识、基本技能;熟悉轮转科室常见疾病的诊断及处理;熟悉儿内科系统常见疾病的护理常规;能独立管理内科常见病患儿;具有为患儿及家长进行疾病预防、治疗和康复相关的健康教育及健康指导的能力,从而提高护士护理儿内科系统常见疾病的思维能力、分析解决问题的能力。

(二) 各亚科培训内容与要求

1. 心内科轮转护士培训说明

(1) 基本培训内容:介绍科室情况、规章制度、岗位职责、工作流程、应急预案等。

(2) 专科评估

1) 正确评估心血管系统疾病常见症状,如心悸、胸痛、发绀、憋气、水肿、阿-斯发作、血压异常等。

2) 掌握所管患儿的病情并能正确评估患儿的主要症状。

(3) 专科护理

1) 掌握心血管系统常见疾病(如心肌炎、心力衰竭、心律失常、川崎病等)的病因、体征、处理原则及护理要点。

2) 熟悉常见急危重症患儿的急救配合要点。

(4)专科技能

1)掌握心血管内科常用护理操作技术,如心电监护、心肺复苏等。

2)掌握心导管介入手术治疗前、后的护理要点。

3)了解植入心脏起搏器及射频消融的工作流程及用物准备。

4)了解心血管内科常用心电图机操作方法。

5)了解起搏器的工作原理及应用。

6)熟悉常用化验检查结果的意义,如血常规、血生化、心肌酶、凝血四项、地高辛血药浓度、脑尿钠肽(BNP)。

7)掌握常用抗心律失常药、降压药、抗凝药、抗血小板药、血管活性药、利尿药及急救药的相关知识。

(5)健康指导:掌握心肌炎、心力衰竭、心律失常、川崎病等患儿的健康指导。

2. 呼吸内科轮转护士培训说明

(1)基本培训内容:介绍科室情况、规章制度、岗位职责、工作流程、应急预案等。

(2)专科评估

1)正确评估呼吸系统疾病常见症状,如发热、咳嗽咳痰、呼吸困难、喘憋、发绀等。

2)掌握所管患儿的病情并能正确评估患儿的主要症状。

(3)专科护理

1)掌握呼吸系统常见疾病(如急性喉炎、肺炎、支气管扩张、呼吸衰竭、支气管哮喘、特发性肺含铁血黄素沉着症、支气管异物、原发性肺结核等)的病因、体征、处理原则及护理要点。

2)熟悉呼吸内科常见急危重症患儿的急救配合要点。

3)了解肺功能检查、支气管镜检查的目的和方法,掌握气管镜术前术后护理。

4)掌握胸腔闭式引流术的护理。

5)经鼻持续气道正压通气(NCPAP)患儿的护理。

(4)专科技能

1)掌握呼吸功能锻炼方法,如缩唇呼吸、腹式呼吸操作方法。

2)掌握呼吸内科常见护理操作技术(氧气疗法、吸痰法、鼻腔冲洗、体位引流、雾化吸入、血/痰培养标本采集)。

3)掌握常用仪器的使用方法(雾化泵、输液泵、心电监护仪、无创呼吸机、半导体激光照射、震动仪呼吸排痰等胸部物理治疗仪)。

4)熟悉常用化验检查结果的意义,如胸片、血常规、血生化、血气分析、痰液检查、结核菌素试验(PPD 试验)等。

5)掌握常用止咳药、祛痰药、平喘药、抗菌药、吸入药及急救药的相关知识。

(5)健康指导

1)掌握急性喉炎、肺炎、支气管哮喘、支气管扩张、支气管异物、特发性肺含铁血黄素沉着症、支气管内膜结核等患儿的健康指导。

2)指导患儿和家长正确使用雾化泵。

3. 消化内科轮转护士培训说明

(1)基本培训内容:介绍科室情况、规章制度、岗位职责、工作流程、应急预案等。

(2)专科评估

1)正确评估消化系统疾病常见症状,如腹痛、腹泻、腹水、黄疸、呕吐、呕血、便血等。

2)掌握所管患儿的病情并能正确评估患儿的主要症状。

(3)专科护理

1)掌握消化系统常见疾病(如腹泻、炎性肠病、消化性溃疡、胃食管反流、胆汁淤积性肝病、消化道出血、急性胰腺炎等)的病因、体征、处理原则及护理要点。

2)熟悉消化内科常见急危重症患儿的急救配合要点。

(4)专科技能

1)掌握胃肠减压、药物灌肠、清洁洗肠方法、营养泵的使用、空肠喂养管的维护。

2)了解消化道出血量、液体疗法补液的计算方法。

3)掌握胃镜、肠镜、肠内营养、pH 监测检查前后的护理要点。

4)熟悉常用化验检查结果的意义,如血常规、血生化、凝血六项、血尿淀粉酶、便潜血试验等。

5)掌握常用益生菌、止泻药、抑酸药、止血药及急救药的相关知识。

(5)健康指导

1)掌握腹泻、胃食管反流、消化道出血、急性胰腺炎等患儿的健康指导。

2)掌握肠内营养的健康指导。

4. 肾内科轮转护士培训说明

(1)基本培训内容:介绍肾病科科室基本情况、规章制度、岗位职责、工作流程、应急预案等。

(2)专科评估

1)正确评估肾脏疾病常见症状,如少尿、无尿、血尿、水肿、高血压等。

2)掌握所管患儿的病情并能正确评估患儿的主要症状。

（3）专科护理

1)掌握肾脏系统常见疾病（如泌尿系感染、肾小球肾炎、肾病综合征、急 /慢性肾衰竭等）的病因、体征、处理原则及护理要点。

2)熟悉肾脏内科常见急危重症患儿的急救护理措施。

（4）专科技能

1)掌握腹围测量的方法。

2)熟悉动静脉内瘘、血液透析导管及腹膜透析管的护理要点。

3)掌握腹膜透析、血液透析、肾穿刺活检术患儿的护理要点。

4)熟悉常用化验检查结果的意义，如：尿常规、血常规、血生化、肾功能、尿24h 蛋白定量等。

5)掌握常用利尿药、降压药、免疫抑制剂、糖皮质激素及急救药品的相关知识。

（5）健康指导：掌握泌尿系感染、肾小球肾炎、肾病综合征、急 /慢性肾衰竭等患儿的健康指导。

5. 内分泌疾病科轮转护士培训说明

（1）基本培训内容：介绍科室情况、规章制度、岗位职责、工作流程、应急预案等。

（2）专科评估

1)正确评估内分泌与遗传代谢常见疾病主要临床症状，如血糖异常、血压异常、心悸、肥胖等。

2)掌握所管患儿的病情并能正确评估患儿的主要症状。

（3）专科护理

1)掌握内分泌与遗传代谢疾病系统常见疾病（如糖尿病、先天性高胰岛素血症、肥胖、血压异常、甲状腺功能异常、先天性肾上腺皮质增生症、佝偻病等）的病因、体征、处理原则及护理要点。

2)熟悉内分泌与遗传代谢疾病危重症患儿的抢救配合。

（4）专科技能

1)掌握内分泌遗传代谢病常用护理操作技术，如皮下注射、血糖监测、糖耐量试验、馒头餐试验、生长激素激发试验、性功能激发试验等。

2)掌握胰岛素注射器、血糖仪、胰岛素泵、动态血糖监测等仪器的使用方法。

3)熟悉常用化验检查结果的意义，如血生化、血糖、尿酮体、糖化血红蛋白、甲功五项、生长激素、性激素六项等。

4)掌握常用抗甲状腺药、胰岛素等专科用药的相关知识。

(5)健康指导:掌握糖尿病、先天性高胰岛素血症、肥胖、血压异常、甲状腺功能异常、先天性肾上腺皮质增生症、佝偻病等患儿的健康指导。

6. 感染性疾病科轮转护士培训说明

(1)基本培训内容:介绍科室情况、规章制度、岗位职责、工作流程、应急预案等。

(2)专科评估

1)正确评估感染科疾病常见症状,如发热、咳嗽、呕吐、头痛、腹痛、意识障碍、抽搐、皮疹等。

2)掌握所管患儿的病情并能正确评估患儿的主要症状。

(3)专科护理

1)掌握感染科常见疾病(如中枢神经系统感染、发热待查、EB 病毒感染、脑炎等)的病因、体征、处理原则及护理要点。

2)掌握腰穿术后的护理、脑室腹腔引流术后护理

3)熟悉感染科常见急危重症患儿的急救配合要点。

(4)专科技能

1)掌握标准预防措施的应用、多重耐药菌感染隔离与防护、血培养标本采集、雾化吸入、物理降温技术。

2)熟悉医院感染控制、职业安全防护、法定传染病类别及上报流程等相关知识。

3)熟悉常用化验检查结果的意义,如血常规、血生化、便常规、乙肝丙肝病毒监测、脑脊液常规生化。

4)掌握常用退热药、抗菌药、抗病毒药及急救药的相关知识。

(5)健康指导:掌握中枢神经系统感染、发热、EB 病毒感染患儿健康指导。

7. 风湿免疫科轮转护士培训说明

(1)基本培训内容:介绍科室情况、规章制度、岗位职责、工作流程、应急预案等。

(2)专科评估

1)正确评估风湿免疫系统疾病常见症状,如发热、皮疹、水肿、腹痛、关节痛、关节畸形等。

2)掌握所管患儿的病情并能正确评估患儿的主要症状。

(3)专科护理

1)掌握风湿免疫系统常见疾病(如系统性红斑狼疮、幼年类风湿关节炎、幼年皮肌炎、多发性大动脉炎、幼年强直性脊柱炎、多形性渗出性红斑、白塞病等)的病因、体征、处理原则及护理要点。

2)熟悉风湿免疫系统常见急危重症患儿的急救配合要点。

(4)专科技能

1)掌握风湿免疫科常用护理操作技术,如半导体激光治疗、静脉输液、留置针穿刺、皮内注射、皮下注射、肌内注射等。

2)掌握疼痛评估的方法。

3)掌握风湿免疫科常用仪器设备,如心电监护仪、微量注射泵、半导体激光治疗仪的使用方法。

4)熟悉常用化验检查结果的意义,如血常规、血生化、血沉、C反应蛋白、凝血五项等。

5)掌握常用解热镇痛抗炎药、激素、免疫抑制剂、急救药的相关知识。

(5)健康指导:掌握幼年类风湿关节炎、幼年皮肌炎、多发性大动脉炎、系统性红斑狼疮、幼年强直性脊柱炎等患儿的健康指导。

8. 血液科轮转护士培训说明

(1)基本培训内容:介绍科室情况、规章制度、岗位职责、工作流程、应急预案等。

(2)专科评估

1)正确评估血液系统疾病常见症状,如贫血、出血、出血倾向、发热、皮疹、无痛性淋巴结肿大、肝脾大、骨痛等。

2)掌握所管患儿的病情并能正确评估患儿的主要症状。

(3)专科护理

1)掌握血液系统常见疾病(急/慢性白血病、淋巴瘤、神经母细胞瘤、再生障碍性贫血、免疫性血小板减少症、血友病、自身免疫性溶血性贫血、朗格汉斯细胞组织细胞增生症、嗜血细胞综合征等)的病因、体征、处理原则及护理要点。

2)掌握贫血分级、骨髓抑制分级、静脉炎分级及护理要点。

3)了解淋巴瘤的分类、白血病分型。

4)掌握免疫抑制剂治疗的护理要点。

5)熟悉血液科急危重症患儿的急救配合要点。

(4)专科技能

1)掌握血液内科常用护理操作技术,如输血、经外周静脉置入中心静脉导管(PICC)维护、输液港的维护、中心静脉导管(CVC)维护、保护性隔离、手卫生等。

2)掌握化疗药物配制方法、输注注意事项及药物外渗的处理要点。

3)掌握骨髓穿刺术、腰椎穿刺术、活检术术前和术后护理要点。

4)掌握成分输血的护理要点。

5)熟悉常用化验检查结果的意义,如血常规、血生化、凝血五项等。

6)掌握化疗药、止血药、抗菌药、激素、免疫抑制剂、急救药的相关知识。

(5)健康指导

1)掌握白血病、淋巴瘤、再生障碍性贫血、免疫性血小板减少症、血友病、自身免疫性溶血性贫血、朗格汉斯细胞组织细胞增生症、嗜血细胞综合征等患儿的健康指导。

2)掌握 PICC 居家维护的健康指导。

9. 移植病房轮转护士培训说明

(1)基本培训内容:介绍科室情况、规章制度、岗位职责、工作流程、应急预案等。

(2)专科评估

1)正确评估造血干细胞移植术后移植物抗宿主病(GVHD)常见症状,如发热、皮疹、腹泻、出血等。

2)掌握所管患儿的病情并能正确评估患儿的主要症状。

(3)专科护理

1)掌握造血干细胞移植常见病种(如急性白血病、再生障碍性贫血、淋巴瘤、神经母细胞瘤、大理石骨病、嗜血细胞综合征、黏多糖病、骨髓增生异常综合征、地中海贫血等)的护理要点。

2)掌握 GVHD 分级及护理要点。

3)熟悉常见急危重症患儿的急救配合要点。

4)掌握供者造血干细胞采集的护理要点。

5)熟悉患儿行全身放射治疗(TBI)的护理要点。

6)熟悉自体血回输的护理要点。

(4)专科技能

1)掌握常用护理操作技术,如无菌操作技术、输血、经外周静脉置入中心静脉导管(PICC)及输液港的维护、保护性隔离、手卫生等。

2)掌握化疗药物配制及输注注意事项。

3)掌握成分输血的护理要点。

4)掌握供者骨髓造血干细胞采集的术中配合。

5)熟悉常用化验检查结果的意义,如血常规、血生化、凝血五项、血药浓度等。

6)掌握化疗药、止血药、抗菌药、激素、免疫抑制剂、急救药的相关知识。

7)了解供者外周血造血干细胞采集操作流程。

(5)健康指导:掌握造血干细胞移植患儿的健康指导。

10. 神经内科轮转护士培训说明

(1)基本培训内容:介绍科室情况、规章制度、岗位职责、工作流程、应急预案等。

(2)专科评估

1)正确评估神经系统疾病常见症状,如头痛、眩晕、抽搐、惊厥、意识障碍、语言障碍、运动障碍、吞咽障碍、认知障碍、感觉障碍等。

2)掌握所管患儿的病情并能正确评估患儿的主要症状。

(3)专科护理

1)掌握神经内科常见疾病(如癫痫、重症肌无力、脑炎等)的病因、体征、处理原则及护理要点。

2)熟悉神经内科常见急危重症患儿的急救配合要点。

(4)专科技能

1)掌握神经内科常用护理操作技术,如吸痰、瞳孔观察、气道护理、约束法、心电监护、压力性损伤护理、放置胃管、导尿术、微量注射泵使用等。

2)掌握偏瘫患儿良肢位的摆放方法及意义。

3)掌握心电监护仪、微量注射泵、激光治疗仪、无创呼吸机的使用。

4)掌握肌力评估与分级、吞咽功能评定。

5)了解 GCS 评分方法、认知筛查的意义。

6)掌握腰椎穿刺术的配合及护理。

7)熟悉常用化验检查结果的意义,如血常规、血生化、脑脊液常规、脑脊液生化等。

8)掌握抗癫痫药、脱水药、急救药等相关知识。

(5)健康指导:掌握癫痫、重症肌无力、脑炎等患儿的健康指导。

11. 中西医结合科轮转护士培训说明

(1)基本培训内容:介绍科室情况、规章制度、岗位职责、工作流程、应急预案等。

(2)专科评估

1)正确评估儿童风湿免疫疾病、呼吸系统、消化系统疾病的常见症状:如发热、咳嗽、喘憋、腹痛、腹泻、呕吐、皮疹、便血、关节肿痛、黄疸、水肿等。

2)能够掌握所分管患儿的病情并能正确评估患儿的主要症状。

(3)专科护理

1)掌握儿童风湿免疫疾病及消化系统疾病(如幼年特发性关节炎、强直性脊柱炎、系统性红斑狼疮、皮肌炎、未分化结缔组织病、过敏性紫癜、过敏性紫癜肾炎、肺炎、支气管炎、婴幼儿胆汁淤积性肝病、胃炎、消化性溃疡、腹泻等)的病因、体征、中西医结合的处理原则及护理要点。

2)熟悉中医辨证论治的原则。

3)熟悉中医科常见急危重症患儿的急救处理及配合要点。

(4)专科技能

1)掌握中西医结合科常见操作技术,如中药泡洗、穴位靶向治疗等。

2)熟练掌握中医外治疗法的适应证、并发症及护理要点。

3)熟悉常用化验检查结果的意义,如血常规、血生化、便常规、尿常规、动脉血气等。

4)掌握常用中药制剂、抗菌药、抗病毒药及急救药的相关知识。

(5)健康指导:儿童风湿免疫疾病、呼吸系统及消化系统疾病、肺炎、发热、腹泻患儿的健康指导。

12. 新生儿内科轮转护士培训说明

(1)基本培训内容:介绍科室情况、规章制度、岗位职责、工作流程、应急预案等。

(2)专科评估

1)正确评估新生儿内科常见症状,如发热、发绀、惊厥、黄疸、呕吐、腹泻等。

2)掌握所管患儿的病情并能正确评估患儿的主要症状。

(3)专科护理

1)掌握新生儿常见疾病(如黄疸、肺炎、腹泻、缺氧缺血性脑病、早产、脐炎等)的病因、体征、处理原则及护理要点。

2)熟悉新生儿常见急危重症患儿的急救配合要点。

(4)专科技能

1)掌握新生儿常用护理操作技术,如新生儿吸痰、新生儿抚触、气道护理、新生儿沐浴、更换尿裤、新生儿喂养、手卫生等。

2)掌握常用仪器如心电监护仪、微量注射泵、新生儿黄疸治疗箱、辐射抢救台、闭式暖箱、血糖仪等的使用。

3)掌握各种管路如气管插管、脐静脉插管、动静脉置管的护理。

4)了解换血、脐静脉插管、PICC 置管等操作的配合。

5)掌握新生儿腰椎穿刺术的配合及护理。

6)熟悉常用化验检查结果的意义,如血气分析、血常规、血生化、血糖、脑脊液常规、脑脊液生化等。

7)掌握常用抗菌药、急救药等相关知识。

(5)健康指导:掌握新生儿内科常见疾病新生儿黄疸、肺炎、腹泻、缺氧缺血性脑病、早产、脐炎患儿的健康指导。

(李淑迦　张琳琪　杨　颖　李银雪)

二、儿外科系统护士规范化培训细则

(一) 培训目标

儿外科系统轮转是基础培训阶段。通过儿外科护士规范化培训,护士能为外科疾病患儿提供连续、全程和优质护理服务;掌握儿外科常见症状的基本理论、基本知识、基本技能;熟悉轮转科室的常见疾病的诊断及处理;熟悉儿外科系统常见疾病的护理常规;能独立管理外科常见病患儿;具有为患儿及家长进行疾病预防、治疗和康复相关的健康指导的能力,从而提高护士护理儿外科系统常见疾病的思维能力、分析及解决问题的能力。

(二) 各亚科培训内容与要求

1. 普外科轮转护士培训说明

(1)基本培训内容:介绍科室情况、规章制度、岗位职责、工作流程、应急预案等。

(2)专科评估

1)正确评估普外科常见疾病的症状,如腹痛、呕吐、腹泻、黄疸、发热、呕血、便血、腹水等。

2)掌握所管患儿的病情并能正确评估患儿的主要症状。

(3)专科护理

1)掌握普外科常见疾病(如胆道闭锁、梅克尔憩室、巨结肠、肛瘘、肛肠畸形、胆总管囊肿等)的病因、体征、处理原则及护理要点。

2)熟悉普外科常见急危重症患儿的急救配合要点。

(4)专科技能

1)掌握普外科常用护理操作技术,如备皮、胃肠减压、引流管护理、伤口护理、留置导尿、造口护理、结肠灌洗等。

2)掌握肠内、外营养支持,输液泵,半导体激光治疗仪的操作技术。

3)熟悉常用化验检查结果的意义,如血常规、血生化、血尿淀粉酶、尿便常规、乙肝五项等。

4)掌握常用退热药、抗菌药、抗凝药、营养支持药、止血药、血制品及急救药的相关知识。

(5)健康指导:掌握胆道闭锁、梅克尔憩室、巨结肠、肛瘘、肛肠畸形、胆总管囊肿等患儿的健康指导。

2. 骨科轮转护士培训说明

(1)基本培训内容:介绍科室情况、规章制度、岗位职责、工作流程、应急预案等。

（2）专科评估

1）正确评估骨科常见疾病的症状，如疼痛、肿胀、运动障碍、皮温、皮色异常等。

2）掌握所管患儿的病情并能正确评估患儿的主要症状。

（3）专科护理

1）掌握骨科常见疾病［如骨折、脊柱侧弯、发育性髋关节脱位、先天性马蹄内翻足、高肩胛症、先天性斜颈、多指（趾）畸形等］的病因、体征、处理原则及护理要点。

2）熟悉骨科常见急危重症患儿的急救配合要点。

（4）专科技能

1）掌握骨科常用护理操作技术，如体位安置、移动和搬运、轴线翻身、支具的使用、冷敷、压力性损伤预防与护理、伤口护理、引流护理等。

2）掌握石膏固定、骨牵引、皮牵引、枕颌牵引、伊式架矫形固定的护理要点。

3）掌握下肢深静脉血栓的预防及护理。

4）熟悉常用化验检查如血常规、血生化、影像学检查结果的意义。

5）掌握常用抗菌药、止痛药、止血药及急救药的相关知识。

（5）健康指导：掌握骨折、脊柱侧弯、发育性髋关节脱位、先天性马蹄内翻足、高肩胛症、先天性斜颈、多指（趾）畸形等患儿的健康指导。

3. 泌尿外科轮转护士培训说明

（1）基本培训内容：介绍科室情况、规章制度、岗位职责、工作流程、应急预案等。

（2）专科评估

1）正确评估泌尿外科疾病常见症状，如疼痛、尿失禁、血尿、排尿困难等。

2）掌握所管患儿的病情并能正确评估患儿的主要症状。

（3）专科护理

1）掌握泌尿外科常见疾病（如尿道下裂、先天性肾积水、鞘膜积液、膀胱输尿管反流、隐睾、睾丸扭转等）的病因、体征、处理原则及护理要点。

2）掌握泌尿外科常见管路（导尿管、腹腔引流管、膀胱造瘘管、肾造瘘管、输尿管支架管等）的护理。

3）熟悉泌尿外科常见急危重症患儿的急救配合要点。

（4）专科技能

1）掌握泌尿外科常用护理操作技术，如备皮、膀胱冲洗、留置导尿、引流护理、更换造口袋等。

2）熟悉常用化验检查结果的意义，如血常规、血生化、尿常规、尿培养等。

3)掌握常用抗菌药、解痉止痛药、止血药及急救药的相关知识。

(5)健康指导:掌握尿道下裂、先天性肾积水、鞘膜积液、膀胱输尿管反流、隐睾、睾丸扭转等患儿的健康指导。

4. 胸外科轮转护士培训说明

(1)基本培训内容:介绍科室情况、规章制度、岗位职责、工作流程、应急预案等。

(2)专科评估

1)正确评估胸外科疾病常见症状,如咳嗽、咳痰、胸痛、呼吸困难等。

2)掌握所管患儿的病情并能正确评估患儿的主要症状。

(3)专科护理

1)掌握胸外科常见疾病(如气胸、胸壁畸形、肺囊性病、膈疝、食管狭窄、纵隔肿瘤等)的病因、体征、处理原则及护理要点。

2)熟悉胸外科常见急危重症患儿的急救配合要点。

(4)专科技能

1)掌握胸外科常用护理操作技术,如备皮、更换胸腔闭式引流瓶术、各种管路护理技术、胃肠减压、经口鼻腔吸痰技术、雾化吸入等。

2)掌握肠内、外营养支持技术及护理要点。

3)熟悉常用化验检查结果的意义,如血常规、血生化、凝血三项、血气分析、肺功能、肿瘤生物因子(特殊标记物)检查等。

4)掌握常用抗菌药、镇咳祛痰药、止血药、止痛药及急救药的相关知识。

(5)健康指导:掌握气胸、胸壁畸形、肺囊性病、膈疝、食管狭窄、纵隔肿瘤等患儿的健康指导。

5. 神经外科轮转护士培训说明

(1)基本培训内容:介绍科室情况、规章制度、岗位职责、工作流程、应急预案等。

(2)专科评估

1)正确评估神经外科疾病的症状,如意识障碍、头痛、呕吐、抽搐等。

2)掌握所管患儿的病情并能正确评估患儿的主要症状。

(3)专科护理

1)掌握神经外科常见疾病(如颅脑损伤、颅脑肿瘤、脑血管畸形、脊柱脊髓病变、脑瘫、癫痫等)的病因、体征、处理原则及护理要点。

2)熟悉神经外科常见急危重症患儿的急救配合要点。

(4)专科技能

1)掌握神经外科常用护理操作技术,如脑室引流的护理、压力性损伤预防与护理、伤口护理、鼻饲法、经口鼻腔吸痰技术、特殊备皮、气道护理、约束法等。

2）掌握腰穿术后、脑血管介入治疗后观察要点及护理。

3）熟悉颅内压监测的护理要点及颅内压正常值。

4）熟悉常用化验检查结果的意义，如血常规、血生化、脑脊液检查等。

5）掌握常用抗癫痫药、脱水药、镇静药、神经营养药及急救药的相关知识。

（5）健康指导：掌握颅脑损伤、颅脑肿瘤、脑血管畸形、脊柱脊髓病变、脑瘫、癫痫患儿健康指导。

6. 心外科轮转护士培训说明

（1）基本培训内容：介绍科室情况、规章制度、岗位职责、工作流程、应急预案等。

（2）专科评估

1）正确评估心血管疾病常见症状，如血压异常、发绀、呼吸困难、心律失常等。

2）掌握所管患儿的病情并能正确评估患儿的主要症状。

（3）专科护理

1）掌握心外科常见疾病（如动脉导管未闭、房间隔缺损、室间隔缺损、肺动脉狭窄、法洛四联症、大动脉转位等）的病因、体征、处理原则及护理要点。

2）熟悉心外科常见急危重症患儿的急救配合要点。

（4）专科技能

1）掌握心外科常用护理操作技术，如心包纵隔引流护理、动脉血标本采集、伤口护理、心电监护、呼吸功能锻炼等。

2）掌握血管活性药物的特殊配制方法及应用，掌握补钾原则及注意事项。

3）熟悉常用化验检查结果的意义，如血常规、血生化、凝血功能、血气分析、心电图等。

4）掌握常用抗菌药、抗凝药、血管活性药、镇咳祛痰药、镇静催眠药及急救药相关知识。

（5）健康指导：掌握动脉导管未闭、房间隔缺损、室间隔缺损、肺动脉狭窄、法洛四联症、大动脉转位患儿的健康指导。

7. 烧伤整形外科轮转护士培训说明

（1）基本培训内容：介绍科室情况、规章制度、岗位职责、工作流程、应急预案等。

（2）专科评估

1）正确评估烧伤整形科常见疾病的症状，如发热、触痛、表皮脱落、水疱、瘢痕、皮肤缺损、肢体肿胀等。

2)掌握所管患儿的病情并能正确评估患儿的主要症状。

(3)专科护理

1)掌握烧伤整形科常见疾病[如烧烫伤、手足并指(趾)畸形、小耳畸形、黑痣、血管瘤、创伤后皮肤缺损等]的病因、体征、处理原则及护理要点。

2)熟悉烧伤整形科常见急危重症患儿的急救配合要点。

(4)专科技能

1)掌握烧伤整形科常用护理操作技术,如烧烫伤体位摆放法、各种引流护理、扩张器护理、负压封闭引流(VSD)冲洗、保留灌肠、石膏护理、留置导尿、备皮。

2)掌握烧烫伤面积评估、肢端血运观察、皮瓣观察、早期功能锻炼的护理要点。

3)熟悉常用化验检查结果的意义,如血常规、尿常规、便常规、血生化、凝血三项、创面培养及血培养。

4)掌握补液量计算方法、补液原则及输注速度要点等。

5)掌握常用抗菌药、胃黏膜保护剂、镇痛药、营养支持药、止血药及急救药的相关知识。

(5)健康指导:掌握烧烫伤、手足并指(趾)畸形、小耳畸形、黑痣、血管瘤、创伤后皮肤缺损等患儿的健康指导。

8. 新生儿外科轮转护士培训说明

(1)基本培训内容:介绍科室情况、规章制度、岗位职责、工作流程、应急预案等。

(2)专科评估

1)正确评估新生儿外科常见疾病的症状,如发热、腹泻、腹痛、腹胀、呕吐、黄疸等。

2)掌握所管患儿的病情并能正确评估患儿的主要症状。

(3)专科护理

1)掌握新生儿外科常见疾病(如食管闭锁、肛门闭锁、胆道闭锁、肠闭锁、巨结肠、直肠会阴瘘、幽门狭窄、肠梗阻、食管气管瘘等)的病因、体征、处理原则及护理要点。

2)熟悉新生儿外科常见急危重症患儿的急救配合要点。

(4)专科技能

1)掌握新生儿外科常用护理操作技术,如备皮、辐射保暖台使用、胃肠减压、引流护理、经口鼻腔吸痰技术、血糖监测、肛周护理、造口护理等。

2)熟悉 PICC 维护要点、结肠灌洗方法及注意事项。

3）熟悉常用化验检查结果的意义,如血常规、血生化、凝血三项、尿便常规、血气分析等。

4）掌握常用抗菌药、营养支持药、止血药及急救药的相关知识。

(5)健康指导:掌握食管闭锁、肛门闭锁、胆道闭锁、肠闭锁、巨结肠、直肠会阴瘘、幽门狭窄、肠梗阻、食管气管瘘等患儿的健康指导。

9. 肿瘤外科轮转护士培训说明

(1)基本培训内容:介绍科室情况、规章制度、岗位职责、工作流程、应急预案等。

(2)专科评估

1）正确评估肿瘤外科疾病常见症状,如疼痛、发热、贫血、腹痛、腹胀、黄疸等。

2）掌握所管患儿的病情并能正确评估患儿的主要症状。

(3)专科护理

1）掌握肿瘤外科常见疾病(如神经母细胞瘤、肝母细胞瘤、胰腺肿瘤、横纹肌肉瘤、骶尾部畸胎瘤等)的病因、体征、处理原则及护理要点。

2）熟悉肿瘤外科常见急危重症患儿的急救配合要点。

(4)专科技能

1）掌握肿瘤外科常用护理操作技术,如皮下注射、肌内注射、输血、胃肠减压、经口鼻腔吸痰技术、伤口护理、各种管路护理技术等。

2）掌握常用仪器设备,如心电监护仪、雾化泵、输液泵等的使用方法。

3）熟悉 PICC 的维护要点、胃肠外营养支持的护理要点。

4）熟悉化疗药物的配制方法及防护措施。

5）熟悉常用化验检查结果的意义,如血常规、血生化、病理组织检查、肿瘤生物因子(特殊标记物)检查、影像学检查、凝血功能等。

6）掌握常用抗菌药、血制品、化疗药、升白细胞药、升血小板药、止血药、止痛药、镇咳祛痰药及急救药品的相关知识。

(5)健康指导:掌握神经母细胞瘤、肝母细胞瘤、胰腺肿瘤、横纹肌肉瘤、骶尾部畸胎瘤等患儿的健康指导。

10. 口腔科轮转护士培训说明

(1)基本培训内容:介绍科室情况、规章制度、岗位职责、工作流程、应急预案等。

(2)专科评估

1）正确评估口腔科疾病常见症状,如疼痛、红肿、发热等。

2）掌握所管患儿的病情并能正确评估患儿的主要症状。

(3)专科护理

1）掌握口腔科常见疾病（如唇裂、腭裂、上颌多生牙、口内肿物等）的病因、体征、处理原则及护理要点。

2）熟悉口腔科常见急危重症患儿的急救配合要点。

（4）专科技能

1）掌握口腔科常用护理操作技术，如口腔护理、口腔冲洗、口内换药、鼻饲法等。

2）掌握口腔科常用仪器设备，如牙科综合治疗台、心电监护仪、雾化泵、输液泵等的使用方法。

3）熟悉口腔科患儿的出入量平衡和静脉补液的原则及重要性，术后饮食护理要点。

4）熟悉常用化验检查结果的意义，如血常规，血生化，凝血三项等。

5）掌握常用抗生素、止血药、创面保护剂及急救药的相关知识。

（5）健康指导：掌握唇裂、腭裂、上颌多生牙、口内肿物患儿的健康指导。

11．眼科轮转护士培训说明

（1）基本培训内容：介绍科室情况、规章制度、岗位职责、工作流程、应急预案等。

（2）专科评估

1）正确评估眼科疾病常见症状，如疼痛、红肿、球结膜充血、畏光、流泪、复视等。

2）掌握所管患儿的病情并能正确评估患儿主要症状。

（3）专科护理

1）掌握眼科常见疾病（如白内障、青光眼、上睑下垂、斜视、睑板腺囊肿等）的病因、体征、处理原则及护理要点。

2）熟悉眼科常见危重症患儿的急救配合要点。

（4）专科技能

1）掌握眼科常用护理操作技术，如点眼药技术、冰敷法、泪道冲洗、结膜囊冲洗等。

2）熟悉眼科常用检查结果的意义，如血常规、血生化、凝血三项、上睑下垂检查法、交替遮盖检查法、三棱镜映光检查法等。

3）掌握常用抗生素、激素、散瞳药、缩瞳药的相关知识。

（5）健康指导

1）掌握白内障、上睑下垂、斜视、睑板腺囊肿患儿的健康指导。

2）指导患儿及家长掌握眼药的正确使用及健康指导。

12．耳鼻咽喉头颈外科轮转护士培训说明

（1）基本培训内容：介绍科室情况、规章制度、岗位职责、工作流程、应急预案等。

(2) 专科评估

1) 正确评估耳鼻咽喉头颈外科疾病的常见症状,如发热、疼痛、打鼾、张口呼吸等。

2) 掌握所管患儿的病情并能正确评估患儿的主要症状。

(3) 专科护理

1) 掌握耳鼻咽喉头颈外科常见疾病(如阻塞性睡眠呼吸暂停低通气综合征、气管异物、食管异物、感音神经性聋、先天性耳前瘘管、鳃裂瘘管等)的病因、体征、处理原则及护理要点。

2) 熟悉耳鼻咽喉头颈外科常见急危重症患儿的急救配合要点。

(4) 专科技能

1) 掌握耳鼻咽喉头颈外科常用护理操作技术,如备皮、皮下注射、雾化吸入、鼻腔冲洗、留置胃管、引流护理、伤口护理等。

2) 掌握常用仪器设备,如鼻腔冲洗器、雾化泵等的使用方法。

3) 熟悉常用化验检查结果的意义,如血常规、凝血三项、多功能纤维鼻咽喉镜、气管镜等。

4) 掌握常用抗菌药、止血药及急救药的相关知识。

(5) 健康指导:掌握阻塞性睡眠呼吸暂停低通气综合征、气管异物、食管异物、感音神经性聋、先天性耳前瘘管、鳃裂瘘管等患儿的健康指导。

(李淑迦　张琳琪　杨颖　王欣然)

三、急诊科护士规范化培训细则

(一) 培养目标

急诊科轮转是基础培训阶段,通过急诊科护士规范化培训,护士能为急诊患儿提供及时、有效的优质护理服务。掌握急诊科常见症状的基础理论、基本知识及紧急处理技能;熟悉急诊科常见急症的诊断、处理流程、护理要点;能在带教老师的指导下管理常见急、危重症患儿;具有与患儿及家长沟通并进行相关疾病健康指导的能力,从而提高护士应对急症患儿和突发事件处理的思维能力、分析及解决问题的能力。

(二) 培训内容与要求

1. 基本培训内容　介绍科室情况、了解分诊抢救留观各岗岗位职责、工作流程、核心制度、熟悉各项应急预案及突发事件上报流程等。

2. 专科评估

(1) 正确评估急诊常见症状,如腹痛、意识障碍、血压异常、血糖异常、发热、惊厥、少尿、胸痛、心悸、呼吸困难、腹泻、呕血、便血等。

（2）掌握所管患儿的病情并能正确评估患儿的主要症状。

3. 专科护理　掌握急诊患儿常见症状的护理要点。

4. 专科技能

（1）掌握急诊科常用护理操作技术，如除颤、心肺复苏术、气管插管配合、气管内吸痰、股静脉穿刺术、洗胃术、药物灌肠、动静脉采血等。

（2）掌握急诊科常用仪器（如心电监护仪、除颤仪、简易呼吸器、无创呼吸机、心电图机等）的使用。

（3）了解常见急症分诊技巧，根据疾病轻、重、缓、急，安排救治程序及分配专科就诊。

（4）熟悉常用化验检查结果的意义，如血常规、血生化、血气分析、血糖、凝血三项等。

（5）掌握危重患儿转运及交接流程和观察要点。

（6）掌握常用退热药、止血药、血管活性药、抗菌药、镇静镇痛药及急救药的相关知识。

（7）熟悉各项抢救流程，如休克抢救流程、中毒抢救流程、高热/无热惊厥抢救流程等。

5. 健康指导　了解常见急症患儿的健康教育、心理特点及沟通技巧。

（李淑迎　张琳琪　杨　颖　董思鑫）

四、重症医学科护士规范化培训细则

（一）培训目标

重症医学科轮转是基础培训阶段。通过重症医学护士规范化培训，护士能具备为重症医学科患儿提供连续、全程和优质护理服务；掌握新生儿、儿童重症常见症状的基础理论、基本知识、基本技能；熟悉重症医学科常见危重症的护理常规；能在带教老师的指导下护理常见危重症患儿；具有与家长进行相关疾病健康指导的能力，从而提高护士应对危重症患儿和突发事件处理的思维能力、分析及解决问题的能力。

（二）培训内容与要求

1. 儿童重症监护病房轮转护士培训说明

（1）基本项目：介绍科室情况、规章制度、岗位职责、工作流程、应急预案等。

（2）专科评估

1）正确评估危重症患儿常见的症状，如发热、意识障碍、血压异常、少尿、心律失常、呼吸困难等。

2）掌握所管患儿的病情并能正确评估患儿的主要症状。

（3）专科护理熟悉 ICU 患儿常见症状护理要点。

（4）专科技能

1）掌握重症医学科常用护理操作技术,如吸氧、吸痰、气道护理、雾化吸入、动脉血标本采集、管路护理、基础生命支持（BLS）、除颤、简易呼吸器的使用等。

2）熟悉重症医学科常用仪器的使用方法,如心电监护仪、呼吸机、输液泵、微量泵、营养泵、医用物理降温仪（控温毯）的使用等。

3）熟悉中心静脉压、动脉血压的监测方法。

4）熟悉常用化验检查结果的意义,如血常规、血生化、血气分析、凝血四项、血培养等。

5）掌握常用血管活性药、镇静药、止血药、抗菌药、抗凝药及急救药的相关知识。

（5）健康指导:熟悉重症患儿及家长的健康教育内容及沟通技巧。

2. 新生儿重症监护病房轮转护士培训说明

（1）基本培训内容:介绍科室情况、规章制度、岗位职责、工作流程、应急预案等。

（2）专科评估

1）正确评估新生儿重症医学科疾病常见症状,如哭声弱、呼吸频率/节律异常、血压异常、血糖异常、呕吐、腹泻、黄疸、腹胀、疼痛等。

2）掌握所管患儿的病情并能正确评估患儿的主要症状。

（3）专科护理

1）掌握新生儿重症医学科常见疾病,如新生儿黄疸、湿肺、早产儿、新生儿肺动脉高压（PPHN）、新生儿胎粪吸入综合征（MAS）、新生儿呼吸窘迫综合征（RDS）等的病因、体征、处理原则及护理要点。

2）熟悉新生儿重症医学科患儿急救配合要点。

（4）专科技能

1）掌握新生儿重症医学科常用护理操作技术,如留置胃管,重力喂养,新生儿心肺复苏（NRP）、动静脉采血、母乳喂养及消毒隔离等。

2）熟悉新生儿重症医学科常用仪器如心电监护仪、呼吸机、新生儿黄疸治疗仪、新生儿暖箱、输液泵、微量注射泵等使用方法。

3）了解呼吸机的参数意义。

4）掌握早产儿的评估、护理、实施保护性隔离的技术。

5）掌握常用血管活性药、镇静药、止血药、纠酸药等的相关知识。

（5）健康指导:掌握新生儿黄疸、湿肺、早产儿、新生儿肺动脉高压（PPHN）、新生儿胎粪吸入综合征(MAS)、新生儿呼吸窘迫综合征(NRDS)等患儿的健康指导。

(李淑迦　张琳琪　杨　颖　王欣然)

五、手术室护士规范化培训细则

(一) 培训目标

手术室轮转是基础培训阶段。通过手术室护士规范化培训,护士能具备为手术患儿提供优质护理服务;掌握手术室基本知识、基本技能、无菌操作原则;熟悉手术室工作制度和工作流程,熟悉器械护士和巡回护士工作职责;能与其他医护人员、患儿及家长进行良好沟通。

(二) 手术室培训内容与要求

1. 基本培训内容　介绍科室情况、规章制度、岗位职责、工作流程、应急预案等。

2. 专科评估

(1)熟悉手术室分区、分级,以及各洁净级别手术间适用手术范围。

(2)了解手术器械清洗、消毒、保养流程与灭菌方法。

3. 专科护理

(1)掌握手术室无菌技术。

(2)掌握常见手术患儿的术前准备、手术方式、切口位置、麻醉方式及器械配备。

(3)掌握常见手术并发症及护理要点。

(4)掌握各专业中、小手术的手术配合。

(5)掌握手术室接送患儿流程、急诊手术接待与抢救流程。

(6)熟悉手术室手术安全核查的相关流程。

(7)了解特殊感染手术的处理流程。

(8)掌握手术室输血的相关知识。

4. 专科技能

(1)掌握外科手消毒方法。

(2)掌握铺置无菌手术台的方法。

(3)掌握穿脱无菌手术衣及戴脱无菌手套的方法。

(4)掌握手术室无菌技术、手术皮肤消毒和铺巾的配合、穿针、带线、敷料打包方法等。

(5)掌握常见手术体位安置原则。

(6)掌握手术室各种敷料名称、折叠方法。

(7)熟悉术后敷料器械的回收、清洗、处理流程。

(8)熟悉手术室常用仪器设备(如电刀、无影灯、吸引器、手术床)的使用方法及日常维护。

(9)掌握常用麻醉药、解痉止痛药、扩容升压药及急救药的相关知识。

(10)熟悉各种麻醉方法,做好手术麻醉配合。

(李淑迦 张琳琪 杨 颖 赵 瑛)

第三章　公共课培训大纲

一、课　程　目　标

通过人文知识的学习，新护士能具有高尚的职业道德、勇于奉献的精神；能遵守基本礼仪规范；能与患儿及家长、同事进行良好沟通；能遵守规章制度，为患儿提供良好的护理服务。

二、教学方法和手段

可采用讲授、讨论、案例等教学法，引导新入职护士理解培训内容的要点，使其能综合运用人文知识保护患儿权益，提高护理质量。

三、公共课程总学时

公共课程共计 24 学时。

四、教学基本内容及基本要求

（一）护士礼仪
【目的要求】
1. 熟悉礼仪的基本原则。
2. 掌握护士体态礼仪、仪容礼仪、服饰礼仪。

3. 掌握护士工作礼仪。

【教学内容】

1. 礼仪原则包括遵守原则、自律原则、敬人原则、宽容原则、平等原则、从俗原则、真诚原则、适度原则。

2. 护士体态礼仪包括站姿、立姿、走姿、蹲姿、手势、推车、端治疗盘礼仪。

3. 仪容礼仪包括头发、手及指甲的修饰、化妆要求。

4. 服饰礼仪包括帽子、口罩、护士服、护士鞋 / 袜、手表、胸卡佩戴要求。

5. 护士工作礼仪包括称呼、自我介绍、床旁交接班、出入房间、接听电话礼仪。

【教学时间】

2 学时。

(二)沟通

【目的要求】

1. 熟悉沟通的基本原则。

2. 掌握沟通技巧。

【教学内容】

1. 沟通的基本原则包括口头沟通、书面沟通、非语言沟通原则。

2. 沟通的技巧

(1)语言沟通技巧包括指导性语言、解释性语言、劝说性语言、鼓励性语言、疏导性语言、安慰性语言、暗示性语言沟通技巧。

(2)非语言沟通技巧。

(3)移情技巧。

(4)倾听技巧。

(5)沉默技巧。

【教学时间】

2 学时。

(三)患儿权利、患儿权利侵害与保护

【目的要求】

1. 了解患儿权利。

2. 掌握患儿权利维护过程中的常见问题与处理。

【教学内容】

1. 患儿权利包括生命健康权、隐私权、知情同意权、病历复印权、求偿权、身体自由权、请求回避权、服务选择权、监督权、安全权。

2. 患儿权利维护过程中的常见问题与处理

(1)知情权与保护性医疗的矛盾。

（2）患儿知情同意权与家长代理同意的矛盾。

（3）患儿隐私权保护与他人知情权的矛盾。

（4）保护患儿知情同意权、隐私权与教学活动的矛盾。

【教学时间】

2 学时。

（四）护理伦理与医德医风

【目的要求】

1. 掌握护理人员在不同护理岗位的伦理道德。

2. 掌握医务人员基本医德医风规范。

【教学内容】

1. 护理人员在不同护理岗位的伦理道德

（1）门诊、急诊科护士的道德要求。

（2）手术室护士的道德要求。

（3）重症监护室护士的道德要求。

（4）新生儿护士的道德要求。

2. 医务人员基本医德医风规范

（1）遵纪守法，依法执业。

（2）尊重患儿，关爱生命。

（3）优质服务，医患和谐。

（4）廉洁自律，恪守医德。

（5）严谨求实，精益求精。

（6）爱岗敬业，团结协作。

【教学时间】

2 学时。

（五）规章制度

【目的要求】

1. 掌握分级护理制度、查对制度、医嘱处理执行制度、危急值报告制度、医疗垃圾分类收集制度、特殊药品管理制度、消毒隔离制度、职业防护制度。

2. 熟悉患儿入院及出院管理制度、交接班制度、病历书写制度。

3. 掌握各护理文件书写规范。

【教学内容】

1. 分级护理制度、查对制度、医嘱处理执行制度、报告制度、医疗垃圾分类收集制度、特殊药品管理制度、医院感染管理制度、职业防护制度、患儿入院及出院管理制度、交接班制度、病历书写制度、临床输血制度、危重症患儿护理管理制度、危急值报告制度等。

2. 各护理文件书写规范的内容,包括体温单、医嘱单、护理风险评估单、护理记录单、转交接护理记录单、手术记录单等。

【教学时间】

8 学时。

(六) 护理不良事件的预防与处理

【目的要求】

1. 了解护理不良事件的内容。

2. 掌握护理不良事件的处理流程。

【教学内容】

1. 护理不良事件的内容,包括跌倒/坠床、非计划性拔管、用药错误、意外事件、压力性损伤、药物外渗/渗出等。

2. 护理不良事件的处理流程。

【教学时间】

4 学时。

(七) 护士权利与义务

【目的要求】

1. 掌握护士的义务及履行义务的方法。

2. 掌握护士的权利及维权方法。

【教学内容】

1. 护士的义务及履行义务的方法

(1)护士义务包括遵守法律法规、规章制度;遵守职业道德;努力钻研业务,提高技术水平;正确处理病情危急情况;承担预防保健任务,宣传卫生保健知识;履行告知和保护性医疗;保护患儿隐私。

(2)护士履行义务的方法。

2. 护士的权利及维权方法

(1)护士权利包括人格尊严、人身安全不受侵犯的权利;获得疾病诊疗、护理相关信息的权利;获得专业技术职务、职称的权利;获取工资报酬、享受福利待遇、参加社会保险的权利;获得补贴的权利;获得卫生防护、医疗保健服务的权利;接受职业健康监护的权利;患职业病者,有获得赔偿的权利。

(2)护士维权方法。

【教学时间】

2 学时。

(八) 母乳喂养相关知识

【目的要求】

1. 掌握母乳喂养的优点及母乳喂养常见问题。

2. 了解爱婴医院十条标准及《国际母乳代用品销售守则》。

【教学内容】

1. 母乳喂养的优点及母乳喂养常见问题

(1)母乳喂养的优点包括:对于促进婴儿生长发育的优点;对于促进母亲健康的优点;对于家庭与社会方面的优点。

(2)母乳喂养常见问题包括:母乳喂养的正确姿势及婴儿含接奶头的姿势;母乳喂养的重要性;如何保证母亲充足的乳汁分泌;挤奶的体位姿势及手法;特殊情况下的母乳喂养。

2. 母乳喂养十条标准及《国际母乳代用品销售守则》

(1)世界卫生组织促进母乳喂养成功的十条标准。

(2)《国际母乳代用品销售守则》。

【教学时间】

2学时。

(李淑迦 王欣然 赵 瑛 李银雪 张琳琪 杨 颖 董思鑫)

第四章 症状护理

第一节 心 悸

【概述】

心悸是一种自觉心脏跳动的不适感或心慌感。心悸时，心率可快、可慢，也可有心律不齐。大龄儿童描述这种感觉为撞击、跳跃，急速、不规则的心跳，胸部"猛烈打击"或"快速扑动"，低龄患儿无主诉，表现面色苍白、憋气等。

（一）病因

1. 心脏搏动增强　常见于生理性增强如儿童剧烈运动、精神过度紧张，病理性增强如贫血、高热、甲状腺功能亢进，以及各种疾病所致的心室肥大的患儿可以感到心悸。

2. 心律失常　各种原因导致的心动过速、心动过缓、心律不齐如期前收缩、心房纤颤等均可使患儿感到心悸。

3. 感染　各种原因导致弥漫性或局灶性心肌间质的炎性细胞浸润和邻近的心肌纤维坏死或退行性病变，引起不同程度的心功能障碍和其他系统损害的疾病，可使患儿感到心悸。

（二）发生机制

心悸的发生机制尚未完全清楚，一般认为心脏活动过度是心悸发生的基础，常与心率及心搏出量改变、精神因素、感染、心脏病有关。

【护理评估】

(一) 心悸的评估内容(表4-1)

表4-1 心悸评估表

心悸发作形式:阵发性□ 持续性□
心悸的表现:心动过速□ 心动过缓□ 不规则□
心悸的诱因:无□ 有□(如:剧烈活动□ 精神紧张□ 药物□ 其他____)
心悸伴随症状:无□ 胸痛□ 发热□ 晕厥□ 抽搐□ 面色苍白□ 发绀□ 冷汗□ 　　　　　　手足冰冷□ 麻木□ 消瘦□ 多汗□ 呼吸困难□ 胸闷□ 其他____
生命体征:体温____℃ 脉搏____次/min 心率____次/min 心律____ 呼吸____次/min 　　　　　血压____mmHg
异常化验指标:血常规____ 血生化____ 心肌酶谱____ 　　　　　　　甲状腺功能检查____ 尿常规____
异常检查结果:心电图____ 超声心动图____ 动态心电图____ X线____ 　　　　　　　心脏放射性核素检查____ 心肌电生理____ 　　　　　　　甲状腺放射性核素检查____ 其他____
病史:无□ 心律失常□ 心肌炎□ 甲状腺功能亢进□ 先天性心脏病□ 　　　猝死家族史□ 其他____

(二) 评估内容的解析

1. 心悸的时间　评估心悸发作的形式,是阵发性(如阵发性心动过速),还是持续性(如室性期前收缩)。

2. 心悸的表现

(1)心跳过速:提示窦性心动过速、房性心动过速、心房扑动、阵发性室上性心动过速、室性心动过速。

(2)心跳过缓:提示窦性心动过缓、房室传导阻滞。

(3)心跳不规则:提示心房颤动、病态窦房结综合征等。

3. 心悸的诱因　心悸与使用某些药物(麻黄碱、氨茶碱、肾上腺素、阿托品、甲状腺素片等)、剧烈活动、精神紧张有关。

4. 心悸伴随症状

(1)伴胸痛:可见于心肌炎、心包炎。

(2)伴发热:可见于急性风湿性心肌炎、感染性心内膜炎。

(3)伴晕厥或抽搐:可见于严重的房室传导阻滞、病态窦房结综合征。

(4)伴面色苍白:多见于贫血。

(5)伴有发绀:多见于心力衰竭、休克、先天性心脏病。

(6)伴冷汗、手足冰冷、麻木:见于交感神经功能亢进症、心力衰竭。

(7)伴消瘦或多汗:见于甲状腺功能亢进。

(8)伴呼吸困难、胸闷:见于各种原因引起的心功能不全。

5. 心悸伴随体征

(1)心脏增大:见于高血压性心脏病、主动脉瓣关闭不全、二尖瓣关闭不全、心力衰竭。

(2)心脏杂音:功能性杂音见于贫血、发热;器质性杂音见于先天性心脏病。

(3)心律失常:见于心动过速、心动过缓、期前收缩等。

(4)血压增高:见于精神紧张、原发性高血压和继发性高血压。

(5)脉压增大:见于主动脉瓣关闭不全、甲状腺功能亢进、严重贫血、风湿性心脏病等。

(6)贫血:见于消化道大出血等。

6. 生命体征

(1)体温升高:见于感染性心内膜炎、心肌炎,甲状腺功能亢进患儿体温也会升高。

(2)心率:小儿心率与年龄成反比,随年龄增长而减慢,小儿不同年龄正常心率标准范围,出生至 12 个月:100~150 次 /min;1~4 岁:80~130 次 /min;5~9 岁:70~110 次 /min;10~17 岁:60~100 次 /min。

(3)脉搏短绌:即在同一单位时间内,脉率少于心率。其特点为心律完全不规则,心率快慢不一。常见心房纤颤的患儿,应同时测心率与脉率。

(4)呼吸不畅:多见于心脏疾病及呼吸疾病。

(5)血压增高:见于精神紧张、原发性或继发性高血压。

7. 异常化验指标

(1)血常规:白细胞增高一般提示感染的存在,同时伴有中性粒细胞的数量和比例上升提示细菌感染;如果伴有中性粒细胞的数量和比例下降提示病毒感染。红细胞和血红蛋白减少一般提示有贫血可能。

(2)血生化:重点检查血清钾、钠、氯、钙、镁的水平。

(3)心肌酶检查:主要是确定有无心肌缺血坏死或细胞膜通透性改变。临床一般用心肌酶的水平间接衡量心肌细胞的损害程度,如心肌炎。

(4)甲状腺功能检查:是对甲状腺素(T_4)、三碘甲状原氨酸(T_3)、促甲状腺激素(TSH)、游离 T_3、游离 T_4 的测定。当甲状腺功能紊乱时,会发生甲亢或甲减。

(5)尿常规:白细胞异常提示有泌尿系感染;红细胞异常提示有泌尿系炎症、结石、肿瘤、肾炎等。

8. 异常检查结果

(1)心电图:用于鉴别诊断各种类型心律失常的方法。

（2）超声心动图：了解心脏的结构、心内或大血管内血流方向和速度、心瓣膜的形态和活动度、瓣口面积、心室收缩和舒张功能。

（3）动态心电图：便于了解心悸与晕厥等症状的发生是否有关，明确心律失常与日常活动的关系以及昼夜分布特征。

（4）X线：可显示心脏、大血管的外形。肺循环影像有助于先天性心脏病、肺动脉高压、肺淤血和肺水肿的诊断。

（5）电生理检查：可测定窦房结功能，了解心动过速、房室传导阻滞的部位，同时进行导管消融治疗。

（6）心脏放射性核素检查：主要用于评价心肌缺血的范围和严重程度，检测存活心肌等。

（7）甲状腺放射性核素检查：通过显像可以显示甲状腺位置、大小、形态以及放射性分布情况。

9. 病史

（1）心律失常：心悸的出现与心律失常存在时间长短有关，如阵发性心动过速，心悸往往较明显，而在慢性心律失常，如房室传导阻滞，可因患儿逐渐适应而无明显心悸。

（2）心肌炎：心悸突然发生，可追溯到1个月前有上呼吸道或肠道感染史。

（3）甲状腺功能亢进症：心悸经常存在，伴有怕热、多汗、易激动、食欲亢进等症状。

（4）先天性心脏病：各种先天性心脏病或获得性心脏病，引起心脏增大或收缩力增强也可引起心悸。

（5）猝死性家族史：多见于遗传性心律失常，如长QT间期综合征（一种心室复极化异常致心律失常性疾病）、Brugada综合征（一种遗传性心脏离子通道疾病）等，也见于肥厚型心肌病、致心律失常型右室心肌病（常染色体显性遗传病）。

【护理措施】

（一）心悸伴严重心律失常的护理

1. 持续心电监护，严密监测心率、心律变化，发现异常情况，立即报告医生，配合抢救，电极放置部位应避开胸骨右缘及心前区，以免影响做心电图和紧急电复律。

2. 注意体位与休息，避免剧烈运动，幼儿烦躁、哭闹的可遵医嘱给予镇静，减轻心脏负荷；器质性心脏病伴心功能不全患儿，为减少回心血量和减轻心悸，宜取半坐卧位。婴幼儿可以让家长环抱，晕厥发作频繁的患儿严格卧床休息。

3. 患儿伴有呼吸困难、发绀等缺氧症状时，给予氧气吸入。必要时给予机械辅助通气给氧。

4. 做好抢救准备，建立静脉通路，准备纠正心律失常的药物及其他抢救药物、设备,如注射泵、除颤仪、临时起搏器等。

5. 正确执行静脉推注的速度,如普罗帕酮、盐酸维拉帕米、利多卡因等,静脉推注时间大于 10 分钟,如三磷酸腺苷二钠注射液,静脉推注时间 1~3 秒。

6. 密切观察患儿的意识状态、脉率及心率、呼吸、血压、皮肤黏膜等情况。一旦发生猝死的表现,如意识突然丧失、抽搐、大动脉搏动消失、呼吸停止,立即进行抢救,心脏按压、人工呼吸、电除颤及高级生命支持等。

(二)一般心悸的护理

1. 病情观察

(1)密切观察患儿的脉搏、心率、心律变化,同时观察是否有呼吸困难、心前区疼痛、晕厥、抽搐等严重症状。

(2)发现严重心律失常立即通知医生,配合抢救。

2. 吸氧　心悸伴气急发绀者,可行鼻导管吸氧,改善患儿自觉症状。

3. 体位　器质性心脏病伴心功能不全者,为减少回心血量和减轻心悸,宜取半坐卧位。婴幼儿可以让家长环抱。

4. 休息　患儿发生心悸、胸闷等症状时,应保证充足的休息和睡眠,以便减轻心肌耗氧。

5. 饮食护理

(1)宜少量多餐,器质性心脏病所致心悸者,给予少盐,易消化饮食,以减轻水肿及心脏前负荷。

(2)多食富含维生素的水果、蔬菜,以利于心肌代谢,防止低钾。

6. 对症处理

(1)发热引起的心率增快,应积极给予物理降温措施,包括有温水擦浴、冰帽、降温毯及药物降温方法。

(2)室上性心动过速引起的心悸,可用刺激迷走神经的方法终止发作。包括:

1)屏气法:深吸气后屏气再用力呼气。

2)咽喉刺激法:用压舌板刺激咽喉部使患儿恶心。

3)交替压迫眼球法:即闭眼后用拇指压迫一侧眼球 5~10 秒,再换另一侧,交替进行。

4)颈动脉窦压迫法:用手指向颈椎方向压迫颈动脉窦,先压一侧 10~30 秒,如无效再试压对侧。

以上方法中,屏气法和咽喉刺激法可指导患儿或家长自行进行;而交替压迫眼球法和颈动脉窦压迫法必须由医务人员完成。

7. 心理护理　针对病情及患儿和家长心理特征,为其做好心理疏导及精神安慰,树立战胜疾病的信心。

(三) 用药护理

1. 用药原则准确、及时。密切观察药物的效果及不良反应,防止毒副反应的发生。

2. 治疗心悸常用药物的作用及不良反应见表4-2。

表4-2 治疗心悸常用药物的作用及不良反应

药物分类	药物名称	药理作用	不良反应	监测要点
抗心律失常药物	盐酸胺碘酮(可达龙)盐酸普罗帕酮(心律平)	对心脏钾、钠、钙等多种离子通道均有抑制作用;扩张冠状血管,降低外周血管阻力,降低心肌作功和耗氧量,保护缺血心肌等作用	可致胃肠道反应、肝功能损害、心动过缓、房室传导阻滞,久服影响甲状腺功能和引起角膜碘沉着,少数患儿出现肺纤维化。静脉注射过快,可产生低血压甚至心力衰竭	胃肠道症状加重时,遵医嘱减量或与食物同服可减轻。监测心率、脉率、血压,使用注射泵控制静脉输液速度
β-受体阻滞药物	酒石酸美托洛尔(倍他乐克)	降低心肌耗氧量,减轻心肌缺血,促进氧的释放,增加组织供氧,抑制缺血时血小板聚集,改善心肌血液循环	引起低血压、心动过缓、心力衰竭等,并加重哮喘与慢性阻塞性肺疾病;糖尿病患儿可能引起低血糖、乏力	在给药前测量患儿心率,小儿心率不同年龄段,心率最低值不同,遵医嘱及时停药
洋地黄类药物	地高辛口服溶液	加强心肌收缩力,减慢心率,抑制心脏传导	洋地黄治疗安全范围小,易发生毒性反应。心脏反应:快速性心律失常、房室传导阻滞、窦性心动过缓;胃肠道反应:厌食、恶心呕吐、腹泻等;中枢神经系统反应:眩晕、头痛、失眠、疲倦和谵妄、视觉障碍等	定期监测地高辛血药浓度,严密观察有无洋地黄中毒表现。中毒处理:立即停药
抗胆碱药物	硫酸阿托品(阿托品)	小剂量作用:抑制腺体分泌,松弛内脏平滑肌。大剂量作用:兴奋心脏,扩张血管,改善微循环	常见口干、心悸、瞳孔散大、视力模糊、皮肤干燥、体温升高及尿潴留等。剂量过大,有中枢神经兴奋症状,如烦躁不安、谵妄甚至惊厥。兴奋过度转入抑制,呼吸困难,可致死亡	体温>38℃的患儿不得使用此药。严密观察用药后反应

续表

药物分类	药物名称	药理作用	不良反应	监测要点
β受体激动剂	盐酸异丙肾上腺素注射液	兴奋 β₁ 受体使心肌收缩力增强心率加快,传导加速,心排血量和心肌耗氧量增加。兴奋 β₂ 受体其心血管作用使收缩压升高、舒张压降低,脉压变大	常见口咽发干、心悸不安。少见的不良反应有:头晕、目眩、面潮红、恶心、心率增速、震颤、多汗、乏力等	使用注射泵控制输液速度,严密观察用药后反应,监测生命体征,备好抢救物品、除颤器等

3. 用药后观察　严密观察患儿意识状态和生命体征,必要时监测心电图,注意用药前、用药过程中及用药后的心率、心律、PR 间期及 QT 间期等变化,以判断疗效及不良反应,如有异常,遵医嘱及时处理。

（四）健康教育

1. 积极治疗原发病,避免诱发因素。

2. 注意休息,活动要适量、适度。

3. 指导家长监测脉搏和心率的方法。

4. 指导家长正确选择低脂、易消化、清淡、营养丰富饮食,少食多餐。

5. 指导家长及患儿了解坚持服药的重要性,按时到专业门诊复查。

【病例分析】

（一）病例详解

1. 病例介绍

患儿,男,3 岁。3 天前无明显诱因出现体温增高、心悸,伴咽痛、鼻塞、咳痰,无明显流涕、腹泻、呕吐等不适,于当地医院就诊,查血常规:白细胞 12.2×10⁹/L,中性粒细胞百分率 65.5%,淋巴细胞百分率 24.2%,诊断"上呼吸道感染"。1 天前患儿出现寒战、大汗、面色苍白、心悸、胸痛,体温正常,无恶心、呕吐等,外院查 CKMB 60U/L,超声心动图提示:左室内径轻度增大。心电图提示:窦性心律 ST 段改变。门诊以"心肌炎"收入院。

体检:体温 36.5℃,脉搏 122 次/min,心率 122 次/min,呼吸 26 次/min,血压 85/55mmHg 神志清,精神反应可,呼吸平稳,面色苍白,胸痛。咽充血,双侧扁桃体Ⅱ度肿大。双肺呼吸音粗,未闻及干湿啰音。心音有力,律齐,未闻及杂音及心包摩擦音。心电图提示 ST 改变,遵医嘱静脉给予磷酸肌酸、心肌肽,口服果糖二磷酸钠、辅酶 Q10、左卡尼丁保心肌治疗。住院期间患儿脉搏 122~

150 次 /min,遵医嘱给予美托洛尔 12.5mg/ 次,以减轻心肌耗氧。

2. 护理评估

(1)评估表结果见表 4-3。

表 4-3 心悸评估结果

心悸发作形式:阵发性☑ 持续性☐
心悸的表现:心动过速☑ 心动过缓☐ 不规则☐
心悸的诱因:无☐ 有☑(如:剧烈活动☐ 精神紧张☐ 药物☐ 其他上呼吸道感染)
心悸伴随症状:无☐ 胸痛☑ 发热☐ 晕厥☐ 抽搐☐ 面色苍白☑ 发绀☐ 冷汗☑ 手足冰冷☐ 麻木☐ 消瘦☐ 多汗☐ 呼吸困难☐ 胸闷☐ 其他＿＿＿
生命体征:体温 36.5℃ 脉搏 122 次 /min 心率 122 次 /min 心律齐 呼吸 26 次 /min 血压 85/55mmHg
异常化验指标:血常规白细胞 12.2×10⁹/L ↑[参考范围(4~10)×10⁹/L] 中性粒细胞百分率 65.5% ↑(参考范围 18%~46%) 淋巴细胞百分率 24.2% ↓(参考范围 37%~78%) 心肌酶谱 CKMB 60U/L ↑(参考范围 0~25U/L) 血生化无 甲状腺功能检查无 尿常规无
异常检查结果:心电图 ST 改变 超声心动图左室内径轻度增大 动态心电图无 X 线无 心肌电生理无 心脏放射性核素检查无 甲状腺放射性核素检无 其他无
病史:无☐ 心律失常☐ 心肌炎☐ 甲状腺功能亢进☐ 先天性心脏病☐ 猝死家族史☐ 其他上呼吸道感染

(2)评估结果分析:该患儿有上呼吸道感染病史,临床表现为胸痛、心悸、心率加快,血常规提示 WBC 总数高,中性为主,心肌酶升高,心电图提示 ST 段改变(图 4-1);超声心动图提示左室内径轻度增大,考虑为感染因素导致的患儿心悸,符合感染性心肌炎的表现。遵医嘱治疗后,患儿胸痛好转,体温正常,无咳嗽、咳痰、呼吸困难等不适,心电图提示 ST 段正常。

评估结果提示密切观察患儿的脉搏、心率、心律变化,持续心电监测,保证患儿充足的休息和睡眠,给予对症处理。

3. 护理措施

(1)病室温湿度适宜,保持室内空气清新,预防感染。

(2)胸闷、气促、心悸患儿应卧床休息,给予低流量氧气吸入 2L/min,烦躁、哭闹的患儿可遵医嘱给予镇静剂,心力衰竭时置于患儿半卧位,减轻心脏负荷。静脉给药注意速度不能过快,以免加重心脏负担。

(3)加强病情观察,持续心电监护,密切观察生命体征,准确记录出入量,遵医嘱抗炎、保心肌治疗,观察药物的不良反应及并发症。

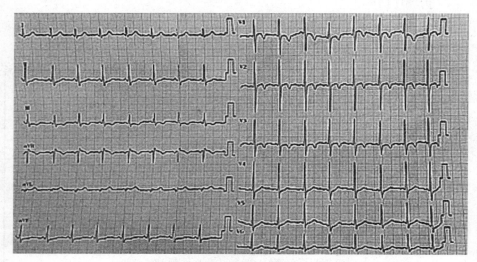

图 4-1 窦性心律 ST 改变心电图

(4)饮食选择高热量、高蛋白质、高维生素、低脂肪饮食,适当增加水果蔬菜。

(5)对家长介绍本病的治疗过程和预后,减少患儿及家长的焦虑和恐惧感,强调休息可以减轻心肌的耗氧量,使其能自觉配合治疗。告知预防呼吸道感染和消化道感染的常识,疾病流行期间尽量避免去公共场所,家长要了解心律失常药物的名称、剂量、用药方法及其副作用,出院后定期门诊复查。

(二)病例拓展

[病例 1]

1. 病例介绍

患儿,男,6 岁。以室性期前收缩收入院,患儿自述剧烈运动后易疲乏、胸闷、心悸。查体:体温 36.6℃,心率 106 次/min,呼吸 22 次/min,血压 90/60mmHg。神志清,精神反应可,呼吸平稳,口唇无发绀,双侧扁桃体无肿大。双肺呼吸音清,未闻及干湿啰音。心前区无隆起,心尖搏动范围无扩大,无震颤,律不齐,可闻及期前收缩 8 次/min,各瓣膜听诊区未闻及杂音。腹平软,肝脾肋下未触及,肠鸣音 4 次/min。四肢末梢暖,活动自如,肌力、肌张力正常。神经系统查体无阳性体征。

2. 思考问题

(1)护士如何准确识别室性期前收缩的心电图?

(2)服用 β-受体阻滞药常见哪些副作用?

(3)护士应从哪些方面进行出院指导?

3. 答疑解惑

(1) 答:室性期前收缩(图 4-2)为提前出现的宽大畸形的 QRS-T 波群,QRS ≥ 0.12 秒;其前无相关 P 波;T 波与 QRS 主波方向相反;几乎都有完全的代偿间期。

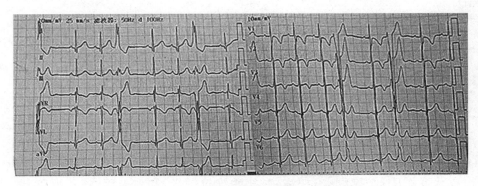

图 4-2 室性期前收缩

(2) 答:美托洛尔对心脏的作用,减慢心率、抑制心肌收缩力、降低自律性和延缓房室传导时间等。一般副作用常见疲劳、头痛、头晕、胸痛、体重增加、多汗、脱发、味觉改变、可逆性心功能异常。循环系统副作用可能出现肢端发冷、心动过缓、心悸、房室传导阻滞、心力衰竭暂时恶化、水肿、晕厥。胃肠系统副作用有腹痛、恶心、呕吐、腹泻、便秘和转氨酶升高。神经系统副作用包括睡眠障碍、感觉异常、记忆力损害、神经错乱、焦虑、幻觉。呼吸系统副作用有气急、支气管哮喘或气喘症状者可发生支气管痉挛。另外,还可能有皮肤过敏反应、银屑病加重、视觉障碍、眼干、眼刺激、耳鸣。

(3) 答:告知患儿注意休息,避免剧烈的运动,劳逸结合,生活规律,保证充足的休息与睡眠;教会患儿家长自测脉搏的方法,按时给患儿服用药物,不能随意更改药剂量、频率,私自停药,确保患儿的用药安全。嘱患儿避免去人多的公共场所,以免交叉感染;注意合理饮食,多摄入高维生素、高蛋白的食物;定期去心脏门诊复查,病情变化及时就诊。

4. 思维延伸 室性期前收缩患儿的病情观察及护理要点。

[病例 2]

1. 病例介绍

患儿,男,6 岁。以"发作性心跳快 1 个月"入院。入院前 1 个月,患儿自觉心悸,伴头晕,无胸痛,无头痛,5 秒后自行缓解,上述症状反复发作 5 次,门诊以"室上性心动过速"收入院。查体体温 36.2℃,呼吸 24 次/min,脉搏 80 次/min,血压 104/60mmHg。精神反应可,呼吸平稳,口唇无发绀,咽无充血,双侧扁桃体无肿大。双肺呼吸音清,未闻及干湿啰音。心前区无隆起,心音有力,律齐,各瓣膜听诊区未闻及杂音。住院期间患儿出现室上速发作,心率为178~185次/min,持续5分钟后未转窦性心律,遵医嘱予三磷酸腺苷二钠注射液7mg静推,逐渐转复为窦性心律,由于患儿频繁发作,行射频消融手术治疗。

2. 思考问题

(1)护士如何配合抢救室上性心动过速发作时的患儿?

(2)护士如何准确识别室上性心动过速的心电图?

(3)患儿射频手术术前有哪些护理要点?

3. 答疑解惑

(1)答:①给予持续心电监护,严密观察心率节律变化并准确记录;②吸氧,准备吸痰装置;③建立静脉通路,烦躁哭闹的婴幼儿遵医嘱给予适当的镇静;④准备抢救设备,复苏气囊、除颤仪、心脏临时起搏器及抢救药品,常用药物有普罗帕酮、胺碘酮、美托洛尔、盐酸维拉帕米、利多卡因、三磷酸腺苷二钠等。

(2)答:室上性心动过速(图4-3)为反复发作心动过速,突然发作、突然终止,R-R节律绝对匀齐,频率150~240次/min;QRS波时限正常。

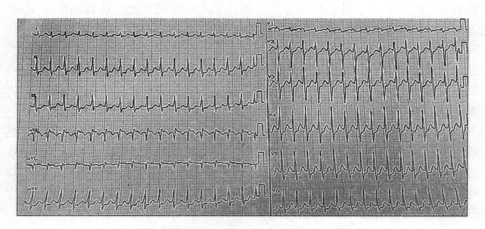

图4-3　室上性心动过速

(3)答:向患儿及家长进行术前宣教,告知手术目的、方法及注意事项,消除顾虑,使其配合治疗。避免精神过度紧张,使之配合手术治疗。保证患儿休息,避免剧烈运动。密切观察患儿生命体征,持续进行心电监护,发现异常情况立即通知医生,特别是在术前三天停服抗心律失常药物。完善术前检查,遵医嘱给予患儿进行手术区域备皮(颈部至双侧膝关节处皮肤),确保手术区域的皮肤完整、清洁,备皮时注意保护患儿隐私。术前 6~8 小时禁食水,儿童依从性较差,应加强监管,遵医嘱静脉补液。手术当天建立左侧肢体静脉通路(手术操作在患儿右侧)。

4. 思维延伸 阿斯综合征的临床表现与抢救。

[病例 3]

1. 病例介绍

患儿,男,8 岁,因"发现颈部增粗 1 月余,伴心悸、多汗、怕热,脾气急躁、易怒,注意力及学习成绩下降"入院。查体:体温 36.8℃,呼吸 20 次 /min,心率 128 次 /min,血压 96/63mmHg,体重 24kg,颈围 28cm,全身皮肤潮湿多汗,双眼球略突出,眼裂略增宽,舌颤、手颤阳性。甲功七项:血清总 T_3 5.21ng/ml,血清总 T_4 187.3ng/ml,血清促甲状腺激素 0.005mIU/L,血清游离 T_3 29.06pmol/L,血清游离 T_4 60.80pmol/L;甲状腺球蛋白抗体 237.4U/ml,甲状腺微粒体抗体 >1 300U/ml;甲状腺 B 超提示甲状腺弥漫性病变;心电图示窦性心动过速(心率 130 次 /min)。

2. 思考问题

(1)基础代谢率计算公式是什么?

(2)甲状腺功能亢进患儿眼部护理的要点有哪些?

(3)甲状腺功能亢进患儿用药指导有哪些?

3. 答疑解惑

(1)答:基础代谢率计算公式为:脉率 + 脉压 –111

(2)答:室内阳光柔和,避免阳光直射,外出时佩戴茶色眼镜或打遮阳伞;眼睛干涩时,可使用人工泪液眼药水;保持眼部湿润,眼睑不能闭合,夜间使用眼罩或涂抹眼药膏,覆盖油纱条,保护角膜。避免发生暴露性角膜炎。

(3)答:甲巯咪唑和普萘洛尔是甲状腺功能亢进患儿常用治疗药物。甲巯咪唑其作用机制是抑制甲状腺内过氧化物酶,从而阻碍吸聚到甲状腺内碘化物的氧化及酪氨酸的偶联,阻碍甲状腺素(T_4)和三碘甲状腺原氨酸(T_3)的合成。常见的不良反应有过敏反应,主要表现为皮疹、皮肤瘙痒,服药后注意观察。普萘洛尔是 β- 受体阻断药,阻断心肌的 β 受体,减慢心率,抑制心脏收缩力与传导、降低心肌耗氧量。指导患儿家长自测脉搏的方法,患儿用药时监测脉率,定期复诊,如脉率低时遵医嘱停药。

4. 思维延伸 甲状腺功能亢进症危象的临床表现及护理。

(三) 综合提高

病例拓展中[病例 1][病例 2]是心律失常引起的心悸,[病例 3]是甲状腺功能亢进引起的心悸,请问其病情观察有何相同点和不同点? 心悸是症状,是患儿的不适感觉。心律失常是体征,是由医生通过检查而得。心律失常可引起心悸,重点在于及时准确辨认各种心律失常的心电图特点,掌握其常见病因、临床表现与处理原则,加强监护,对严重心律失常紧急处理并参与抢救。在临床上,室早、室速、室颤、房室传导阻滞等都具有不同的心电图特点,请复习心电图变化,工作中做到准确识别。

(曲斌 张萌 贾艳)

第二节 血 压 异 常

一、高 血 压

【概述】

高血压是指全身体循环动脉压升高。儿童高血压的评定目前尚无统一的标准。儿童期高血压的定义是基于健康儿童血压的常模分布,至少 3 次以上平均收缩压和 / 或舒张压大于同年龄、同性别儿童血压的第 95 百分位以上者为高血压,或以超过同年龄、同性别组均值 +2 个标准差及以上,但需要注意同年龄、同性别组身高不同,血压会有差异,血压与身高呈正相关。

(一)病因

1. 原发性高血压 儿童原发性高血压常见于青少年,与遗传因素、肥胖以及饮食中长期盐摄入量偏高、钾含量偏低、低钙和饱和脂肪酸过多有关。另外,长期精神紧张、睡眠不足也会导致血压升高。

2. 继发性高血压 又称症状性高血压,继发性高血压是婴儿和儿童最常见的高血压。

(1)肾脏疾病:肾血管疾病引起的高血压是由于肾血流量减少引起肾素、血管紧张素和醛固酮血浆水平升高导致。常见于急慢性肾小球肾炎、肾盂肾炎、肾盂积水、肾肿瘤、溶血性尿毒症、肾动脉狭窄、栓塞等。

(2)内分泌疾病:常继发于肾上腺皮质类固醇或促肾上腺皮质激素(ACTH)长期药物治疗以及皮质醇增多症、原发性醛固酮增多症、嗜铬细胞瘤。神经母细胞瘤因为分泌儿茶酚胺类物质是 2 岁以下小儿高血压的常见原因。

(3)血管病变:如主动脉狭窄、大动脉炎。主动脉缩窄是高血压的主要心脏性病因,典型表现是上肢高血压、股动脉搏动减弱或延迟,以及下肢动脉血压低或测不到。

(4)颅脑病变:颅内肿瘤、颅内出血、水肿、脑炎可致颅压增高伴高血压。

(5)药物 / 中毒:多种药物、毒素可引起慢性高血压,如糖皮质激素、环孢素、可卡因、兴奋剂、铅中毒、维生素 D 中毒、误服各类升压药物等。

（二）发生机制

1. 交感神经活动增强,引起全身小动脉痉挛,外周阻力上升,血压升高。

2. 肾脏水钠潴留,血容量增加,使血压升高。

3. 肾素-血管紧张素-醛固酮系统(RAAS)激活,肾素、血管紧张素有强烈收缩小动脉平滑肌的作用,引起外周阻力增加,血压升高。

4. 血管内皮系统生成、激活和释放的各种血管活性物质,胰岛素抵抗所致的高胰岛素血症等也参与高血压的发病。

【护理评估】

（一）高血压的评估内容（表4-4）

表4-4　高血压评估表

血压值:_____mmHg
年龄:_____岁
病程:_____
既往史/原发病:无□　有□_____
家族史:无□　有□_____
伴随症状:头疼□　头晕□　鼻出血□　视力减退□　水肿□　血尿□　蛋白尿□ 　　　　　少尿□　多尿□　腰背痛□　三联征(头疼、心悸、多汗)□　呕吐□ 　　　　　惊厥□　意识丧失□　偏瘫□　满月脸、皮肤紫纹、向心性肥胖□　其他_____
生活方式:体重指数_____　食盐摄入量大于6g□　精神紧张□　睡眠不足□
用药史:_____
生命体征:体温_____℃　脉搏_____次/min　呼吸_____次/min
异常化验指标:血常规_____　尿常规_____　血生化_____　其他_____
异常检查结果:X线_____　B超_____　心电图_____　血管造影_____ 　　　　　　　CT_____　超声心动图_____　核磁_____　其他_____

（二）评估内容的解析

1. 血压值　儿童期高血压的定义是基于健康儿童血压的常模分布(表4-5),当在3次不同就诊时重复测到的血压值均高于该患儿同年龄、同性别和身高血压值的第95百分位数,或者青少年血压超过140/90mmHg(即使<第95百分位数)时,即诊断为持续性儿童期高血压(表4-6)。收缩压和/或舒张压在90~95百分位数之间为临界高血压。高血压危象以收缩压升高为主,高血压脑病以舒张压升高为主。若双上肢血压差超过20mmHg,应测量四肢血压。

表 4-5 不同年龄血压（SBP/DBP）的百分位值（mmHg）

年龄(岁)	男					女				
	P25	P50	P75	P90	P95	P25	P50	P75	P90	P95
6	92/55	97/60	102/65	109/70	113/74	91/57	96/61	102/66	108/70	113/74
7	94/59	100/63	104/70	111/73	115/78	92/57	99/62	104/69	109/74	112/80
8	96/60	102/66	108/71	114/75	119/79	92/58	99/63	106/70	111/74	115/79
9	95/59	101/64	107/70	113/80	117/76	94/59	100/64	106/70	110/77	115/80
10	96/60	102/64	107/70	113/80	117/76	99/60	101/64	108/70	114/75	118/78
11	98/60	103/66	110/72	115/77	119/80	97/60	103/66	110/71	116/78	120/80
12	99/60	105/67	116/72	124/78	128/81	98/61	105/66	111/71	116/77	119/82
13	100/61	108/67	116/72	124/78	128/81	100/62	106/67	113/73	119/80	124/83
14	105/63	113/69	120/76	130/80	135/84	102/62	106/68	113/72	120/78	124/81
15	108/65	115/71	122/75	129/79	133/83	102/64	108/70	114/74	120/79	124/81
16	109/66	117/71	122/78	129/81	133/84	103/65	109/70	115/75	121/79	124/81
17	111/69	119/74	125/80	131/81	137/88	103/65	109/70	116/75	123/80	127/83
18	110/70	117/75	124/80	130/83	136/89	102/65	108/71	117/71	125/80	127/82

表 4-6 不同年龄儿童高血压值

年龄阶段	血压值
未成熟儿	>80/45mmHg
新生儿	>90/60mmHg
婴幼儿	>100/60mmHg
学龄前期	>110/70mmHg
学龄期	>120/80mmHg
13 岁以上儿童	>140/90mmHg

2. 年龄　青春期前，特别是年龄小于 10 岁，多为继发性高血压。

3. 病程　病史较短、病情进展迅速者多为继发性高血压；病史长、病情进展缓慢并且良性经过（少或无并发症）者多为原发性高血压。

4. 既往史/原发病 在继发性高血压患儿中,往往是由于原发病导致高血压,因此了解患儿既往病史对诊断继发性高血压起着重要的作用。

5. 家族史 原发性高血压有明显的家族史,约50%的儿童高血压患儿存在高血压家族史,有高血压家族史者发生高血压为无高血压家族史的6.67倍。

6. 伴随症状

(1)伴头痛、头晕、鼻出血、视力减退:是血压升高明显或呈持久的和/或急进型高血压时的常伴表现。

(2)伴水肿:肾源性高血压常伴有水肿,如急、慢性肾小球肾炎等。

(3)伴血尿、蛋白尿:多种疾病导致的继发性高血压、累及肾脏系统的可见血尿、蛋白尿,如肾小球肾炎、肾病综合征、肾功能衰竭、多囊肾等。

(4)伴有尿量的改变:少尿或无尿可见于急性肾小球肾炎;多尿、夜尿增多可见于原发性醛固酮增多症。

(5)伴腰背痛:如多囊肾继发高血压。

(6)伴头痛、心悸、多汗三联征:在高血压发作时,头痛呈剧烈前额或枕部持续性波动性痛或炸裂样痛,同时伴有心悸、多汗症状,常见于嗜铬细胞瘤。

(7)呕吐、惊厥、意识丧失、偏瘫、失语、昏迷:是高血压脑病的常见症状。

(8)伴满月脸、皮肤紫纹、向心性肥胖:满月脸,脸圆像一轮满月,主要由于面部水肿、脂肪堆积等原因造成。向心性肥胖指患儿体内脂肪沉积是以心脏、腹部为中心而开始发展的一种肥胖类型。高血压伴以上症状时,提示为库欣综合征。

7. 生活方式

(1)体重指数(BMI):肥胖或超重是儿童原发性高血压的主要影响因素。儿童血压与体质量及体质量指数[体重(kg)/身高(m)^2]呈显著相关,其中与体质量相关最明显。

(2)食盐摄入量:膳食中食盐量过多可导致高血压。我国公布正常人群食盐摄入量应小于6g,大量实验、临床和流行病学资料证实人群的血压水平、高血压患病率与钠平均摄入量呈正相关,限制钠摄入可改善高血压情况。

(3)精神紧张、睡眠不足:儿童长期精神紧张、睡眠不足使机体产生过多的肾上腺素和去甲肾上腺素,导致血压升高。

8. 用药史/特殊用药 应用某些药物,如肾上腺皮质激素、中枢神经类药物、非类固醇类抗炎药物、免疫抑制剂等,可引起血压升高。维生素D用药过量也可造成血压升高。

9. 生命体征 是评估生命活动存在和质量的重要数据,是判断患儿的病情轻重和危急程度的指征。针对血压异常的患儿脉搏与呼吸更为重要,了解患儿生命体征状况,可以及时发现患儿病情变化,为及时抢救赢得时间。

10. 异常化验指标

(1)血常规:红细胞计数降低提示可能为急性肾小球肾炎;少数患儿在大动脉炎活动期白细胞总数增高或血小板数增高,也是炎症活动的一种反应。

(2)尿常规:该检查对于鉴别肾实质性高血压以及高血压对于肾脏的损害程度都十分重要。尿常规中见到红细胞应考虑是否有肾小球肾炎、泌尿系统结石的可能;见有大量白细胞需考虑尿路感染;有尿蛋白可以为急、慢性肾小球肾炎或多囊肾所致,也可以是高血压引起肾小球硬化的表现。尿钾增高可提示有原发性醛固酮增多症的可能。

(3)血生化:当低血钾时应首先考虑是否服用排钾利尿剂,低血钾也是醛固酮增多症的特异性临床症状。

11. 异常检查结果

(1)X线:胸部X线示左心室扩大时,常提示为主动脉狭窄。

(2)B超:主要用于了解肾脏大小、形态、肾脏病变或占位病变,如肾脏疾病(多囊肾)、肾上腺疾病(嗜铬细胞瘤、原发性醛固酮增多症)、肾动脉狭窄的诊断。

(3)心电图:T波宽而低,Q-T间期延长,U波明显,T、U波相连呈驼峰状时,可见于原发性醛固酮增多症低血钾时。

(4)CT:主要用于肾脏疾病(多囊肾)、肾上腺疾病(原发性醛固酮增多症、嗜铬细胞瘤)、肾动脉狭窄、主动脉缩窄的诊断。

(5)超声心动图:可以及时有效地发现心脏的某些疾病,如主动脉缩窄导致的心脏畸形。

(6)磁共振成像:主要用于血管狭窄类的检查,如肾动脉狭窄、主动脉缩窄。

【护理措施】

(一) 高血压危象的护理

1. 密切观察患儿的意识及瞳孔变化,监测生命体征并记录,如出现血压急剧升高,并伴一系列严重症状,如剧烈头痛、恶心、呕吐、烦躁不安、视物模糊、眩晕、惊厥、意识障碍等,提示出现高血压危象,应立即通知医生,给予心电、血压、血氧监测,并做好抢救准备,积极配合抢救。

2. 儿童期高血压危象常常表现为高血压脑病,应立即建立静脉通道,配合医生静脉给药降低血压。为保证该患儿心、脑、肾等重要脏器有充足的血供,要严格遵医嘱调节输液速度,避免降压过快。用药过程中密切监测血压变化,如发现血压下降过快或者低血压应及时通知医生调整药物剂量和给药速度。

3. 患儿绝对卧床休息,抬高床头,持续吸氧,保持环境安静,避免刺激患儿,稳定患儿情绪。

4. 对于烦躁不安的患儿需加强安全护理,必要时采取约束措施,防止意外发生。如发生惊厥应立即使用牙垫,清除口腔分泌物,保持呼吸道通畅。遵医嘱给予镇静药物。

5. 遵医嘱静脉应用脱水剂和利尿剂减轻脑水肿,用药期间严格遵循给药速度并注意评估管路及血管情况,防止药物外渗。使用利尿剂后要注意观察尿量和有无电解质紊乱如低钾、低钠等表现。

6. 详细记录患儿 24 小时出入量,及时发现并发症。

7. 用药期间预防体位性低血压,应嘱患儿及家长,患儿不可突然坐起、躺下及下床,以防晕厥。

（二）高血压的一般护理

1. 严密观察患儿病情变化,定时测量血压并做好记录。

2. 遵医嘱应用降压药物,注意观察患儿用药后的疗效及副作用。

3. 加强防护,避免受伤,嘱患儿尽量卧床休息,上厕所或外出需家长陪伴,如头晕严重,应协助患儿在床上大小便。

4. 减少引起或加重头痛的因素,为患儿提供安静、温暖、舒适的环境,护士操作应相对集中,动作轻柔,防止过多干扰患儿。避免劳累、情绪激动、精神紧张等不良因素。

5. 饮食护理　选择低盐、低脂、低糖饮食。

6. 继发性高血压的护理　针对不同病因及时治疗原发病。

7. 心理护理　根据患儿病情及心理特征,进行心理疏导及精神安慰,指导患儿家长积极配合参与,并做好患儿家长的心理疏导。

（三）用药护理

1. 药物治疗的原则

（1）降压目标:将血压降低至相应年龄、性别和身高儿童血压值的 95 百分位数以下。合并糖尿病、慢性肾病的患儿目标血压应该在 90 百分位以下。

（2）所有药物治疗均应在非药物治疗的基础上进行。

（3）用药个体化,一般从单药小剂量开始。4~8 周血压未达标可增加剂量。如仍未达标或有不良反应,可转换至另一种降压机制的药物。中重度高血压以及合并肾脏疾病的患儿常需早期联合治疗。

（4）药物治疗中的"降阶":儿童期高血压不一定是终生血压高,如患儿血压控制良好,尤其肥胖患儿减重后血压下降,可逐渐减药,一部分患儿可最终停药,但减药和停药后均应定期监测血压。

2. 常用降压药物的作用及不良反应见表4-7。

表 4-7　常用降压药物的作用及不良反应

药物分类	药物名称	药理作用	不良反应	监测要点
钙拮抗剂	二氢吡啶类:硝苯地平、氨氯地平、乐卡地平、尼莫地平、尼卡地平、尼群地平、尼索地平、非洛地平、贝尼地平、拉西地平等 非二氢吡啶类:地尔硫䓬、维拉帕米等	抑制血管平滑肌细胞的 Ca^{2+} 内流,显著舒张血管平滑肌,扩张血管使血压降低	二氢吡啶类:踝部水肿、头痛、潮红 非二氢吡啶类:房室传导阻滞、心功能抑制	心率、心电图
利尿剂	噻嗪类利尿剂:氢氯噻嗪、氯噻嗪及苄噻嗪等 髓袢利尿剂:呋塞米、布美他尼及托拉塞米等 保钾利尿剂:阿米洛利、氨苯蝶啶等 醛固酮拮抗剂:螺内酯等	通过利尿排 Na^+,增加尿 Na^+ 排泄,减少血容量,减少细胞外容量及心肌排血量,从而达到降压目的	噻嗪类利尿剂:血钾减低、血钠减低、血尿酸升高 髓袢利尿剂:血钾减低 保钾利尿剂:血钾升高 醛固酮拮抗剂:血钾升高、男性乳房发育	血钾
β 受体阻滞剂	比索洛尔、美托洛尔、阿替洛尔及普萘洛尔等	对抗交感神经系统的过度激活而发挥降压作用	支气管痉挛、心功能抑制	心率、呼吸
血管紧张素转换酶抑制剂	卡托普利、依那普利、福辛普利、赖诺普利及雷米普利等,其中卡托普利在儿童中应用普遍	舒张动脉与静脉,降低全身外周血管阻力,从而降低血压;另外,减少血管紧张素Ⅱ的生成,减少醛固酮的释放,从而减少水钠潴留与血容量,加强降压作用	咳嗽、血钾升高、血管性水肿	血压
血管紧张素Ⅱ受体拮抗剂	坎地沙坦、氯沙坦、厄贝沙坦、缬沙坦、替米沙坦及奥美沙坦等	择性阻断血管紧张素Ⅱ的Ⅰ型受体发挥降压作用	血钾升高、血管性水肿(罕见)	血钾
α 受体阻滞剂	哌唑嗪、特拉唑嗪等	通过阻断血管平滑肌 α_1 受体和直接舒张血管平滑肌,使血管扩张,外周阻力降低,血压下降	体位性低血压	血压

3. **降压药用药后观察**　治疗过程中监测血压及药物不良反应,应用硝普钠等静脉降压药物时,应严格遵医嘱控制滴速。应用钙拮抗剂时应观察患儿的心率情况;应用血管紧张素转换酶抑制剂后应监测患儿的血压变化;应用血管紧张素受体拮抗剂应注意监测血钾及肌酐水平;应用噻嗪类利尿剂应定期监测血钾;应用β受体阻滞剂应观察患儿的心率变化。

(四)健康教育

1. 向患儿及家长宣传高血压的相关知识和危害性,解释引起高血压的生物、心理、社会因素,引起患儿及家长的重视。强调坚持长期的饮食、运动及药物治疗可使血压控制在正常范围,预防或减轻靶器官损害。

2. 坚持低盐、低脂、低胆固醇、清淡饮食,摄入足量的钾、镁、钙,多食用蔬菜和水果。

3. 尽量选择低或中等强度的有氧活动,可根据年龄及身体情况选择慢跑、游泳或步行。

4. 保持情绪稳定,避免过度劳累和精神紧张,保持生活规律,保证充足睡眠。

5. 养成良好生活习惯,不熬夜,不长时间上网成瘾、不抽烟酗酒。

6. 制订科学、合理的减重计划,使肥胖患儿逐步恢复正常体重。

7. 遵医嘱按时按量服药,不可自行减药、停药。教育家长做好监督,以避免患儿漏服药物。

8. 做好自我监测,如有不适,主动及时就医,定期随访。

【病例分析】

(一)病例详解

1. 病例介绍

患儿,男,10岁,"双眼睑水肿3天"入院。入院后查体:体温36.3℃,脉搏78次/min,呼吸22次/min,血压156/94mmHg,经皮血氧饱和度100%,体重57.8kg,身高167cm。全身水肿明显,颜面部及躯干、下肢水肿明显,双小腿及足背皮肤透亮,按压后可见明显凹痕,未见皮疹、黄染、出血、瘀斑等。呼吸平稳有节律,双肺呼吸音粗,未闻及干湿啰音。心前区未见隆起,心音亢进,未闻及明显病理性杂音。腹部稍膨隆,肠鸣音2次/min,无压痛、反跳痛,未触及腹部肿块,双肾区无叩击痛。四肢末梢暖,足背动脉搏动良好。生理反射存在,病理反射未引出。患儿自诉头晕头痛。

患儿平素身体健康,父母体健,否认高血压病史。

化验检查:血常规、血沉正常;尿常规显示尿蛋白阳性;血尿酸577μmol/L、血尿素氮26.8mmol/L、甘油三酯2.21mmol/L、白蛋白32.5g/L、24小时尿蛋白1.77g,补体C3 0.34g/L,补体C4 0.05g/L;腹部B超示双肾偏大伴弥漫性病;电镜示 IgM 肾病,符合轻度系膜增生性肾小球肾炎。

入院后考虑肾病综合征(肾炎型),嘱患儿卧床休息,避免感染;监测血压、水肿情况,限水盐摄入,记 24 小时出入量,测体重腹围,予福辛普利钠降压处理。加用泼尼松 20mg Tid,每 2 周减 5mg,监测血压相对平稳。予环磷酰胺 0.8g 冲击治疗,患儿水肿缓解,24 小时尿蛋白降至 0.413g 出院。

2. 护理评估

(1)评估表结果见表 4-8。

表 4-8 高血压评估结果

血压值:156/94 mmHg
年龄:10 岁
病程:3 天
既往史 / 原发病:无☑ 有□ _____
家族史:无☑ 有□ _____
伴随症状:头疼☑ 头晕☑ 鼻出血□ 视力减退□ 水肿☑ 血尿□ 蛋白尿☑ 少尿□ 　　　多尿□ 腰背痛□ 三联征(头疼、心悸、多汗)□ 呕吐□ 惊厥□ 意识丧失□ 　　　偏瘫□ 满月脸、皮肤紫纹、向心性肥胖□ 其他_____
生活方式:体重指数 20.7 食盐摄入量大于 6g □ 精神紧张□ 睡眠不足□
用药史:无
生命体征:体温 36.3℃ 脉搏 78 次 /min 呼吸 22 次 /min
异常化验指标:血常规正常 尿常规尿蛋白阳性 　　　血生化甘油三酯 2.21mmol/L ↑(参考范围 0.45~1.69mmol/L) 　　　白蛋白 32.5g/L ↓(参考范围 35~51g/L) 　　　血尿素氮 26.8mmol/L ↑(参考范围 2.9~7.5mmol/L) 　　　尿酸 577μmol/L ↑(参考范围 149~416μmol/L) 　　　其 他补体 C3 0.34g/L ↓(参考范围 0.9~1.8g/L); 　　　补体 C4 0.05g/L ↓(参考范围 0.1~0.4g/L) 　　　24 小时尿蛋白 1.77g ↑(参考范围 <0.15g/24h)
异常检查结果:X 线无 B 超双肾偏大伴弥漫性病 心电图无 血管造影无 CT 无 核磁无 　　　超声心动图无 其他电镜示 IgM 肾病,符合轻度系膜增生性肾小球肾炎。

(2)评估结果分析:评估患儿血压 156/94mmHg,年龄 10 岁,青春期前,无既往史、高血压家族史,生活方式无异常。患儿无用药史,故可排除由于药物引发的高血压。患儿病史较短、病情进展迅速,伴有双眼睑水肿,化验显示尿蛋白阳性、甘油三酯高、白蛋白低、血尿素氮高、补体下降,B 超示双肾偏大伴弥漫性病以及电镜示 IgM 肾病,诊断为原发性肾病综合征(肾炎型),结合以上几点可帮

助医护人员判定患儿的高血压以继发性高血压可能性大。

3. 护理措施

(1)遵医嘱予心电监护持续测量生命体征并记录,如出现血压波动,立即通知医生。

(2)遵医嘱按时按量给予降压药物福辛普利钠,注意观察患儿用药后的疗效及副作用。

(3)嘱患儿尽量卧床休息,上厕所或外出时需家长陪伴,如头晕严重,应协助患儿在床上大小便。

(4)尽量保持病室安静、温暖、舒适,协助家长保持患儿情绪稳定。

(5)嘱患儿及家长,患儿饮食选择低盐、低脂、低糖饮食。

(6)预防感染,住院期间,与感染的患儿分室收治,做好保护性隔离;医务人员进行操作时,严格无菌技术和手卫生制度;做好皮肤护理,防止水肿的皮肤破损导致局部感染。嘱患儿及患儿家长,尽量避免到人多的场所,如外出一定戴口罩。

(7)积极治疗原发病。

(8)针对患儿病情及心理特征,调动患儿家长为其做好心理疏导及精神安慰;并做好患儿家长的心理疏导。

(二) 病例拓展

[病例1]

1. 病例介绍

患儿,女,8岁,以"血小板降低"为主诉就诊,入院后诊断为系统性红斑狼疮,给予甲泼尼龙冲击治疗以及泼尼松口服治疗,2个月后患儿出现头晕、头痛、呕吐,遂再次就诊。入院后查体:体温 36.5℃,脉搏 76 次/min,呼吸 23 次/min,血压 165/95mmHg,经皮血氧饱和度 100%,体重 40kg,身高 155cm。考虑长期应用大剂量糖皮质激素导致的高血压。给予降压药物对症处理后查血尿便常规、肝肾功能、腹部超声等相关检查未发现异常。

2. 思考问题

(1)糖皮质激素为何会导致高血压?

(2)长期大量应用糖皮质激素的副作用有哪些?

(3)如何指导患儿及家长识别高血压的表现?

3. 答疑解惑

(1)答:长期大量使用糖皮质激素会引起体内水钠潴留,增加循环血容量,导致高血压的发生。激素还可以促进人体内血管紧张素系统活动性增高,促进小血管平滑肌收缩,导致血压升高。

(2)答:长期大量应用糖皮质激素可出现皮质功能亢进综合征,如满月脸、水牛背、高血压、多毛、糖尿、皮肤变薄等。且容易诱发或加重感染、溃疡病,还可以诱发高血压、动脉硬化、精神病和癫痫。并可以导致骨质疏松、肌肉萎缩、伤口愈合延缓。

(3)答:血压轻度升高可能没有明显不适症状,当血压升高显著时,可有头晕、头疼、鼻出血、食欲下降、视力减退等表现。当患儿出现剧烈头痛、恶心、呕吐、视力模糊、一过性失明、复视、烦躁、嗜睡、昏睡、失语,甚至抽搐和/或昏迷,提示可能出现高血压危象,应及时医院就诊。

4. 思维延伸 系统性红斑狼疮患儿的护理。

[病例2]

1. 病例介绍

患儿,女,3岁。在入幼儿园体检时发现心脏杂音、血压增高,遂到医院就诊。查体:上肢血压140/95mmHg,下肢血压60/40mmHg,足背动脉搏动弱。听诊胸骨左缘上部可闻及粗糙、响亮的喷射性收缩期杂音,向颈部和胸骨上窝传导。心脏超声检查示:升主动脉内径17mm,主动脉弓无名动脉至左锁骨下动脉起始处内径12mm,降主动脉起始处内径变窄,内径约4.6mm,狭窄长度约11mm。CT血管造影(CTA)示先天性降主动脉狭窄。择期在低温体外循环下施行矫治术。

2. 思考问题

(1)主动脉狭窄患儿血压变化的特点有哪些?

(2)主动脉狭窄患儿术后为什么要密切观察血压变化?

(3)术后护理有哪些?

3. 答疑解惑

(1)答:主动脉狭窄时,狭窄段以上的血液增加,心脏在射血的时候,射血的阻力增大,对血管的冲击变大,血管的侧壁受到的压力增加,所以上肢血压升高。主动脉狭窄段以下,血流量减少,使得射血减少,使远心端的血管受到的压力减少,所以下肢血压降低。在安静状态下,跨狭窄段收缩压力梯度可达60~70mmHg。

(2)答:暂时性高血压是主动脉狭窄纠治术后常见并发症之一,术后高血压可产生严重后果。血压的突然增高可导致严重的反应性急性炎症变化,引起内脏动脉炎,甚至发展为内脏缺血,患儿可出现严重腹痛,腹胀,甚至发生胃肠道出血需要外科手术。因此主动脉缩窄患儿术后应密切监测血压的变化,同时密切观察患儿有无呕吐、腹痛、腹胀等胃肠道症状,发现问题及时处理。

(3)答:术后除观察血压外,还要严密观察胸腔引流量及性质,每小时记录引流量、颜色并观察有无血凝块,及时补充血容量,保持出入量平衡,防止血容量不足。加强呼吸道护理,预防肺不张的发生。术后定时进行胸部物理治疗,及时清除呼吸道分泌物。吸痰动作要轻柔,时间短,每次不超过10秒,吸痰前后应用复苏皮囊接纯氧加压过度通气,同时密切观察心率、血压、肺动脉压、面色、血氧饱和度等变化,预防肺动脉高压危象的发生。

4. 思维延伸　先天性心脏病患儿围术期护理要点。

[病例3]

1. 病例介绍

患儿,男,13岁,因上呼吸道感染就诊时发现血压增高,为明确诊断到心血管专科复诊,查体:体重72kg,身高155cm,体重指数30,血压144/90mmHg,心率70次/min,呼吸16次/min,血肌酐62μmol/L,其他检查未见异常。患儿平素不喜运动,无任何临床症状,父亲患有高血压和糖尿病。诊断为原发性高血压。

2. 思考问题

(1)原发性高血压的患儿家庭自测血压需注意哪些?

(2)对原发性高血压患儿及家长进行哪些饮食及运动的健康宣教?

(3)原发性高血压的危险因素有哪些?

3. 答疑解惑

(1)答:测量血压时要有一个安静舒适的环境,避免焦虑与激动。测量血压前半小时内不做剧烈活动,不服用刺激性食物,不看惊险视频书籍,不憋尿。测血压做到四定:定时间、定部位、定体位、定血压计。选择合适的血压袖带,一般袖带的宽度是上臂长度的2/3,成人用的血压计可适用于10岁以上儿童;测量新生儿上肢血压的袖带宽度为2~5cm。

(2)答:健康宣教的主要内容为改变不良生活习惯,遵循健康生活方式。坚持低盐、低脂、低糖饮食,饮食要清淡,摄入足量含钾、镁、钙的食物,多食用蔬菜和水果,减少热量、胆固醇、脂肪的摄入,补充适量蛋白质。采用低或中等强度的有氧活动,可根据年龄及身体情况选择骑自行车、跑步、游泳或步行。超重或肥胖儿童应减轻体重,坚持运动和平衡饮食并非易事,应鼓励患儿家庭共同参,经常将信息反馈给医生、运动咨询师或营养师,有助于患儿控制血压。

(3)答:危险因素包括①遗传因素,原发性高血压是一种多基因遗传性疾病。②高钠、低钾膳食,人群中,钠盐(氯化钠)摄入量与血压水平和高血压患病率呈正相关,而钾盐摄入量与血压水平呈负相关。膳食钠/钾比值与血压的相关性甚至更强。③超重和肥胖,身体脂肪含量与血压水平呈正相关。人群中体重指数(BMI)与血压水平呈正相关。④饮酒,过量饮酒也是高血压发病的危险因素,人群高血压患病率随饮酒量增加而升高,过量饮酒则使血压明显升高。⑤精神紧张,长期从事高度精神紧张工作/学习的人群高血压患病率增加。⑥其他危险因素还包括年龄、缺乏体力活动等。

4. 思维延伸 高血压并发靶器官损害时的病情观察要点。

(三) 综合提高

病例拓展中［病例 1］为药物引起的高血压，［病例 2］为主动脉狭窄引起的高血压，［病例 3］为原发性高血压，请问其病情观察有何相同点和不同点？在治疗中都有可能会应用利尿剂，请问应用利尿剂后护士应注意观察哪些内容？

二、低 血 压

【概述】

低血压是指体循环动脉压力低于正常的状态，不足以满足机体组织的供氧需要。儿童收缩压低于该年龄组第 5 百分位或小于该年龄组正常值 2 个标准差（见表 4-6）为低血压。

(一) 病因

1. 原发性低血压（体质性低血压） 见于体质瘦弱者，女性多见，可有家族遗传倾向。多数体质性低血压患儿无任何不适症状，仅于查体时被发现。

2. 继发性低血压

(1) 低血容量性低血压：各种原因引起血容量减少，可导致低血压，如大量液体丢失、失血、失血浆。

(2) 内分泌疾病所致：可见于慢性肾上腺皮质功能减退症等。

(3) 心血管病变所致：可见于二尖瓣狭窄、慢性缩窄性心包炎、特发性或肥厚性心肌病、急性心力衰竭、严重心动过速等。

(4) 药物 / 中毒所致：镇静催眠药物、麻醉药、三环类抗抑郁药、吩噻嗪类、可乐定、β 受体阻滞剂、钙离子通道阻滞剂、含有砷和氰化物的灭鼠药可引起血压下降。

(二) 发生机制

1. 有效循环血容量减少 无论是绝对性或者相对性的血容量减少，均可引起低血压。

2. 周围血管阻力降低 自主神经系统病变或功能障碍时，可阻断压力感受器的反射弧，使周围血管阻力不能随体位改变而增高，从而导致站立时低血压的发生。

3. 外源性因素作用 一些具有强烈血管扩张作用的缓激肽，可因体内缺乏对其降解的酶，导致该缓激肽在血液中长时间保持较高的浓度，从而容易形成低血压。

【护理评估】

(一) 低血压的评估内容(表4-9)

表4-9 低血压评估表

血压值:_____mmHg

年龄:_____岁

病程:_____

既往史 / 疾病史:无☐ 有☐ _____

家族史:无☐ 有☐ _____

低血压诱因:大量出血☐ 脱水☐ 创伤☐ 严重感染☐ 心功能不全☐ 烧 / 烫伤☐
　　　　　过敏☐ 药物 / 食物中毒☐ 麻醉意外☐

伴随症状:头晕☐ 乏力☐ 意识状态异常☐ 皮肤黏膜改变☐ 末梢充盈减慢☐
　　　　　发绀 / 瘀斑☐ 呼吸节律改变☐ 少尿 / 无尿☐ 体温下降 / 不升☐ 高热☐
　　　　　其他_____

用药史:_____

生命体征:体温 _____℃ 脉搏 _____次 /min 呼吸 _____次 /min

异常化验指标:血常规 _____ 血生化 _____ 血气 _____ 其他 _____

异常检查结果:中心静脉压 _____ 心电图 _____ 超声心动图 _____
　　　　　其他 _____

(二) 评估内容的解析

1. 血压值　当3次测量血压,收缩压低于该年龄组第5百分位或小于该年龄组正常值2个标准差,可诊断低血压。不同年龄儿童低血压的标准为:1~12个月 <70mmHg,1~10 岁 <70mmHg+ ［2× 年龄(岁)］,大于 10 岁 <90mmHg。

2. 病程　短期内迅速发生的低血压多为创伤大出血、大量液体丢失、严重感染、过敏等原因造成的继发性低血压。继发于严重的肺结核、恶性肿瘤、营养不良、恶病质等的低血压多表现为缓慢发生,逐渐加重。

3. 既往史 / 疾病史　了解患儿既往血压情况以及疾病史对协助诊断具有较大意义。

4. 家族史　流行病学表明,体质性低血压患儿有明显的家族遗传倾向。

5. 低血压诱因　主要是了解患儿有无大量失血、大量失液或创伤等血容量不足;有无因各种感染产生毒素造成感染性休克;有无心脏排血功能急剧下降;有无药物 / 食物中毒或血清制剂过敏;有无因麻醉意外造成的血压下降。

6. 伴随症状

(1)伴头晕:头晕是血压下降的常见伴随症状,可轻重不一,轻者双眼发黑、眩晕,重者甚至晕厥摔倒,常在突然改变体位,尤其是由蹲位突然起立时最易发生。主要是由于血压下降,导致血液循环缓慢,远端毛细血管缺血,影响组织细胞氧气和营养的供应及二氧化碳及代谢废物的排泄。

(2)伴乏力:见于休克早期,或长期低血压患儿。

(3)伴意识状态异常:精神紧张、焦虑、烦躁不安和精神异常可见于休克早期。随着休克的进展甚至会出现意识障碍。

(4)伴皮肤黏膜改变:四肢冰冷、潮湿或呈花斑状,皮肤苍白可见于休克早期;面色潮红、四肢温暖、皮肤干燥为暖休克表现。

(5)伴末梢充盈减慢:四肢末端充盈减慢,温度下降见于休克早期。

(6)伴发绀或瘀斑:可见于心功能不全、心源性休克。

(7)伴呼吸节律改变:常见于休克,随着休克的进展可出现呼吸急促,晚期因严重酸中毒出现呼吸慢而深,呼吸节律改变甚至停止。急性呼吸窘迫综合征可见于感染性休克早期。

(8)伴少尿或无尿:尿量减少常见于休克代偿期;少尿或无尿可见于休克进展期。但严重的感染性休克早期即可出现少尿。

(9)伴体温下降或不升:可见于休克进展期。

(10)伴高热:可见于严重感染、感染性休克。

7. 用药史 应用某些药物如β-受体阻滞剂、α-受体阻滞剂、钙离子拮抗剂、血管紧张素转换酶抑制剂、利尿剂后都可引起低血压发生。输入某种药物或血清制剂发生过敏性休克也可出现低血压。儿童要注意有无误服药物(如降压药)等。

8. 生命体征 是观察患儿病情轻重和危急程度的重要指标。观察血压异常患儿的脉搏、呼吸的变化更为重要,因为严重的低血压患儿有发生休克的可能。

9. 异常化验指标

(1)血常规:白细胞升高,提示可能为感染。

(2)血生化:通过血生化可了解肝、肾功能情况。

(3)血气分析:休克时患儿处于缺氧状态,严重时出现酸碱平衡紊乱。

10. 异常检查结果

(1)中心静脉压:是指接近右心房的腔静脉内压力,正常值为 5~12cmH$_2$O。适用于严重休克或休克伴有心功能不全而需要大量补血或补液以扩张血容量者。当血压低、中心静脉压低时,提示血容量不足,应大量补液;当血压低、中心静脉压正常时,提示有轻度血容量不足,应少量补液;当血压低、中心静脉压高时,提示可能存在心功能不全。

(2)心电图:协助诊断由于心律失常、心功能不全等引发的低血压。

(3) 超声心动图:协助诊断心脏原发疾病、心功能等。

【护理措施】

(一) 低血压休克的护理

1. 严密监测生命体征、意识、皮肤黏膜色泽、肢端温度及血流动力学变化,发现异常及时通知医生。

2. 快速开放两条有效静脉通路或建立中心静脉通路,并保持管路通畅,以保证用药及补液扩容。

3. 保持患儿安静,避免烦躁,减少搬动。将患儿头胸部抬高 10°~20° 使膈肌下降,促进肺膨胀,增加肺活量。下肢抬高 20°~30°,有利于增加回心血量,从而增加患儿的循环血量。

4. 保持呼吸道通畅,及时清除呼吸道分泌物,昏迷时头偏向一侧或置口咽通气道,避免误吸,给予吸氧,必要时协助医生进行机械通气。

5. 使用血管活性药物时应密切观察药物的反应以及副作用,根据医嘱及血压调节输注速度,注意观察穿刺部位情况,防止药物外渗造成局部组织损伤。

6. 严格记录 24 小时出入量,常规留置导尿管,每小时监测尿量,发现异常及时通知医生。注意留置尿管期间防止泌尿系感染的发生。

7. 加强皮肤黏膜护理,预防因循环差,肢体受压所致压力性损伤。

8. 注意观察及预防心、肺等重要脏器的并发症。快速补液时观察有无肺水肿及心衰表现。

9. 维持正常体温,注意保暖,采取保暖措施时不宜采用热水袋,以免皮肤血管扩张使得重要脏器血流减少而加重休克,以及引起烫伤。高热患儿遵医嘱给予药物降温,采取措施后监测降温效果。

10. 加强对意识不清或躁动患儿的保护及合理约束,预防坠床及非计划拔管的发生。注意及时控制剧烈疼痛、遵医嘱使用镇静镇痛药物。

11. 保持室内空气新鲜,避免交叉感染,严格执行无菌操作,规范执行中心动静脉置管、人工气道和留置导尿管护理。

12. 如为继发性低血压,应积极治疗原发病。

13. 加强心理护理,及时做好安慰及解释工作,稳定患儿及家长情绪。

(二) 低血压的一般护理

1. 每日定时测量血压并记录。

2. 当患儿主诉眩晕、视力模糊、灰矇、管状视野、盲点、短暂性黑矇及色觉障碍时应立即让其就地休息,预防意外损伤。

3. 服用降压药的患儿,尤其是使用 α- 受体阻滞剂的患儿,易出现体位性低血压,应嘱患儿服药后至少卧床 1 小时,改变体位时动作应缓慢,避免外伤的发生。

4. 营养不良性低血压患儿应采取营养治疗,保证患儿足够营养素摄入。给予健康饮食知识指导,培养正确的饮食方式,纠正偏食挑食习惯。

（三）用药护理

1. 低血压患儿升压的原则　治疗体质性低血压首先应采用非药物性物理疗法,无效时再适当使用药物治疗。任何治疗低血压的药物都有引起高血压的副作用,故一般先从小剂量开始。

2. 常用升压药物的作用及不良反应见表 4-10。

表 4-10　常用升压药物的作用及不良反应

药物分类		药物名称	药理作用	不良反应	监测要点
一般升压药	拟肾上腺素	麻黄碱（麻黄素）	兴奋心脏、收缩血管	震颤、失眠、心悸、头痛、血压升高	血压情况
急救升压药	去甲肾上腺素	重酒石酸去甲肾上腺素	收缩血管、使心肌收缩增强、心排血量增加	药液外渗可引起局部组织坏死、尿量减少、缺氧、酸中毒、眩晕、血压升高、心律失常	尿量、血压、血生化、心电图
	肾上腺素	盐酸肾上腺素	使心脏收缩力上升;皮肤、黏膜的血管收缩	焦虑、失眠、眩晕、心律失常、眼部刺痛、血压升高	血压、心率、心律
	多巴胺	盐酸多巴胺	小剂量[0.5~2μg/(kg·min)]维持肾血流量 小到中剂量[2~10μg/kg·min)]使心肌收缩力及心搏量增加 大剂量[10μg/kg·min)]使外周血管阻力增加	心悸、心律失常、手足疼痛、发凉、药液外渗后可引起局部坏死或坏疽	血压、心电图、手足皮温皮色
	间羟胺	间羟胺	血管收缩	心律失常、肺水肿、抽搐、高血压、药液外渗可引起组织坏死	血压、心律、心率

3. 使用升压药的观察及处理　由于麻黄碱可引起失眠,故不要在晚饭后服用。去甲肾上腺素遇光渐变色,应避光贮存,药物浓度高时,可引起局部缺血性坏死,故输注时严防药液外渗。一旦发生外漏,应迅速用酚妥拉明局部浸润

注射。用药后可引起血压升高、尿量减少,应监测血压、尿量情况。肾上腺素易引起心率、心律变化,故使用中应关注心电图的变化。多巴胺易引起心律失常、血压升高,故使用时要注意监测血压及心电图变化,不与碱性药物合用。间羟胺可引起心律失常、血压升高,故在应用时应给予心电监护,监测心律与血压变化,间羟胺外渗后可引起局部组织坏死,应确保血管通路通畅,并密切观察,防止药物渗漏。

(四)健康教育

1. 教育直立性低血压患儿从平卧位改变为直立位时动作要缓慢,尤其在清晨,避免体位迅速改变。建议患儿睡眠时抬高头部,使头部与床面成10°~20°(高度约1.5~2.5cm)。肢体屈伸动作不要过猛过快。洗澡水温度不宜过热、过冷,因为热可使血管扩张而降低血压,冷会刺激血管收缩而增高血压。体格瘦小者应每天多喝水以便增加血容量。不要在闷热或缺氧的环境中站立过久,尽量避免过量的活动或锻炼,避免导致血管的扩张,加重症状,可以选择平卧或坐位进行锻炼。年长儿可使用合体弹力袜,弹力袜要包绕膝关节以上部位,以减少外周血液的淤积。严重者同时使用腹带,以压迫腹腔和内脏血管,减少腹部和内脏血液淤积。

2. 增强体质,均衡饮食,培养开朗的个性,保证足够的睡眠、规律的生活。

3. 低血压严重伴有明显症状者,必须给予积极治疗,防止严重危害发生。

4. 如果其他疾病导致的低血压应及时治疗原发病。

【病例分析】

(一)病例详解

1. 病例介绍

患儿,女,1岁2个月,3天前出现发热,最高体温39.3℃。频繁呕吐、腹泻,呕吐物为胃内容物,无胆汁,5~8次/d;大便为黄色稀水样便,无黏液脓血,每次量较多,近2天10余次/d;家人曾给予"布洛芬、蒙脱石散"口服,病情无好转。入院前12小时起患儿口唇干,拒食,嗜睡,未排尿,无水肿。以"发热、腹泻3天,无尿12小时"入院。

入院查体:体温39℃,脉搏170次/min,呼吸42次/min,血压60/40mmHg;面色苍白,精神萎靡,呼吸急促深大;前囟及眼窝凹陷,双侧瞳孔直径3mm,对光反射灵敏;口唇、皮肤干燥,皮肤弹性欠佳,无皮疹及黄疸。双肺呼吸音清,心音低钝;腹软不胀,肠鸣音活跃;四肢冷至肘膝,皮肤发花,肌张力正常。毛细血管再充盈时间(CRT)5秒。

患儿平素身体健康,父母体健,否认低血压病史。

化验检查:血常规示血红蛋白(Hb)102g/L,白细胞(WBC)9.8×10⁹/L,CRP<8mg/L。便常规示黄色稀水便,大便快速轮状病毒抗原检查(+)。

心电图:示窦性心动过速。

立即给予吸氧,生理盐水 20ml/kg 快速静脉滴注扩容,扩容后患儿心率降至 166 次 /min,血压上升至 68/42mmHg,肢端温度较前有所升高,周围动脉搏动稍增强,仍无尿。继而给予等张碱性液 20ml/kg,静脉输入,扩容并纠正酸中毒。液体结束后患儿血压仍偏低,给予多巴胺 8μg/(kg·min),以及保心、保肝等支持治疗。上述治疗 5 小时后,患儿心率降至 134 次 /min,血压升高至 80/50mmHg,神志清,肢端皮肤转红,温度转暖,周围动脉搏动增强,毛细血管再充盈时间 2 秒,排尿 100ml。诊断为轮状病毒肠炎;低血容量休克。继续治疗,第 8 天患儿腹泻停止,便培养阴性,体温正常,生命体征平稳,准予出院。

2. 护理评估

(1)评估表结果见表 4-11。

表 4-11 低血压评估结果

血压值: 60/40 mmHg
年龄:1 岁 2 个月
病程:3 天
既往史 / 疾病史:无☑ 有□
家族史:无☑ 有□
低血压诱因:大量出血□ 脱水☑ 创伤□ 严重感染□ 心功能不全□ 烧 / 烫伤□ 过敏□ 药物 / 食物中毒□ 麻醉意外□
伴随症状:头晕□ 乏力□ 意识状态异常☑ 皮肤黏膜改变☑ 末梢充盈减慢☑ 发绀 / 瘀斑□ 呼吸节律改变☑ 少尿 / 无尿☑ 体温下降 / 不升□ 高热☑ 其他呕吐、腹泻
用药史:布洛芬、蒙脱石散口服
生命体征:体温 39.0℃ 脉搏 170 次 /min 呼吸 42 次 /min
异常化验指标:血常规血红蛋白 102g/L ↓(参考范围 110~160g/L)血生化无血气无 其他大便快速轮状病毒抗原检查(+)
异常检查结果:中心静脉压无 心电图窦性心动过速 超声心动图无 其他毛细血管再充盈时间(CRT)5 秒

(2)评估结果分析:患儿血压数值 60/40mmHg,该患儿年龄 1 岁 2 个月,收缩压 <72mmHg,故可诊断为低血压。无家族史,可排除体质性低血压。该患儿有面色苍白,精神萎靡,呼吸急促深大,四肢冷至肘膝,皮肤发花,毛细血管再充盈时间延长,尿少等症状,可考虑为休克的表现。患儿高热,频繁呕吐、腹泻,大便为黄色稀水便,大便快速轮状病毒抗原检查(+),前囟及眼窝凹陷,口唇、皮肤

干燥,皮肤弹性欠佳,故可考虑为轮状病毒肠炎引发低血容量休克导致低血压。

3. 护理措施

(1)将患儿安置在抢救室进行监护,密切观察患儿的生命体征并做好各项记录。

(2)给予患儿休克体位,头和躯干抬高 20°~30°,下肢抬高 15°~30°,有利于血液回流,增加回心血量,有利于脏器的血液灌注。休克早期患儿多处于躁动状态,护士应注意保护患儿,防止坠床跌伤。

(3)保持气道通畅,给予鼻导管或面罩吸氧,2~4L/min 为宜,以改善组织缺氧状态。

(4)迅速建立 2 条静脉通路,一条用于扩容及其他急救药品,以保证液体快速补充而增加血容量。另一条用于血管活性药物,输入各类血管活性药物时要准确调控输液速度,加强穿刺工具及部位的评估,防止药物外渗等并发症的发生。

(5)严格记录 24 小时出入量。给予患儿留置导尿,密切观察尿量,急性期每小时测量一次尿量,如果每小时尿量小于 1ml/kg(或 10ml/m^2)为少尿,说明可能出现肾血流量不足应加速补充液体。

(6)注意保暖,维持患儿皮肤完整性,预防因循环差、长期受压及腹泻造成的压力性损伤或尿布性皮炎等皮肤损伤。

(7)备好各种抢救设备及药品,积极配合抢救。及时、准确留取及送检血、尿、便标本。

(8)严格执行床边隔离,注意手卫生,避免交叉感染。

(9)针对患儿家长的心理变化,做好解释工作,使其积极主动配合治疗。

(二) 病例拓展

[病例 1]

1. 病例介绍

患儿,女,6 岁 7 个月,入院前 1 天半出现上腹部疼痛,非持续性,可忍受,伴恶心、呕吐 4 次,排稀便一次,6 小时前于卧位起立时突然晕倒,伴有意识丧失,面色苍白,无四肢抽搐、尿便失禁,持续 2 分钟缓解,后又晕厥发作 3 次,均于站立行走时,表现基本同前,以"病毒性心肌炎"收入院。查体:体温 38.5℃,脉搏 132 次 /min,脉弱,血压 70/50mmHg,面灰白,嗜睡,心音低钝,心律不齐,肝肋下 8cm,四肢末梢冰凉。心电图示Ⅲ度房室传导阻滞。立即给予吸氧,静脉泵入多巴胺[1μg/(kg·min)]及多巴酚丁胺[1μg/(kg·min)],安装临时心脏起搏器治疗。15 日后患儿痊愈出院。

2. 思考问题

(1)心源性休克初期的临床表现有哪些?

(2)患儿应用多巴胺静点时的注意事项有哪些?

(3)安装临时起搏器的护理要点是什么?

3. 答疑解惑

(1)答:心源性休克初期表现为体位性低血压,即在坐位和立位时血压降低,而平卧时血压正常,收缩压变化≥10mmHg;脉压减小,心率加快,神志清醒,但烦躁不安,焦虑或易激惹;患儿畏寒,面色苍白,四肢湿冷,尿量正常或稍减少。

(2)答:在静点多巴胺时,遵医嘱将药液稀释,中小剂量用于处理低心排血量引起的低血压,较大剂量则用于提高周围血管阻力纠正低血压;选用粗大的静脉滴注,输注过程中密切评估以防药液外渗导致皮肤损伤;静脉滴注时使用输液泵或注射泵,准确控制滴速;密切监测血压、心率及尿量的变化,如输注多巴胺期间血压继续下降或经调整剂量后仍然持续低血压,应立即通知医生;突然停药可产生严重低血压,停用时应逐渐减量。

(3)答:①临时起搏器导线固定于患儿膝关节以上利于医护人员观察的部位,避免患儿术侧肢体过度活动而引起起搏器导线移位,影响起搏效果;②起搏导线不能受压、打折,并注意观察接头连接处有无断开;③应标注起搏器置入时间,电池使用时间,保证起搏器正常工作,遵医嘱调节起搏频率、电压、敏感度,每班记录起搏器参数;④持续心电监测,监测生命体征变化,观察患儿自主心率与起搏器频率是否一致,如有变化及时通知医生;⑤观察穿刺点有无血肿、渗出以及术侧肢体的温度、颜色、足背动脉的搏动情况,防止血栓形成。穿刺肢体相对制动,加强皮肤护理,预防压力性损伤的发生。

4. 思维延伸 心肌炎患儿的护理。

[病例2]

1. 病例介绍

患儿,男,10岁,诊断极重度再生障碍性贫血,造血干细胞移植术后18天。遵医嘱输注辐照 RH(+)AB 型血小板 1U,输注 40 分钟后患儿出现手心瘙痒,立即停止血小板的输注,查体患儿心率 120 次/min,呼吸 20 次/min。6 分钟后患儿颜面部出现风团样皮疹,伴瘙痒,立即更换输液器,输注生理盐水,缓慢推注地塞米松 5mg 后患儿自诉喉部痒,憋气明显,面色苍白,四肢抖动,全身出现散在皮疹,颜面部皮疹明显增多,呕吐一次为胃内容物。查体患儿神志清,面色发灰,四肢肢端发凉,心率 130 次/min,呼吸 32 次/min,血压 80/55mmHg,立即给予吸氧、肾上腺素 0.25mg 肌内注射,甲泼尼龙 25mg 静点,雾化吸入缓解喉头水肿及支气管痉挛。患儿血压上升至 110/60mmHg,精神、面色好转,四肢肢端暖,皮疹较前消退。

2. 思考问题

(1)输血液制品时,发生过敏反应如何处理?

(2)输血操作中需要注意的事项有哪些?

(3)过敏性休克的临床表现有哪些?

3. 答疑解惑

(1)答:患儿发生输血反应,应立即停止输血,更换输液器,用生理盐水维持静脉通畅。通知医生,遵医嘱对患儿进行治疗、抢救。呼吸困难者给予氧气吸入,循环衰竭者给予抗休克治疗,严重喉头水肿者协助医生行气管切开。遵医嘱给予肾上腺素、异丙嗪、地塞米松等药物治疗。密切监测患儿生命体征,包括意识、表情、体温、脉搏、呼吸、血压、瞳孔、尿量等,详细记录出入量,做好护理记录。高热时及时给予药物降温,降低机体对氧的消耗。抢救过程中加强对患儿及家长的心理疏导。根据发生不良反应处理流程和规定,逐级上报并对标本进行留样、封存。

(2)答:严格执行输血查对制度及无菌操作技术,应根据患儿情况有计划的取血,选用适宜的输血器进行输血,输血前将血袋内的成分轻轻混匀,避免剧烈震荡,测量患儿生命体征,体温≥38℃需请示医生,遵医嘱执行,血液自血库取出后30分钟内开始输注,一个单位的全血或成分血一般应在4小时内输完,特殊情况应遵医嘱,输血时应先慢后快,根据病情和年龄调整输注速度,观察穿刺部位有无血肿或渗血,输注开始后的15分钟严密观察生命体征,输血过程中应密切观察患儿有无输血反应,连续输注不同供血者的血液制品时,应更换输血器或中间输入生理盐水将输血管路冲洗干净,血制品常规情况下不得加热,禁止随意加入其他药物,不得自行贮存,准确记录输血起止时间、输血成分、数量、病情变化及处理过程。如发生输血反应,应立即通知医生进行相应处理。

(3)答:过敏性休克病情凶险,发生突然,50%的患儿在接触抗原物质后5分钟内出现症状,早期可表现为荨麻疹、血管神经性水肿、皮肤瘙痒等;由于血浆外渗、血管扩张,有效循环血量减少,可表现为面色苍白、出冷汗、四肢厥冷、脉弱、血压下降,出现休克;由于喉头、气管、支气管水肿及痉挛,可出现气急、胸闷、喘憋、发绀、甚至肺水肿、窒息死亡等;还可因脑缺氧、水肿等出现意识障碍、惊厥、昏迷;也可表现出恶心、呕吐、腹痛、腹泻等消化道症状。

4. 思维延伸 再生障碍性贫血患儿如何预防出血。

[病例3]

1. 病例介绍

患儿,男,8岁。主因"慢性肾功能衰竭4年,颜面及双下肢水肿9天"入院,入院查体:血压160/95mmHg,面色苍白,颜面及双下肢水肿明显,不能平卧。血常规示血红蛋白60g/L;血生化示血钾7.68mmol/L、尿素54.5mmol/L、肌酐1 206μmol/L。患儿平日血压(160~170)/(110~120)mmHg,服用降压药哌唑嗪0.5mg,Q12h,氯沙坦钾片50mg,Qd。入院后急行右股静脉深静脉置管血液透析治疗,在治疗 3 小时时出现血压下降 68/50mmHg,面色苍白,乏力,心慌。立即停止超滤,安置患儿头低脚高位,给予吸氧。回输生理盐水 100ml,再次测量患儿血压升至 92/70mmHg,患儿心率 90 次/min,呼吸 20 次/min,自觉症状消失。

2. 思考问题

(1)如何预防透析治疗中发生低血压?

(2)如何预防非计划性拔管?

(3)血液透析中,观察的要点是什么?

3. 答疑解惑

(1)答:正确测量患儿体重并记录体重数值,控制两次透析间期的体重,不可增长过多,透析当日晨起停服降压药物一次,透析期间每半小时测量血压、脉搏,了解血压变化,及早发现低血压征象,给予及时处理。

(2)答:护理人员要提高对非计划性拔管的预见性,评估患儿发生非计划性拔管的风险因素,及时采取有效防范措施;对患儿及家长进行管路固定及相关知识的培训;密切观察导管固定情况、皮肤状况、末梢循环状况,记录管路情况,详细交接班,在进行各种治疗时,应先妥善固定导管,避免过度牵拉,对烦躁、抽搐、昏迷以及年龄小不合作的患儿进行保护性约束,必要时遵医嘱给予合理镇静,进行有创操作时应采取有效的镇痛措施,减少患儿的不适,避免非计划拔管的发生。

(3)答:严密观察病情变化,并详细记录透析机运转、超滤状况;观察透析器、透析管路内血液颜色,有无凝血,跨膜压、静脉压的变化,正确处理透析机报警;严密监测生命体征及穿刺部位有无出血,及早发现低血压、失衡综合征等并发症,一旦发生异常立即通知医生进行处理。

4. 思维延伸 发生失血性休克时,末梢循环的观察要点。

(三)综合提高

病例拓展中[病例 1]为心源性休克引起的低血压,[病例 2]为过敏性休克引起的低血压,[病例 3]为血液透析前服用降压药物引起的低血压,请问其病情观察有何相同点和不同点?无论哪种原因引起的低血压,治疗上都需要扩容升压,护士应如何为患儿选择静脉通路?如果使用外周留置针输入升压药物应观察评估哪些内容?

(吴心怡 孙 静 王晓玲)

第三节 发 热

【概述】

正常人的体表温度一般保持在 36~37℃。当机体在致热原的作用下或各种原因引起的体温调节中枢功能障碍时,体温升高超出正常范围,称为发热。发热是儿科临床最常见的症状之一,但儿童尤其是新生儿体温易受外界因素影响(如喂奶、饭后、运动、哭闹、衣被过厚、室温过高等)而升高,所以如患儿只是个别一次体温超出正常范围,但全身情况良好、又无自觉症状时,可不认为是病态。3岁以下婴幼儿以感染性疾病、先天性疾病、恶性肿瘤为主要病因;学龄前和学龄儿童以感染性疾病、结缔组织病及恶性肿瘤为主。

(一) 病因

1. 感染性发热 由各种病原体及其代谢产物、疫苗等致热物质侵入机体所引起的发热。

(1)病毒性感染:如流行性感冒、传染性单核细胞增多症、流行性腮腺炎、腺病毒肺炎、麻疹、水痘、流行性乙型脑炎、手足口病、轮状病毒性肠炎、诺如病毒感染性腹泻等。

(2)细菌性感染:如化脓性脑膜炎、化脓性扁桃体炎、肺炎、脐炎、败血症、中耳炎、皮肤和皮下软组织感染、肛周脓肿、疖、胆囊炎、肾盂肾炎、结核杆菌感染等。

(3)支原体感染:如支原体肺炎。

(4)螺旋体感染:如梅毒。

(5)真菌感染:如曲霉菌病、念珠菌病等。

(6)寄生虫:如血吸虫病、疟疾等。

2. 非感染性发热 由于手术、创伤、免疫性疾病、恶性肿瘤、机体产热过多和/或散热障碍、体温调节功能障碍等非感染性因素引起的发热。

(1)无菌性坏死物质的吸收:如术后吸收热等。

(2)免疫性疾病:如风湿热、幼年特发性关节炎、系统性红斑狼疮、幼年皮肌炎、川崎病、硬皮病等。

(3)肿瘤相关性发热:以白血病最常见,其他如恶性淋巴瘤、神经母细胞瘤、恶性组织细胞病、朗格汉斯组织细胞增生症等。

(4)产热过多:如剧烈运动、惊厥、哭闹、小婴儿长期摄入蛋白质过高、高热能饮食、甲亢等。

(5)散热障碍:广泛性皮炎、烧伤、外胚层发育不良致汗腺缺乏、中暑、新生儿捂热综合征等。

(6)体温调节功能障碍:如大脑发育不全、脑性瘫痪、颅脑损伤、出血、高钠血症、新生儿脱水热、安眠药中毒、暑热症等。

(二) 发热机制

目前所知,下丘脑存在体温调节中枢,由产热中枢(下丘脑的后部)和散热中枢(下丘脑的前部)组成。正常情况下,机体通过产热与散热的相对平衡来维持体温的恒定,如果产热过多或散热减少,使相对平衡的关系发生障碍,则引起发热。

【护理评估】

(一) 发热的评估内容(表 4-12)

表 4-12　发热评估表

发热的程度:低热□　中等热□　高热□　超高热□

发热热型:稽留热□　弛张热□　间歇热□　波浪热□　不规则热□

发热伴随症状:寒战□　皮疹□　淋巴结肿大□　皮肤黏膜出血□　疱疹□
　　　　　　　结膜充血□　咳嗽□　咳痰□　头痛□　意识改变□　腹痛□　腹泻□
　　　　　　　尿频尿急尿痛□　腰痛□　关节痛□　其他＿＿＿

生命体征:体温＿＿℃　脉搏＿＿次/min　呼吸＿＿次/min　血压＿＿mmHg

异常化验指标:血常规+CRP＿＿＿　尿常规＿＿＿　便常规＿＿＿
　　　　　　　血生化＿＿＿　血培养＿＿＿　尿培养＿＿＿　其他＿＿＿

异常检查结果:X线＿＿＿　B超＿＿＿　CT活体组织病理＿＿＿　其他＿＿＿

(二) 评估内容解析

1. 发热的程度(腋温为准)

(1)低热:体温 37.5~38℃为低热。

(2)中等热:体温波动在 38.1~38.9℃为中度发热。

(3)高热:体温波动在 39~41℃为高热。

(4)超高热:体温 >41℃为超高热。

2. 发热热型　发热是儿童和新生儿的常见症状。将发热患儿在不同时间测得的体温数值分别记录在体温单上,将各体温数值点连接起来形成体温曲线,该曲线的不同形态(形状)称为热型。不同的病因所致的发热热型也不同,这些特殊热型有助于提供临床诊断线索。但必须注意,由于目前抗生素的广泛应用或由于应用解热药、肾上腺皮质激素等,使热型变得不典型。

(1)稽留热:体温在 39~40℃,日波动范围不超过 1℃,持续数天或数周。可见于伤寒、流行性脑脊髓膜炎、传染性单核细胞增多症、大叶性肺炎等。

(2)弛张热:体温多在 39℃以上,日波动温差超过 1℃,但从未降至正常,多见于败血症、重症肺结核、川崎病和各种化脓性感染等。

(3)间歇热:一日间高热与正常体温交替出现,或高热期与无热期交替出现,见于疟疾、回归热等。

(4)波浪热:热度逐渐上升达高峰后逐渐下降至低热或正常体温,以上反复出现似波浪,可连续数月,见于布鲁菌病。

(5)不规则热:热型无一定规律,热度高低不等,持续时间不定,见于流行性感冒、肺结核、脓毒败血症、恶性肿瘤等。

3. 发热伴随症状

(1)伴寒战:常见于大叶性肺炎、败血症、急性胆囊炎、流行性脑脊髓膜炎、输液反应、输血反应等。

(2)伴皮疹:常见于麻疹、幼儿急疹、手足口病、猩红热、川崎病、风湿热、幼年皮肌炎等。

(3)伴淋巴结肿大:常见于传染性单核细胞增多症、局灶性化脓性感染、川崎病、幼年皮肌炎等。

(4)伴皮肤黏膜出血:常见于重症感染及某些急性传染病,如流行性出血热、脑膜炎球菌性脑膜炎等;也可见于急性白血病、重症再生障碍性贫血等。

(5)伴疱疹:水痘、带状疱疹等。

(6)伴结膜充血:常见于麻疹、川崎病等。

(7)伴咳嗽、咳痰:常见于上呼吸道感染、肺炎等。

(8)伴头痛、意识障碍:见于中枢神经系统感染性疾病。

(9)伴腹痛、腹泻:常见于急性肠炎、细菌性痢疾等。

(10)伴尿频、尿急、尿痛、腰痛:见于泌尿系感染。

(11)伴关节痛:幼年型类风湿关节炎、幼年特发性关节炎、幼年皮肌炎等。

4. 脉搏 发热时可引起脉搏加快。一般情况下体温每增加1℃,儿童脉搏增加15次(成人脉搏增加10次)。

5. 呼吸、血压 中等程度以下的发热,呼吸和血压基本没有变化,但当中暑高热时可出现心动过速、血压降低、呼吸增快等变化。

6. 异常化验指标

(1)血常规:白细胞数量及中性粒细胞的比例明显增高,多数提示有细菌感染存在;白细胞总数正常或降低,淋巴细胞比例升高,多数提示有病毒感染存在。

(2)尿常规:尿中出现白细胞和红细胞甚至有管型,提示有泌尿系感染存在;尿中有酮体,提示患儿存在脱水征象,且与患儿的脱水程度成正比。

(3)大便常规:便中可见白细胞和/或红细胞,多提示有细菌感染。

(4)血生化:主要判断心脏、肝、肾功能和电解质情况及患儿的营养状况等。

(5)C反应蛋白(CRP):可用于细菌和病毒感染的鉴别诊断,一旦发生细菌感染,CRP水平即升高,而病毒性感染CRP大都正常。

(6)病原学检查:血培养、尿培养、便培养、痰培养、各种体液培养(如脑脊液、胸水、腹水)及各种病菌的核酸检测等,提供感染性疾病的病原学诊断,同时进行药敏检测,为临床合理应用抗生素提供依据。

7. 影像学检查如 X 线、B 超、CT、活体组织病理等,协助病因诊断。

【护理措施】

(一)高热寒战的护理

1. 病情观察

(1)严密监测生命体征,重点观察体温变化,注意发热类型、程度及经过,观察脉搏、呼吸和血压的变化。

(2)观察是否出现寒战、皮肤发花、淋巴结肿大、出血、肝脾大、结膜充血、单纯疱疹、关节肿痛及意识障碍等伴随症状。

(3)观察发热的原因及诱因是否消除,如因环境因素引起发热,应去除原因。如降低室温,打开新生儿的包裹,调节暖箱、光疗箱的温度,检查辐射保暖台皮肤温度传感线连接是否紧密、电极粘贴是否妥当等;如因脱水引起,应尽快补充水分;如因感染引起,应查明感染源,积极控制感染。

(4)观察降温效果,实施物理或药物降温后,及时评价降温效果,观察降温过程中患儿有无皮肤损伤、冻伤、虚脱等异常现象出现。

(5)观察饮水量、进食量、尿量及体重变化。

2. 采取有效降温措施　通常应用物理降温方法,如用降温贴、冷毛巾湿敷、冰袋、凉水袋、化学制冷袋、冰帽、温水拭浴、控温毯等。新生儿首选打开包被和衣服降温。对高热患儿可用 32~34℃的温水拭浴。对上述降温效果不佳的患儿,可使用控温毯降温。降温时的注意事项如下:

(1)冷敷不应长时间在同一部位,冰袋不宜直接接触皮肤,外面可用毛巾包裹,以防冻伤。

(2)注意观察周围循环情况,出现脉搏细数、面色苍白、四肢厥冷时,禁用冷敷。

(3)拭浴时禁忌擦拭胸前区、腹部、后颈、足底;全身发疹或有出血倾向的患儿禁忌拭浴降温。拭浴以轻拍方式进行,避免摩擦生热。

(4)使用控温毯降温时将毯垫垫于患儿肩部到臀部,不要触及颈部(以免因副交感神经兴奋而引起心跳过缓)。毯垫上不覆盖任何隔热用物(可垫薄的棉布中单增加患儿舒适感),加强降温效果。密切监测患儿体温、心率、呼吸、血压变化,每半小时测量一次体温。定时翻身擦背,以每小时翻身 1 次为宜,避免低温下皮肤受压,血液循环减慢,局部循环不良,产生压力性损伤。

(5)使用冰袋或冰帽时,双耳及后颈部应垫上干毛巾或棉布,以免发生冻伤。患儿足部置热水袋,以减轻脑组织充血,促进散热,增加舒适感。

3. 高热惊厥　处理见"惊厥"章节。

4. 在患儿出现寒战和 / 或发热初起时(体温 >38℃)遵医嘱及时抽取血培

养送检。

（二）一般护理

1. 休息和病室环境要求　休息可减少能量的消耗，有利于机体康复。高热患儿应卧床休息，低热者酌情减少活动，适当休息。保持病房安静、环境适宜，室温 18~22℃（新生儿病室温度 22~24℃），湿度 50%~60%。

2. 饮食护理　给予高热量、高蛋白、高维生素、易消化的流质或半流质饮食，少食多餐，以补充高热的消耗，提高机体的抵抗力。给予或指导、协助家长给患儿多饮水，以补充高热消耗的大量水份，并促进毒素和代谢产物的排出。

3. 清洁护理

（1）口腔护理：发热时由于唾液分泌减少，口腔黏膜干燥，机体抵抗力下降，有利于病原体生长、繁殖，易出现口腔感染。应在晨起、餐（奶）后、睡前为患儿清洁口腔。

（2）皮肤护理：退热期大量出汗，应随时擦干汗液，更换床单和衣服，防止受凉，保持皮肤的清洁干燥。对于长期持续高热卧床者，应协助患儿改变体位，防止压力性损伤、肺炎等并发症的出现。

4. 安全护理　高热患儿有时出现躁动不安、谵妄，需床旁守护，拉好床挡，防止坠床，必要时遵医嘱实施保护性约束。

5. 心理护理　体温上升期，患儿可能出现全身发抖、面色苍白等症状，此时陪伴家长可能会产生紧张不安、焦虑等心理反应。护士应经常巡视，主动关心、抚慰患儿，尽量满足患儿和家长的合理需求，给家长讲解有关发热的基本知识，缓解家长紧张、焦虑的心情；退热期保持患儿清洁卫生，满足患儿舒适的心理。

（三）用药护理

1. 应用退热药物的原则

（1）病因不明不用药。对病因不明的发热不能乱用退热药，尤其是在发热初起时更不能乱用，以免因用药干扰了发热原有的规律。

（2）体温在 38.5℃以下时首先采取物理降温的方法。

（3）退热药很常用，但毒副作用也十分常见，如药疹、胃肠道反应、血液系统反应及对肝肾功能的损害等，尤其是当久用或过量使用此类药物时，毒副作用更加显著。因此，退热药必须慎重使用。

2. 常用退热药物的作用及不良反应见表4-13。

表 4-13 常用退热药物的作用及不良反应

药物分类	药物名称	药理作用	不良反应	监测要点
苯胺类	对乙酰氨基酚（泰诺林）	抑制前列腺素合成，具有解热镇痛作用	偶见皮疹，荨麻疹、药热及粒细胞减少	长期大量用药会导致肝肾功能异常，监测肝肾功能
吲哚乙酸类	吲哚美辛（消炎痛）	具有抑制前列腺素合成的作用，其消炎镇痛及解热作用均可能与抑制前列腺素的合成有关	中枢神经系统反应：头痛、眩晕、困倦等造血系统反应：粒细胞减少，溶血性或再生障碍性贫血，紫癜、骨髓抑制及血小板减少等，但少见皮肤过敏反应：瘙痒、荨麻疹、结节性红斑等	观察皮肤情况
丙酸类	布洛芬（美林、芬必得）	抑制前列腺素合成具有解热镇痛作用	一般为轻度的胃肠道不适，偶有皮疹和耳鸣，头痛及氨基转移酶升高等，也有引起胃肠道出血而加重溃疡的报道	注意胃肠道反应，长期用药监测肝肾功能
水杨酸类	阿司匹林（巴米尔）	通过抑制体温中枢的前列腺素的合成与释放，增强散热过程而产生散热作用	较常见的有恶心、呕吐、上腹部不适或疼痛等胃肠道反应较少见或罕见的有：(1)胃肠道出血或溃疡，表现为血性或柏油样便，胃部剧痛或呕吐血性或咖啡样物，多见于大剂量服药患儿(2)支气管痉挛性过敏反应，表现为呼吸困难或哮喘(3)皮肤过敏反应，表现为皮疹、荨麻疹、皮肤瘙痒等(4)血尿、眩晕和肝脏损害	注意胃肠道反应

3. 用药后观察

(1)监测生命体征变化,观察皮肤情况,加强皮肤护理。退热期大量出汗,应随时擦干汗液,更换床单和衣服,防止受凉。保持皮肤的清洁干燥,对于长期持续高热卧床者,应协助患儿改变体位,防止压力性损伤的出现。

(2)注射用赖氨酸阿司匹林在 12 岁以下患儿应用时,因为有引起瑞氏综合征而危及生命的可能,所以 12 岁以下患儿应慎用。

(四)健康教育

1. 向患儿及家长讲解发热时休息、饮水的重要性,指导患儿及家长饮食注意事项。

2. 指导患儿及家长自我观察、判断病情,如发热的程度、伴随症状等。

3. 指导患儿及家长正确服用退热药。

4. 教会患儿及家长正确监测体温及物理降温方法,做好自我监测,主动、及时就医。

【病例分析】

(一)病例详解

1. 病例介绍

患儿,男,24 天,因"发热半天"入院。患儿第 2 胎第 1 产,孕 39^{+6} 周顺产,出生体重 3 000g。患儿入院前半天出现发热,体温最高达 39.3℃,未见寒战,未闻咳喘,家长自行应用退热贴降温,体温未见明显下降。

入院查体:体温 39.5℃,脉搏 188 次 /min,呼吸 45 次 /min,血压 88/48mmHg;患儿精神反应弱,呼吸稍促,口周未见明显发绀,前囟平软,张力不高,双眼睑无水肿,双瞳孔等大等圆,口腔黏膜光滑,咽稍红,未见明显分泌物,双肺呼吸音粗,未闻及干湿啰音,心率快,心律齐;新生儿反射可引出,四肢末梢稍凉、皮肤发花。入院后患儿反复发热,最高体温 39.9℃,最低 38.2℃,心率增快,律齐,呼吸稍促。

化验检查:血常规示 WBC 20.28×10^9/L,NE 69.7%,Hb 130g/L,PLT 533×10^9/L,CRP 123mg/L;尿常规尿蛋白(++)0.75g/L,镜检白细胞满视野,RBC 8~10 个 /HP;大便常规未见异常;双份血培养标本大肠埃希菌(+),脑脊液培养无细菌生长,尿细菌培养大肠埃希菌(+);胸部 X 线正位片示双肺纹理粗重、模糊。

诊断败血症、泌尿系感染。入院后给予拉氧头孢抗感染治疗后仍发热,予物理降温,体温最低可降至 38.2℃。药敏实验提示美罗培南、头孢曲松敏感。入院后第 4 天将抗生素改为美罗培南继续抗感染治疗,治疗 4 天后 CRP 较前下降,尿常规镜检白细胞减少,体温正常,纳奶好,监测血常规大致正常,患儿一般情况好转,继续抗感染治疗 5 天,期间复查 3 次尿常规均正常,复查尿培养无细菌生长,病情平稳,予出院。

2. 护理评估

(1)评估表结果见表 4-14。

表 4-14　发热评估结果

发热的程度:低热□　中等度热□　高热☑　超高热□
发热热型:稽留热□　弛张热☑　间歇热□　波浪热□　不规则热□
发热伴随症状:寒战□　皮疹□　淋巴结肿大□　皮肤黏膜出血□　疱疹□　结膜充血□ 　　　　　　　咳嗽□　咳痰□　头痛□　意识改变□　腹痛□　腹泻□ 　　　　　　　尿频尿急尿痛□　腰痛□　其他:皮肤发花、四肢末梢凉
生命体征:体温 39.5℃　脉搏 188 次/min　呼吸 45 次/min　血压 88/48 mmHg
异常化验指标:血常规 + CRP 白细胞计数 WBC 20.28×10⁹/L ↑［参考范围(4~10)×10⁹/L］ 　　　　　　　中性粒细胞 NE 69.7% ↑(参考范围 35%~65%) 　　　　　　　CRP 123mg/L ↑(参考范围 0~8mg/L) 　　　　　　　尿常规尿蛋白(++)0.75g/L,WBC 镜检满视野,RBC 8~10 个/HP 　　　　　　　便常规正常　血生化无　血培养双份大肠埃希菌(+)　尿培养大肠埃希菌(+)
异常检查结果:X 线双肺纹理粗重、模糊　B 超无　CT 无 　　　　　　　活体组织病理无　其他无

(2)评估结果分析:本例患儿为急性发热起病的新生儿,体温 39.5℃,为弛张热。患儿出现发热提示可能存在感染。新生儿血脑屏障发育不完善,易导致中枢神经系统感染,行腰穿查脑脊液,结果大致正常。双份血培养大肠埃希菌(+),尿培养为大肠埃希菌(+),胸片未见明显异常,故提示为泌尿系感染引起的败血症。

评估结果提示密切观察患儿病情,做好高热护理,防止交叉感染。

3. 护理措施

(1)密切观察病情:监测体温、脉搏、呼吸、血压,准确记录,发现异常变化时,及时向医生汇报。

(2)防止交叉感染:将患儿安置在感染区的密闭暖台,与非感染患儿病室分开。患儿所用医疗器械,如听诊器、体温计、血压计等,用后及时消毒。医务人员应严格执行无菌操作原则,患儿床旁放置快速手消毒液,严格执行手卫生。无关人员禁止接触患儿。

(3)物理降温:发热时降低箱温,必要时关闭暖箱温度开关。可在患儿头部置冷毛巾,脚下放热水袋,四肢温水拭浴。禁用酒精拭浴。上述降温措施效果不佳时,可使用控温毯降温。

(4)患儿哭闹时给予适当安抚,以减少能量的消耗,有利于机体康复。保持病房安静、环境适宜,新生儿病室温度 22~24℃,湿度 50%~60%,根据患儿体重、日龄调节适合患儿的暖箱温度。

（5）保证患儿奶量的摄入，患儿纳奶差时通知医生，必要时给予鼻饲或补液。记录24小时出入量。

（6）发热时由于唾液分泌减少，口腔黏膜干燥，机体抵抗力下降，有利于病原体生长、繁殖。新生儿易出现鹅口疮，每次喂奶后需及时给患儿清洁口腔。

（7）健康教育：有家长陪住时指导患儿家长自我观察、判断病情，如发热的程度、伴随症状等。向患儿家长讲解有关发热知识、如何保证患儿入量，母乳喂养时如何观察患儿吃奶情况等知识。患儿反应差，吸吮无力时及时通知医生。教会患儿家长正确监测体温及物理降温方法，做好自我监测。

（二）病例拓展

[病例1]

1. 病例介绍

患儿，男，10岁，确诊白血病6年余。入院前1日出现发热，体温最高达40℃，呈稽留热，伴畏寒、寒战、咳嗽、尿少，查血常规 WBC 5.53×10^9/L，NE 71.1%，CRP 22mg/L。入院时体温38.9℃，脉搏116次/min，呼吸36次/min，血压110/55mmHg。胸部X线示左肺野透过度减低，左肺体积减小，右肺见片影，考虑肺部感染，左肺膨胀不全，胸腔积液；血培养提示耐甲氧西林金黄色葡萄球菌，予万古霉素、复方磺胺甲噁唑抗感染治疗，2天后患儿体温最高仍达38.8℃，给予口服对乙酰氨基酚后体温可下降，第3天体温开始下降至38℃。7天后体温完全恢复正常，患儿一般情况好转，复查血常规 WBC 5.71×10^9/L，NE 67.7%，CRP 5mg/L。第10天出院。

2. 思考问题

（1）如何提高血培养标本的阳性检出率？

（2）血培养标本采集后注意事项有哪些？

（3）复方磺胺甲噁唑用药注意事项有哪些？

3. 答疑解惑

（1）答：①抽取血培养的最佳时间应该在抗生素治疗之前，若患儿已行抗菌药物治疗，则应选择含有抗菌药物吸附物的培养瓶，并在下一次抗菌药物应用前采集血培养。采集血培养应尽量在患儿寒战、发热初起时抽取。②对怀疑菌血症、真菌血症的大儿童，可同时或短时间间隔（30~60分钟）从不同部位（如双臂）采集2~3套血培养标本，即"双瓶双侧"。③使用专用培养瓶（需氧瓶、厌氧瓶；婴幼儿一般只抽需氧瓶，无须常规做厌氧瓶），如同时抽取需氧和厌氧两个培养瓶，则需排好操作顺序，先需氧瓶，后厌氧瓶；某些患儿如低体重早产儿可能采血困难，但采血量也不可过少，每瓶最少不能少于1ml，应参照说明书采集血量，血量越多，培养阳性率越高。④血培养瓶瓶塞及穿刺部位皮肤消毒后必须充分待干,穿刺时避免污染,疑有污染时必须重新消毒,避免出现检验结果不准确现象。

(2)答:血培养标本采集后应立即送检,最迟不能超过 2 小时,常温保存,切勿冷藏。

(3)答:复方磺胺甲噁唑可有皮疹、药热,严重时可致大疱性表皮松解、剥脱性皮炎,可致尿结晶、血尿、蛋白尿、尿毒症;而对新生儿有肝损害、核黄疸、骨髓抑制、胃肠反应、头痛等,故新生儿慎用;用药前要询问有无过敏史,过敏者禁用;给患儿多饮水,宜与碱性药同服,防止或减少尿结晶。

4. **思维延伸**　白血病发热患儿的物理降温方法及注意事项。

[**病例 2**]

1. 病例介绍

患儿,女,1 岁 8 个月,因胆总管囊肿手术收入院。术后第二日、第三日体温波动在 37.2~37.7℃,无寒战、皮疹等伴随症状;检查伤口敷料干燥,无渗血、渗液。术后第四天体温恢复正常,术后 1 周患儿出院。术后 3 周患儿出现发热,体温最高 38.9℃,不伴寒战,伤口局部触痛、肌紧张。血常规示:WBC 15.67×10^9/L,NE 88.6%;B 超提示肝门与胰头间病灶,伴病灶感染征象。

2. 思考问题

(1)如何区分术后吸收热及感染性发热?

(2)手术后伤口观察内容有哪些?

(3)患儿术后居家护理要点有哪些?

3. 答疑解惑

(1)答:术后吸收热常发生在术后 2~3 天内,体温一般为 37~38℃,持续时间在 2~3 天即恢复正常,并且无任何伴随症状。对术后吸收热不需要特殊处理,可向患儿及家长解释发热的必然性,让患儿多饮水,防止受凉。感染性发热主要表现为体温超过 38℃,伴有伤口处皮肤红、肿、热、痛的表现和患儿的主诉。

(2)答:对于术后伤口的观察主要包括:伤口处敷料的干燥、清洁程度,有无渗血、渗液,伤口周围皮肤有无红、肿、热、痛及分泌物,注意倾听患儿及家长对于伤口情况的描述及主诉。

(3)答:住院期间教会家长给患儿正确测量体温的方法,嘱家长出院后注意监测患儿体温,必要时予以记录;保持患儿伤口局部清洁,观察伤口局部有无发红、肿、热、痛现象,有无寒战发热、黄疸、腹痛腹胀,如有异常需及时就医;指导家长给患儿不食油腻食品,少量多餐;家长接触患儿前后注意手卫生,保持家庭环境清洁,湿式清扫,尽量减少探望人员,给患儿穿清洁、柔软、棉质衣物,潮湿、不洁后及时更换;注意患儿均衡膳食;保持生活规律,不到人多拥挤的公共场所,及时增减衣物,防止感染、感冒的发生。

4. **思维延伸** 胆总管囊肿术后护理观察要点。

[病例3]

1. 病例介绍

患儿,男,3 岁,入院前 2 天出现高热,体温最高 39℃,颈部可触及包块。入院前 1 天患儿躯干部出现皮疹以及双手红肿、哭闹、烦躁,为求进一步诊治收入院。入院后查体,神志清,腹部、背部皮肤可见散在片状红色充血性皮疹,压之褪色,突出于皮面,无明显痒感;左颈部可触及淋巴结,大小约 3cm×3cm,质韧,伴压痛;双侧球结膜充血,口唇潮红,皲裂出血,杨梅样舌,手足硬肿,指端可见脱皮。化验血常规:WBC 13.2×10⁹/L,NE 70.8%,L 23.5%,Hb 120g/L,PLT 178×10⁹/L,CRP 76mg/L。考虑"川崎病"。经丙种球蛋白、阿司匹林及对症等治疗后体温下降,皮疹消退。

2. 思考问题

(1)该患儿发热考虑是什么原因的发热,有何特点?

(2)针对该病患儿皮疹的护理要点有哪些?

(3)出院患儿健康指导内容有哪些?

3. 答疑解惑

(1)答:该病发热为非感染性发热,一般为高热,呈弛张热。发热 3 天内可见非化脓性一过性颈淋巴结肿胀,直径较大,常在 1.5cm 以上,数日后自愈;发热 2~3 天出现弥漫性充血性斑丘疹或多形红斑样或猩红热样等皮疹,一周左右消退。该病发热物理降温效果不明显,抗生素治疗无效,应用丙种球蛋白后发热可迅速消退。

(2)答:需给患儿勤剪指甲,避免患儿抓挠,必要时给患儿戴防抓手套。遵医嘱使用外用药物。保持患儿皮肤特别是手足皮肤清洁干燥,嘱家长对于患儿的指端脱皮不可强行撕脱,口唇皲裂出血涂油保护,增加患儿舒适感。给患儿穿清洁、柔软、棉质衣物。洗浴水温不可过热,勿使用刺激性物品,忌用碱性肥皂,使用中性洗剂。

(3)答:该病病程较长,出院后仍应遵医嘱用药,不可擅自加减药量或停药。阿司匹林肠溶片有一层耐酸的包衣,必须空腹服用,以加快通过胃的速度而不被胃酸溶解,减少胃肠道反应。长期服用阿司匹林有发生溃疡、出血的风险,家长应注意观察患儿有无腹部不适、呕血或便血(黑便)、皮肤有无青紫或出血点以及牙龈或鼻出血现象,发生上述情况应立即就医;另服用阿司匹林期间如若手术应告知医生服药史。应用免疫球蛋白治疗的患儿 9 个月内不宜接种麻疹、风疹、腮腺炎等疫苗。有心脏受累患儿应注意休息,婴幼儿避免剧烈哭闹,防止病情恶化。

4. 思维延伸　川崎病护理观察要点。

(三) 综合提高

病例拓展中[病例1]为细菌感染性发热,[病例2]为术后吸收热和感染性发热,[病例3]为非感染性发热。请问其病情观察有何相同点和不同点?发热的患儿均会做病原学检查,请问血、痰、尿等细菌培养标本在留取中的注意事项有哪些?

(陈　静　陈燕芬　朱春梅)

第四节　咳嗽与咳痰

【概述】

咳嗽是呼吸道疾病的常见症状之一,也是非呼吸道或全身性疾病的常见症状。咳嗽是机体的一种保护性反射,其作用是清除呼吸道的分泌物、渗出物以及侵入呼吸道的异物,清除呼吸道刺激因子,是机体防止感染的防御反射。咳痰是借助支气管黏膜上皮纤毛运动、支气管平滑肌收缩及咳嗽反射,将痰从口腔排出体外的动作。

(一) 病因

呼吸道感染是引起咳嗽、咳痰最常见的原因。

1. 呼吸道疾病　咽炎、扁桃体炎、喉炎等可引起干咳;鼻炎、鼻窦炎、鼻后滴流刺激可致上气道咳嗽综合征,引起咳嗽。气管-支气管炎、支气管扩张、支气管哮喘、肺部感染及肺部肿瘤等均可引起咳嗽和/或咳痰。

2. 胸膜疾病　胸膜炎、自发性气胸等可引起咳嗽。

3. 中枢神经因素　从大脑皮质发出冲动传至延髓呼吸中枢,可随意引起或抑制咳嗽反射。如皮肤受冷刺激、鼻黏膜或咽峡部黏膜受刺激时患儿均可出现咳嗽。

4. 其他　服用血管紧张素转换酶抑制剂可引起干咳;胃食管反流病可引起咳嗽;还存在习惯性及心理性咳嗽。左心衰竭引起肺淤血或肺水肿时,肺泡及支气管内有浆液性或血性渗出物,可引起咳嗽。

(二) 发生机制

1. 咳嗽的形成　来自耳鼻咽喉、支气管、胸膜等感受区的刺激传入延髓咳嗽中枢,该中枢再将冲动传向运动神经即喉下神经、膈神经、脊髓神经,分别引起咽肌、膈肌和其他呼吸肌的运动,实现咳嗽动作;表现为深吸气后,声门关闭,继以突然剧烈的呼气,冲出狭窄的声门裂隙,并发出声音。

2. 咳痰的机制　正常情况下,支气管黏膜腺体和杯状细胞只分泌少量黏液,用于保持呼吸道黏膜的湿润,并吸附吸入的尘埃、细菌等微生物,借助于柱状上皮纤毛摆动,将其排向喉头,随咳嗽咳出。当呼吸道发生炎症时,黏膜充血水肿,黏液分泌增多,毛细血管壁通透性增强导致浆液渗出;渗出物与黏液、吸入物、坏死组织混合成痰,借咳嗽动作排出体外。

【护理评估】

(一) 咳嗽与咳痰的评估内容(表 4-15)

表 4-15   咳嗽与咳痰评估表

咳嗽性质:干性咳嗽□   湿性咳嗽□
咳嗽的时间与规律:发作性咳嗽□   慢性咳嗽(4 周以上)□ 　　　　　　　　　清晨或体位变动时咳嗽加剧、痰量增多□   其他____
咳嗽的音色:鸡鸣样咳嗽□   犬吠样咳嗽□   咳嗽声音嘶哑□   咳嗽声音低微或无力□ 　　　　　　金属音咳嗽□   其他____
痰液性质:黏液性痰□   浆液性痰□   脓性痰□   血性痰□   粉红色泡沫痰□ 　　　　　痰液多且静置后呈分层现象□
咳痰能力:自主咳痰□(主诉不费力□   主诉费力□) 　　　　　被动咳痰□(需借助胸部物理治疗□   需借助雾化吸入湿化气道稀释痰液□ 　　　　　完全依赖吸痰□)
气道加温湿化影响因素:张口呼吸□   开放气道□
伴随症状 / 体征:发热□   胸痛□   喘憋□   咯血□   哮鸣音□   杵状指 / 趾□   其他___
异常化验指标:血常规____   C 反应蛋白____   肺炎支原体抗体____ 　　　　　　病原学检查____   其他____
异常检查结果:PPD____   X 线胸片____   肺功能检查____ 　　　　　　胸部 CT/ 增强 CT____   支气管镜____   其他____

(二) 评估内容的解析

1. 咳嗽性质

(1)干性咳嗽:咳嗽无痰者属于干性咳嗽。常见于急性上、下呼吸道感染初期,急性感染性喉炎、痉挛性喉炎、咳嗽变异性哮喘,气管异物,胸膜炎,慢性肺间质病变,尤其是肺间质纤维化也常表现为干咳。

(2)湿性咳嗽:伴有咳痰的咳嗽,称"湿性咳嗽"。常见于急性喉 - 气管 - 支气管炎、肺炎、急性支气管炎、支气管扩张、肺脓肿等。

2. 咳嗽的时间与规律

(1)发作性咳嗽:指咳嗽间断发作,可见于支气管哮喘。

(2)慢性咳嗽:指咳嗽症状存在 4 周以上,见于鼻炎、鼻窦炎、鼻后滴流、支气管扩张、肺结核、肺脓肿等。

(3)清晨或体位变动时咳嗽加剧、痰量增多:见于支气管扩张、肺脓肿等。

(4)其他:无规律的咳嗽,见于急性支气管炎、支气管肺炎、支原体肺炎等。

3. 咳嗽的音色

(1)鸡鸣样咳嗽:指连续阵发性剧咳伴高调吸气回声。见于百日咳、会厌或喉部疾患、气管受压。

(2)犬吠样咳嗽:见于急性感染性喉炎、痉挛性喉炎、急性喉-气管-支气管炎。

(3)咳嗽声音嘶哑:见于声带炎症、肿瘤压迫喉返神经。

(4)咳嗽声音低微或无力:见于极度衰弱、声带麻痹患儿、神经肌肉病变等。

(5)金属音咳嗽:见于气道狭窄、纵隔肿瘤、气管异物等。

4. 痰液性质

(1)黏液性痰:痰液呈无色或白色透明状,较为黏稠。见于急性支气管炎、支气管哮喘及大叶性肺炎初期,也可见于肺结核等。

(2)浆液性痰:痰液透明稀薄,可带泡沫。见于肺水肿。

(3)脓性痰:见于下呼吸道化脓性感染。

(4)血性痰:可见于任何原因所致的支气管黏膜毛细血管受损、血液渗入肺泡,如特发性肺含铁黄素沉着症、肺结核等。

(5)粉红色泡沫痰:肺水肿的特征表现,常见急性左心衰。

(6)痰液多且静置后呈分层现象:分为三层,上层为泡沫,中层为浆液或浆液脓性物,下层为坏死物质。常见于支气管扩张、肺脓肿。

5. 咳痰能力

(1)自主咳痰、主诉不费力:学龄期患儿排痰较通畅,能自主咳痰。

(2)自主咳痰、主诉费力:学龄前患儿排痰不够通畅,存在一定痰堵窒息风险。必要时需给予患儿雾化吸入、拍背或振动排痰治疗。

(3)被动咳痰、需借助胸部物理治疗:患儿排痰存在明显困难,存在痰堵窒息风险。

(4)完全依赖吸痰:婴幼儿不能自主咳嗽及咳痰,存在严重的痰堵窒息风险,需要及时给予患儿雾化吸入、拍背或振动排痰、给予吸痰治疗。

6. 气道加温湿化

(1)张口呼吸:上呼吸道对吸入气体有加温、湿化和净化作用。患儿张口呼吸后,气体未经充分加温湿化,以干冷状态进入下呼吸道,造成气管纤毛运动能力下降、气道分泌物黏稠,患儿排痰困难、感染控制不佳,甚至痰堵窒息。

(2)开放气道:由于气管切开,上呼吸道对吸入气体的过滤和生理温湿化作用消失,非特异性防御功能减弱,加上气道开放和机械通气,使呼吸道水分蒸发增加,黏膜干燥,分泌物黏稠,气管黏膜纤毛运动减弱或消失,痰液不易被咳出或吸出,严重时可能会形成痰栓或痰痂,堵塞气道,导致呼吸困难,口唇发绀。气道加温湿化是气管切开术后护理的重要环节。

7. 伴随症状 / 体征

(1)伴发热:见于急性上、下呼吸道感染、肺炎、肺结核、脓胸等。

(2)伴胸痛:见于肺炎、自发性气胸、胸膜炎等。

(3)伴喘憋:见于支气管哮喘、气管异物、急性感染性喉炎、急性喉 - 气管 - 支气管炎、肺淤血、肺水肿等。

(4)伴咯血:见于肺结核、特发性肺含铁黄素沉着症、支气管扩张等。

(5)伴哮鸣音:见于支气管哮喘、支气管异物等。

(6)伴杵状指 / 趾:是指手指或足趾末端增宽、增厚,指 / 趾甲从根部到末端拱形隆起,使手指 / 足趾形似杵状。常见于肺间质纤维化、支气管扩张、特发性肺含铁黄素沉着症等。

8. 异常化验指标

(1)血常规:血白细胞值升高、中性粒细胞比例增加,提示患儿可能存在细菌感染情况。淋巴细胞增多,提示病毒感染可能。

(2)C 反应蛋白:在细菌感染时 C 反应蛋白的阳性率可高达 96%。

(3)肺炎支原体抗体:肺炎支原体抗体升高提示支原体感染。

(4)病原学检查:痰呼吸道病毒分离、痰抗酸染色、痰涂片找菌丝、痰涂片 / 培养 / 药敏试验检查结果有助于判断对何种病原菌感染、对何种抗生素敏感,选择抗生素。

9. 异常检查结果

(1)PPD:PPD 结果强阳性(+++~++++)提示患儿结核杆菌感染。

(2)X 线胸片:常用于检查胸廓、胸腔、肺组织、纵隔、心脏等部位的疾病,多用于胸部疾病的普查。在胸片中发现的异常,常需要做进一步的检查确诊。

(3)肺功能:肺功能检查结果用于指导支气管哮喘、间质性肺疾病等多种呼吸系统疾病的诊断。

(4)胸部 CT/ 增强 CT:有助于胸部组织病变的定性诊断、明确病变部位与周围组织关系,借助增强造影剂提高显影效果称为增强 CT,有助于肿瘤的早期发现。

(5)支气管镜:可行支气管镜下支气管黏膜、肺活检、支气管肺泡灌洗、局部用药、钳取异物、吸痰,是支气管、肺、胸腔疾病诊断和治疗的一项重要手段。

【护理措施】

(一)痰堵窒息急救护理

当患儿突然出现严重呼吸困难、烦躁或意识丧失、口唇甲床发绀、血氧饱和

度急剧下降,提示窒息可能,护士应立即给予以下措施:

1. 协助患儿取去枕平卧位,头偏向一侧,以免痰液堵塞气道引起窒息。

2. 若患儿未开放气道,立即进行经口、鼻腔吸痰。

(1)评估患儿口腔、鼻腔情况,避免在有破损的口鼻腔吸痰,以免发生出血或感染,评估患儿的意识状态和合作程度,指导家长及患儿配合,需要指导婴幼儿家长配合方法,双手协助固定患儿头部。

(2)根据患儿年龄大小选择适当型号的一次性吸痰管(一般新生儿选择 6 号吸痰管;婴幼儿选择 8 号吸痰管)。

(3)患儿取正确卧位,颈下垫小毛巾。

(4)安装吸引装置,反折吸痰管末端,调节检查压力在蓝线内(压力 <40kPa)。

(5)打开治疗碗倒入生理盐水,将一次性吸痰管接头外包装打开,戴手套,操作者右手拇指、示指捏住吸痰管接头并将吸痰管由里向外缠绕在手上,连接吸痰管,启动吸引器,试吸生理盐水检查是否通畅。

(6)患儿平卧头偏向一侧,或侧卧,头转向操作者,昏迷患儿可用压舌板或开口器帮助张口。

(7)操作者一手将吸痰管末端折叠,另一手持吸痰管轻轻插入患儿口腔或鼻腔吸出分泌物,顺序先口腔后鼻腔,方法先插管后吸引,从深部旋转上提吸引,时间不超过 15 秒。

(8)拔出吸痰管后用生理盐水冲洗,然后用 0.2% 含氯消毒液冲洗吸痰管道,关闭电源。

3. 若患儿已开放气道,直接经由气管插管或气管切开套管进行吸痰。

(1)评估呼吸机使用模式及参数、管路连接情况、气管插管固定情况、气囊充气情况、气管插管型号、测量管外长度、选择型号合适的吸痰管,吸痰管外径≤气管插管内径 1/2 或 1/3。

(2)呼吸机氧浓度调至 100% 纯氧吸入 2 分钟,连接中心负压吸引装置,检查无漏气,调节负压,打开吸痰管包装,戴手套取出吸痰管试吸。

(3)由另一名医生或护士断开呼吸机与气管插管连接处,操作护士夹闭吸痰管插入气管插管内到适当深度,开启负压旋转提拉吸痰管,吸痰时间 <15 秒 / 次,同时观察患儿面色,口唇颜色,生命体征及痰液性状和量。

(4)必要时遵医嘱稀释痰液,用注射器去掉针头向气管内导管注入无菌生理盐水或药物。

(5)拔出吸痰管后用生理盐水冲洗,然后用 0.2% 含氯消毒液冲洗吸痰管道。

(6)另一名护士将呼吸机与气管套管连接好,血氧饱和度升至正常水平后,将氧浓度调至原水平。

(7)观察生命体征,血氧饱和度,呼吸机参数设定的情况。

(8)拔出吸痰管后用生理盐水冲洗,然后用0.2%含氯消毒液冲洗吸痰管道。

4. 观察吸出的痰液性状、颜色及量。

5. 安抚患儿家长和患儿的情绪。

6. 将患儿处于舒适卧位。

7. 遵医嘱给予进一步治疗。

8. 严密观察病情变化,做好病情记录。

(二)一般护理

1. 观察患儿排痰能力、痰液性状及量,以及根据患儿的年龄和排痰能力,给予适当的辅助排痰措施。

2. 避免诱因

(1)避免过敏原、干冷空气、异味等各种理化因素刺激。

(2)注意操作前后洗手,严格遵医嘱使用抗生素,注意病室自然通风,每日早晚各通风一次。维持病室的温湿度:温度22~24℃,湿度50%~60%。

3. 保证气道温湿化 气道充分温湿化是维护纤毛功能、促进痰液排出、防治呼吸道感染的基础。

(1)病情允许的前提下,鼓励患儿多饮水,有助于稀释痰液。

(2)当患儿张口呼吸或开放气道后,必须使用加温湿化器处理吸入气体。温度设定目标为使用温度计测量近患儿处吸入气温度为37℃,且患儿自觉舒适。保持湿化液在湿化罐规定的上下线范围内;湿化液过多,可能会喷入气道引起呛咳;湿化液过少甚至烧干后,吸入的燥热气体会造成纤毛严重损伤,影响气道自净功能。

4. 促进有效咳痰

(1)指导患儿采用深呼吸-有效咳痰的方法。

(2)胸部有引流管伤口的患儿,护士用双手保护患儿伤口,缓解因牵拉伤口引起的疼痛,帮助患儿实现深呼吸-有效咳痰。若患儿胸痛明显,遵医嘱使用止痛药,药物起效后可进行深呼吸-有效咳痰。

(3)针对咳痰无力的患儿、严重排痰困难及婴幼儿,护士可使用拍背法,由终末气道向支气管开口方向,快速、节律性叩击胸壁,通过振动松解痰液与气道壁的粘连,促进痰液排出。目前临床上也可使用振动排痰机完成此项操作,同时给予吸痰。

(4)当患儿病变较局限且痰量大、排痰不畅时,可采用体位引流;利用重力作用促进痰液排出。

(5)能够配合的患儿可遵医嘱使用物理疗法,促进肺部炎症吸收。

5. 正确留取痰标本　是合理使用抗生素、有效控制感染的基础。护士要指导并协助患儿正确留取。痰标本应在晨起留取。可以自主咳痰的患儿先用生理盐水或清水漱口以去除口腔表面杂菌,减少污染菌;深吸一口气,打开无菌标本盒,直接吐入无菌标本盒内;迅速旋紧盒盖。婴儿及婴幼儿由护士使用吸痰器进行吸痰,使用痰液收集器并吸取较深部位的痰液,留好标本后及时送检。

(三) 用药护理

1. 用药原则

(1)轻度咳嗽不需进行镇咳治疗,剧烈干咳或频繁咳嗽影响休息和睡眠时,可适当给予镇咳治疗,痰多患儿禁用强力镇咳治疗。

(2)化痰药用于痰液黏稠患儿,多无明显禁忌。

2. 治疗咳嗽与咳痰常用药物作用及不良反应见表 4-16。

表 4-16　治疗咳嗽与咳痰常用药物的作用及不良反应

药物分类	药物名称	药理作用	不良反应	监测要点
化痰药	盐酸氨溴索	调节浆液与黏液的分泌,促进肺部表面活性物质的合成,加强纤毛摆动	通常能很好耐受;偶有胃肠道反应(胃部灼热、消化不良、恶心、呕吐);过敏反应极少出现	胃肠道反应
	乙酰半胱氨酸	分子结构中的巯基(-SH),可使多肽链中的双硫键(-S-S-)断裂,降低痰液的黏稠度,使痰易排出	偶尔发生恶心和呕吐;极少出现皮疹和支气管痉挛等过敏反应	胃肠道反应支气管痉挛
镇咳药	复方制剂	作用于延髓咳嗽中枢,抑制咳嗽	有轻度嗜睡、口干、疲倦。偶可引起呕吐、胃肠不适、便秘等	胃肠道反应
镇咳祛痰药	中成药	镇咳、祛痰	轻微腹泻	胃肠道反应

3. 用药后观察

(1)化痰药:观察患儿排痰情况、痰液性状。

(2)镇咳药:观察患儿呼吸运动有无变化,观察排痰情况,观察咳嗽症状有无改善。注意服用镇咳药后,应少饮水以免稀释药液,降低药效。

（四）健康教育

1. 与患儿及家长共同寻找可能的诱因、各种过敏因素、感染因素等。告知患儿居住的室内环境宜冷暖适中，温湿度适宜，避免冷空气刺激诱发咳嗽。

2. 告知家长如有吸烟者，应尽量戒烟，或远离患儿，避免烟尘刺激，引发咳嗽。

3. 指导学龄期患儿深呼吸 - 有效咳痰方法，对于婴幼儿应指导家长正确的拍背排痰方法。

4. 针对原发疾病进行健康教育，嘱患儿多饮水以利于稀释痰液。尽量少去人多的公共场所，避免交叉感染，必要时戴口罩，家中有感冒病人应远离患儿。

5. 注意气候变化，及时增减衣服，避免风寒受热。

6. 饮食宜清淡易消化为宜，多食水果蔬菜，禁食补品、油腻食品、甜品，以免生痰。

7. 平时生活要有规律，注意保暖，适当进行锻炼，提高机体抵抗力。

8. 按照医嘱定时服药、雾化，需长期服用白三烯受体拮抗剂等药物的患儿，不要随意停药。

9. 注意观察咳嗽咳痰时伴随的症状，有无发热、咯血、胸痛、胸闷等症状，如有上述症状请及时就诊，明确病因及早治疗。

【病例分析】

（一）病例详解

1. 病例介绍

患儿，男，6 岁。因"咳嗽 7 天、发热 5 天"收入院，诊断"支气管肺炎"。患儿于入院前 7 天无明显诱因出现咳嗽，主诉咳嗽费力，无声嘶、喉喘鸣、非犬吠样咳嗽、无发热。入院前 5 天，患儿出现发热，最高体温 39℃，咳嗽，就诊于当地医院，症状无好转，入院前 2 天，患儿发热较前加重，最高体温 40.2℃，咳嗽较前加重，为阵发性咳嗽，有白色黏痰，需借助雾化、拍背等措施方能咳出，主诉胸痛。入院查体：体温 38℃，脉搏 110 次 /min，呼吸 26 次 /min，血氧 97%。听诊呼吸音粗，右侧呼吸音稍低。入院后化验回报，血常规：白细胞 10.85×10^9/L，淋巴细胞比率 20.9%，单核细胞比率 5.9%，中性粒细胞比率 72.8%，CRP 21mg/L，抗肺炎支原体抗体 >1：160，抗肺炎支原体 IgM 阳性，生化指标无异常。胸部 CT 示双肺下叶感染性病变，左侧胸腔少量积液。遵医嘱阿奇霉素抗感染，复方异丙托溴铵、布地奈德雾化改善呼吸道症状；乙酰半胱氨酸溶液促进痰液排出并辅以物理治疗促进肺部炎症吸收。

2. 护理评估

（1）评估表结果见表 4-17。

表 4-17　咳嗽咳痰评估结果

咳嗽性质:干性咳嗽□　湿性咳嗽☑
咳嗽的时间与规律:发作性咳嗽☑　慢性咳嗽(4 周以上)□ 　　　　　　　　清晨或体位变动时咳嗽加剧、痰量增多□　其他____
咳嗽的音色:鸡鸣样咳嗽□　犬吠样咳嗽□　咳嗽声音嘶哑□　咳嗽声音低微或无力□ 　　　　　金属音咳嗽□　其他<u>无明显特征音色</u>
痰液性质:黏液性痰☑　浆液性痰□　脓性痰□　血性痰□　粉红色泡沫痰□ 　　　　痰液多且静置后呈分层现象□
咳痰能力:自主咳痰□(主诉不费力□　主诉费力□) 　　　　被动咳痰☑(需借助胸部物理治疗☑　需借助雾化吸入湿化气道稀释痰液☑ 　　　　完全依赖吸痰□)
气道加温湿化影响因素:张口呼吸□　开放气道□
伴随症状/体征:发热☑　胸痛☑　喘憋□　咯血□　哮鸣音□　杵状指/趾□　其他____
异常化验指标:血常规<u>白细胞 10.85×10⁹/L ↑[参考范围(4~10)×10⁹/L]</u> 　　　　　　C 反应蛋白 21mg/L ↑(参考范围 <8mg/L) 　　　　　　抗肺炎支原体抗体 >1:160,抗肺炎支原体 IgM 阳性 　　　　　　病原学检查<u>无</u>　其他____
异常检查结果:PPD<u>无</u>　X 线胸片<u>无</u>　肺功能检查<u>无</u> 　　　　　　胸部 CT/增强 CT <u>双肺下叶感染性病变,左侧胸腔少量积液</u> 　　　　　　支气管镜<u>无</u>　其他____

(2)评估结果分析:根据本病例患儿为湿性咳嗽,咳嗽费力,血常规检查白细胞值升高、C 反应蛋白值升高提示患儿可能存在细菌感染情况。抗肺炎支原体抗体 >1:160,抗肺炎支原体 IgM 阳性,提示呼吸道肺炎支原体感染引起咳嗽、咳痰感染。

评估结果提示严密观察病情变化,做好呼吸道管理,配合雾化吸入及胸部理疗促进患儿痰液排出,积极抗感染治疗。

3. 护理措施

(1)严密观察病情变化,监测生命体征,做好记录,尤其是体温的变化,有问题及时通知医生给予处理。

(2)做好呼吸道管理,保持呼吸道通畅,保持室内空气清新,温湿度适宜。

(3)遵医嘱给予支气管扩张剂、吸入糖皮质激素雾化改善呼吸道症状,化痰剂雾化稀释痰液促进痰液排出。

(4)同时配合物理疗法,促进患儿肺部炎症吸收。

(5)护士为患儿拍背,促进患儿痰液排出,同时指导患儿家长正确的拍背方法。

(6)如患儿出现呼吸困难时遵医嘱给予氧气吸入,观察用氧后缺氧症状是否改善。

(7)药物的护理:患儿静脉输入阿奇霉素有胃肠反应,告知家长患儿可能会有恶心、呕吐等胃部不适,不要恐慌,可以遵医嘱给予磷酸铝凝胶口服保护胃黏膜;此药物还会有轻微刺激血管引起疼痛,护士在选择血管时尽量选择直、粗的血管,勤巡视病房,注意观察血管情况,减慢输液滴速,可适当缓解症状。

(8)饮食的护理:根据医嘱、患儿年龄、食欲情况以及病情,指导家长给予患儿清淡,易消化的高热量、高蛋白、高维生素的流质或半流质饮食。

(9)安全护理:告知家长患儿住院期间安全防范措施,及时拉起床挡,防止发生坠床,暖瓶等危险物品远离患儿,以免发生烫伤等不良事件。

(10)预防院内交叉感染:告知家长预防患儿感染的重要意义,减少人员探视,不要随便外出,不要随便去其他病室,避免医院内交叉感染。

(11)心理护理:多与患儿沟通,多给予鼓励,使之配合治疗与护理,安慰家长,详细告知病情及相关化验结果。

(二)病例拓展

[病例1]

1. 病例介绍

患儿,男,2岁3个月,因"发热、咳嗽2天、声音嘶哑1天伴气急半天"入院。患儿入院前两天因受凉后出现发热、咳嗽,入院前一天夜间突发声音嘶哑,有犬吠样咳嗽,今晨起仍有发热,并出现吸气性喉鸣伴呼吸困难。查体:体温39.5℃,较烦躁,神志清,口周略发绀,吸气时三凹征(+),咽部充血明显,扁桃体Ⅱ度肿大,充血(++),无分泌物渗出,颈部浅表淋巴结无肿大,两肺呼吸音稍粗,可闻及喉传导音,支气管远端呼吸音较低,心率130次/min,律齐。

2. 思考问题

(1)急性感染性喉炎发生喉痉挛时的临床表现是什么?

(2)小儿进行雾化吸入操作时的注意事项有哪些?

(3)喉梗阻分几度?

3. 答疑解惑

(1)答:可有不同程度的发热,夜间突发声嘶,犬吠样咳嗽和吸气性喉喘鸣伴呼吸困难,咽喉部充血,声门下黏膜呈梭状肿胀,以致喉腔狭小发生喉梗阻,呈吸气性呼吸困难,鼻翼扇动,吸气时出现三凹征,患儿面色发绀,有不同程度的烦躁不安,白天症状较轻,夜间加剧。

(2)答:①雾化前:向家长及患儿做好解释,取得家长配合,吸入前半小时尽量不要让患儿进食,避免雾化吸入过程中气雾刺激气道,引起呕吐,告知家长不要抹油性面霜,雾化前应清除口鼻腔分泌物,保持呼吸道通畅,因为呼吸道通畅是吸入药物发挥作用的前提。②雾化时:应置患儿于坐位、半坐位或侧卧位,避免仰卧位,仰卧位雾化时患儿容易出现气促,口周发绀等症状。注意观察病情,对喘憋、呼吸道不通畅和缺氧严重、肺炎合并心力衰竭的患儿,可加大吸氧量后再予以雾化吸入,不可强行一次吸完,防止加重缺氧症状。③雾化后:每次雾化后给予患儿拍背,翻身,促进分泌物排出,可用温开水漱口,及时洗脸或湿毛巾擦干净口鼻部留下的雾滴,可防止残留雾滴刺激口鼻皮肤引起皮肤过敏。另外,患儿面部皮肤薄血管丰富,残留药液可被吸收,增加药物不良反应、口腔真菌感染等。雾化结束后,将整套雾化装置分离,雾化罐、面罩等用清水冲洗干净,晾干备用。

(3)答:喉梗阻分四度:①Ⅰ度喉梗阻,患儿安静时如常人,只是在活动后才出现吸气性喉鸣和呼吸困难。胸部听诊呼吸音清楚,如下呼吸道有炎症及分泌物,可闻及啰音及痰鸣音,心率无改变。②Ⅱ度喉梗阻,患儿安静时可出现喉鸣和吸气性呼吸困难,胸部听诊可闻喉传导音或管状呼吸音,支气管远端呼吸音降低。听不清啰音。心音无改变,心率较快,约120~140 次 /min。③Ⅲ度喉梗阻,除Ⅱ度喉梗阻的症状外,患儿因缺氧出现阵发性烦躁不安,口唇及指 / 趾发绀,口唇发青或苍白,恐惧,出汗。胸部听诊呼吸音明显降低或听不见,也听不到啰音。心音较钝。心率140~160 次 /min 以上。④Ⅳ度喉梗阻,经过呼吸困难的挣扎后,渐呈衰竭,半昏睡或昏睡状态,由于无力呼吸,出现暂时安静,三凹征也不明显,但面色苍白或发灰,呼吸音全部消失,仅有支气管传导音,心音微弱极钝,心率或快或慢,不规律,耽误诊断可致死亡。

4. 思维延伸　小儿急性感染性喉炎的护理。

[病例 2]

1. 病例介绍

患儿,女,4 个月,因"咳嗽 4 天,加重伴喘息 1 天"以"毛细支气管炎"收入院。入院后查体:体温38.3℃,心率 160 次 /min,呼吸 38 次 /min,可闻及痰鸣音,咳嗽频繁,逐渐加重,伴喘息气促,有痰不易咳出。精神反应弱,前囟平软,口唇无发绀,无鼻翼扇动,未见三凹征,腹软不胀,患儿每日排稀便 3~4 次。血常规:白细胞 4.475×10⁹/L,血小板 238×10⁹/L,CPR 12.6mg/L。

2. 思考问题

(1)在吸痰前要对患儿进行哪些方面的评估?

(2)小儿有效叩背排痰方法是什么?

(3)毛细支气管炎患儿的临床表现有哪些?

3. 答疑解惑

(1)答:①在做吸痰操作前需要评估患儿病情、意识状态、合作程度、呼吸道分泌物的量、黏稠度,以及鼻腔、口腔状况。②评估患儿年龄是为了选择适合的吸痰管型号,还包括患儿的合作程度。护士需要在吸痰前告知家长患儿年龄小,不配合,并取得家长的理解和配合完成操作。另外,在操作中如果患儿不配合还可能出现鼻腔出血等问题,事前的告知可以有效地减少因此产生的医患矛盾。③吸痰操作前评估患儿呼吸道分泌物的量、黏稠度是为了选择适当的吸痰管型号。如果患儿痰液多、黏稠,则细小的吸痰管不仅清理分泌物的效果差,可能因为不能吸净分泌物而增加吸引时间,还可能因为吸痰效果不好增加吸痰次数,增加患儿的痛苦。④吸痰操作前评估患儿鼻腔、口腔状况是为了防止破溃的黏膜经负压吸引后出血,甚至因此发生感染,暂停有黏膜破溃的鼻腔吸痰可以减少患儿出血或感染的概率。

(2)答:拍背排痰是通过胸壁震动气道使附着在肺、支气管内的分泌物脱落,通过体位引流,使分泌物到达细支气管,通过患儿咳嗽后排出体外。①拍背时间:应选择餐前 30 分钟或者餐后 2 小时进行,以防止由于震荡过度造成呕吐、吐奶等影响患儿营养的吸收或者导致吸入性肺炎的发生。拍背应在雾化吸入后进行,对其排痰效果更好。雾化吸入将药液变成细微气雾。随着患儿吸气而进入呼吸道,可以湿化呼吸道,稀释痰液,降低黏稠度,以利于排痰。②拍背体位:拍背时将患儿直立抱起。应着重拍下胸部及背部下方区域等更易沉积液体的部位。如已患肺炎,应着重拍患病区域。③拍背手法:五指并拢,手背隆起手指关节微屈,呈 120°,手掌呈空心状,指腹与大小鱼际着落,利用腕关节用力,由下至上,由两侧到中央,有节律地叩击患儿背部持续 5~10 分钟,手掌根部离开胸壁 10~15cm 为宜。叩击时发出空而深的"啪、啪"声响,则表明手法正确。④在拍背排痰过程中应注意拍打力度,边拍边观察患儿的面色、呼吸、鼻、口腔的分泌物,必要时吸痰。叩击时应该用薄衣物保护患儿的背部,避免直接叩击引起皮肤发红,同时也应避免过厚衣物降低叩击时的震荡效果。

(3)答:此病常在上呼吸道感染后 2~3 天出现持续性干咳和发作性呼吸困难,咳嗽与喘憋同时发生为本病特点。症状轻重不等,重者呼吸困难发展很快,咳嗽略似百日咳,初起时呼吸道症状远较中毒症状严重,出现发作性喘憋。体温高低不一,低热(甚至无热)、中等度发热及高热约各占 1/3,体温与一般病情并无平行关系。患儿虽有呕吐,但不严重,也多无严重腹泻。由于肺气肿及胸腔膨胀压迫腹部,常易影响吮奶及饮食。

4. 思维延伸 毛细支气管炎患儿的护理。

[病例 3]

1. 病例介绍

患儿,女,1 岁 9 个月,因"进食瓜子后呛咳 4 天"收入院,诊断"支气管异物"。患儿于入院前 4 天进食瓜子后出现呛咳,之后患儿间断出现阵发性咳嗽,咳重时伴有憋气,呼吸困难及口唇发绀,很快可缓解,且咳重时伴呕吐,呕吐物为胃内容物,未见黏液及血丝,呛咳当天未予诊治,入院前 1 天,就诊于外院,肺部 CT 示左主支气管远端及上下叶支气管分叉处高密度影阻塞致左肺气肿,考虑异物。入院查体:体温 36.8℃,脉搏 134 次 /min,呼吸 32 次 /min,血氧 98%。入院后听诊:呼吸音粗,左肺呼吸音稍降低。血常规及生化正常,C 反应蛋白30.5mg/L,遵医嘱给予头孢呋辛抗感染,布地奈德雾化抗感染治疗,支气管镜下异物取出术,异物取出后肺部 CT 未见异物影。

2. 思考问题

(1)患儿取异物前后为什么要禁食?

(2)如何防止支气管异物的发生?

(3)患儿发生支气管异物咳嗽的特点及临床表现有哪些?

3. 答疑解惑

(1)答:取异物时纤维支气管镜会刺激咽喉部,引起患儿恶心甚至呕吐,如果胃内有食物,则会在呕吐时将呕吐物吸入气管,引起误吸,呕吐物多时,还会导致窒息,所以,患儿手术前需要禁食水 6~8 小时。以免误吸呕吐物引起窒息。术后禁食禁水是因为取异物时会有咽喉部局部麻醉,患儿会因麻醉出现吞咽反射下降,也可能因麻醉出现感知问题,因而进食水会引起呛咳导致误吸甚至窒息。其次,取异物时可能导致患儿咽喉部不适或者黏膜轻微损伤,术后禁食禁水 3~4 小时有利于咽喉部黏膜功能恢复,同时也可以减少进食的不适,促进损伤的恢复。

(2)答:应广泛地向患儿和家长进行宣教:①家长:日常生活中注意避免给3~5 岁以下的小儿吃花生、瓜子及豆类食物。小儿食物应尽可能捣烂、碾碎,应该让孩子养成认真吃饭的习惯。进食时不要嬉笑、打骂,以免深吸气时误将异物吸入气管,孩子哭闹时,切不可往孩子口中喂食物,尤其是瓜子和花生类食物,在吃东西时家长切莫训斥,打骂孩子。不要给幼儿易拆成小块的玩具,如发现小儿口中含物时,应婉言劝说吐出,不要用手强行挖取,以免引起哭闹误入气道。②患儿:教育和提醒较大儿童不要将硬币、纽扣、笔帽以及玩具等含在口中玩耍,不可躺在床上吃东西。

(3)答:异物进入气管后,因气管黏膜受刺激而引起剧烈呛咳,继有呕吐及呼吸困难,片刻后症状减轻或缓解,异物较大嵌顿于喉头气管,可窒息死亡,较小尖锐的异物嵌顿于喉头者,除有吸气性呼吸困难和喉鸣外,大部分有声嘶或失音,异物停留时间长者,可有疼痛及咯血症状。患儿常在玩耍、进食时突然呛咳、痉挛性咳嗽,严重时可有窒息表现;异物进入气管可因呼吸运动引起阵发性剧咳,安静或睡眠时咳嗽减轻;进入小儿支气管后咳嗽可类似肺炎。

4. 思维延伸　小儿支气管异物常见并发症及护理。

（三）综合提高

病例拓展中［病例 1］属于细菌感染性病例，［病例 2］属于病毒感染引起的，以喘憋、喘鸣、痰多为主的病例，［病例 3］是儿科常见的呼吸系统的急症病例。针对这三个病例护士在护理工作中，如何针对不同年龄阶段的患儿进行有效排痰？

（房　萍　杨　颖　关晓丽）

第五节　呕　　吐

【概述】

呕吐是指各种原因引起的食管、胃或肠的逆蠕动，并伴有强烈腹肌痉挛收缩而迫使胃内容物由口腔排出的现象，为儿科常见的症状之一。偶尔呕吐 1~2 次且呕吐量极少，一般无临床意义，若持续或反复发生，可能为严重疾病所致。

（一）病因

1. 反射性呕吐

（1）咽部受到刺激：如剧咳、上呼吸道感染、鼻咽部炎症或溢脓等。

（2）胃、十二指肠疾病：幽门狭窄、食管闭锁、胃食管反流症、胃炎、消化性溃疡、功能性消化不良等。

（3）肠道疾病：肠梗阻、肛门闭锁、急性阑尾炎、先天性巨结肠、肠扭转、肠套叠等。

（4）肝胆胰疾病：急性肝炎；肝硬化；急、慢性胆囊炎；胰腺炎；病毒性肝炎等。

（5）腹膜及肠系膜疾病：如急性腹膜炎。

（6）其他：妊娠、尿路感染、尿路梗阻、肾积水、肾功能不全等。

2. 中枢性呕吐

（1）神经系统疾病：脑炎、脑膜炎、脑脓肿、脑出血、颅内肿瘤、脑震荡、癫痫持续状态、高血压脑病、脑挫裂伤。

（2）全身性疾病：尿毒症、代谢性酸中毒、先天性肾上腺皮质增生症、糖尿病酮症酸中毒、氨基酸代谢异常、低血糖、低钠血症。

（3）药物：某些抗生素、抗癌药、洋地黄、吗啡等可因兴奋呕吐中枢而致呕吐。

（4）中毒：乙醇、重金属、一氧化碳、有机磷农药、鼠药等中毒均可引起呕吐。

（5）精神因素：胃神经官能症、癔症、神经性厌食等。

3. 前庭障碍性呕吐　迷路炎、晕动病、梅尼埃病等。

（二）发生机制

呕吐中枢位于延髓，它有两个功能不同的机构，一是神经反射中枢，即呕吐中枢，位于延髓外侧网状结构的背部，接受来自消化道、大脑皮质、内耳前庭、冠状动脉以及化学感受器触发带的传入冲动,直接支配呕吐动作;二是化学感受器触发带,位于延髓第四脑室的底面,接受各种外来的化学物质或药物(如阿扑吗啡、洋地黄、依米丁等)及内生代谢产物(如感染、酮中毒、尿毒症等)的刺激,并由此引发出神经冲动,传至呕吐中枢引起呕吐。

【护理评估】

(一) 呕吐的评估内容(表 4-18)

表 4-18　呕吐评估表

患儿既往史:无□　有□
呕吐发生时间:晨起□　晚上或夜间□　新生儿出生后数小时□　新生儿期□ 　　　　　　婴幼儿期□　其他_____
呕吐的频次:_____次 /d
呕吐物的量:_____ml/d
呕吐物的颜色及性质:黄绿色胆汁□　黄绿色液混有少量食糜□　咖啡色□　其他_____
呕吐物的气味:酸臭味□　粪臭味□　其他_____
呕吐的诱因:无□　体位□　运动□　咽部刺激□　精神因素□　外伤□　药物□　中毒□ 　　　　　航空、乘车、乘船□　其他_____
呕吐特点:喷射性呕吐□　非喷射性呕吐□　其他_____
呕吐与进食关系:无□　进食前□　进食中□　进食后半小时内□　进食后 1 小时以上□ 　　　　　　　进食后较久或数餐后呕吐□　其他_____
伴随症状:无□　发热□　剧烈头痛□　眩晕及听力障碍□　腹泻□　腹痛□　黄疸□ 　　　　贫血□　水肿□　蛋白尿□　其他_____
伴随体征:无□　肌紧张□　压痛□　反跳痛□　肠型□　肠鸣音亢进□　胃肠蠕动波□ 　　　　腹部包块□　其他_____
生命体征:体温_____℃　脉搏_____次 /min　呼吸_____次 /min　血压_____mmHg
异常化验指标:血常规_____　尿常规_____　血生化_____　血气分析_____ 　　　　　　Apt 定量试验_____　其他_____
异常检查结果:消化道造影_____　B 超_____　内镜_____　CT_____　脑电图_____　其他_____

(二) 评估内容的解析

1. 患儿既往史　了解患儿既往史,对判断此次呕吐的病因起着重要的作用。例如神经精神系统障碍常引起中枢性呕吐,需询问外伤史,用药史等。

2. 呕吐发生时间

(1)晨起:晨起呕吐见于早期妊娠,也可见于尿毒症或功能性消化不良。鼻窦炎患儿因起床后脓液经鼻后孔流出刺激咽部,亦可致晨起恶心、呕吐。

(2)晚上或夜间:可见于幽门梗阻。

(3)新生儿生后数小时呕吐:常由于分娩时吸入羊水;出生数小时内呕吐咖啡色黏液,可能吞入母血所致;生后24~36小时后出现频繁呕吐,生后又没排便则提示肛门或直肠闭锁。

(4)新生儿期:新生儿生后1~2周出现持续呕吐,第3周加重,伴有消瘦和营养不良,需考虑有无幽门肥大性狭窄。

(5)婴幼儿期:3岁幼儿反复、持续呕吐咖啡色物,考虑食管裂孔疝可能。

3. 呕吐的频次及呕吐物的量 根据呕吐物的量可确定有无上消化道梗阻,并估计液体丢失量。胃的生理容量可随年龄增长,出生时为7ml,4天为40~50ml,10天后为80ml,以后每月增加25ml,1岁末为250~300ml,3岁为400~600ml,4岁以后增加较慢,10~12岁时又增加加快,至1 300~1 500ml。呕吐物量超过胃容量,应考虑有无幽门梗阻或其他异常情况。与神经密切相关的呕吐,进食后可立即发生,呕吐常不费力,每口吐出量不多。

4. 呕吐物的颜色及性质

(1)黄绿色胆汁:呕吐物含有大量胆汁者,说明有胆汁逆流入胃,常为较顽固性呕吐,可见于高位小肠梗阻、胆囊炎、胆石症。

(2)黄绿色液混有少量食糜:见于高位空肠闭锁或粘连性肠梗阻及肠麻痹。

(3)咖啡色:呕吐物为咖啡色提示消化道出血;大量呕血多见于门脉高压症合并食管静脉曲张破裂或胃溃疡出血;出血性疾病或鼻出血,呕吐物中带血。

(4)其他:呕吐物呈清亮或泡沫状黏液及未消化的奶汁或食物,表示吃的食物下行受阻、梗阻在贲门以上,见于新生儿先天性食管闭锁,食管狭窄和贲门失弛缓症等;呕吐物有蛔虫提示胆道蛔虫或肠道蛔虫。

5. 呕吐物的气味

(1)酸臭味:带发酵、腐败的酸臭气味提示胃潴留。含有大量酸性液体者提示胃泌素瘤或十二指肠溃疡。无酸味则考虑为贲门狭窄或弛缓症所致。

(2)粪臭味:吐出物呈浅褐绿色粪汁样、味臭,新生儿期多考虑为空回肠或结肠闭锁,肠无神经节症或直肠肛门畸形,其他年龄组则考虑有各种原因所致的低位消化道梗阻。

6. 呕吐的诱因

(1)体位:卧位时呕吐明显,改变体位可以缓解,可见于胃食管反流、食管裂孔疝、胃扭转等。

(2)运动:剧烈运动后呕吐提示运动型胃肠道综合征。避免过饱或空腹运动,经过逐级强度运动锻炼后症状能慢慢消失,若症状持续存在,需考虑溃疡病、急性胰腺炎、缺血性结肠炎等少见疾病。

(3)咽部刺激:多见于吸烟、剧咳、鼻咽部炎症或溢脓。

(4)精神因素:多见于胃神经症、癔症、神经性厌食。

(5)外伤:多见于颅脑损伤,如脑挫裂伤或颅内血肿。

(6)用药:多见于某些抗生素、抗癌药、洋地黄、吗啡等可兴奋呕吐中枢而导致呕吐。

(7)中毒:多见于乙醇、重金属、一氧化碳、有机磷农药、鼠药等中毒。

(8)航空、乘船、乘车:可出现前庭障碍性呕吐。

(9)其他:嗅到不愉快的气味或看到厌食的食物而引起的呕吐属于神经官能症范畴。

7. 呕吐特点 喷射性呕吐:呕吐前多无恶心,大量胃内容物突然从口腔或同时自鼻孔喷出,多见于颅内高压性疾病(颅内感染或肿瘤等)。

8. 呕吐与进食关系

(1)进食前:多见于妊娠早期、胃胀气、消化不良等。

(2)进食中:进食过程中或餐后即刻呕吐,多见于幽门管溃疡或精神性呕吐。进食后立刻呕吐,恶心很轻,吐后又可进食,长期反复发作而营养状态不受影响,多为神经官能症。

(3)进食半小时内:病变多在胃及幽门部位,多见于肥厚性幽门狭窄、幽门痉挛、幽门肥大性梗阻、食物中毒、胃炎或溃疡等。进食15分钟即发生呕吐,多由食管病变引起,如贲门痉挛、食管闭锁等。

(4)进食后1小时以上:又称延迟性呕吐,提示胃张力下降或胃排空延迟。

(5)进食后较久或数餐后呕吐:见于幽门梗阻。

(6)其他:餐后近期呕吐,特别是集体发病者,提示食物中毒所致;服药后出现呕吐则考虑药物反应。

9. 呕吐伴随症状

(1)伴发热:见于全身或中枢神经系统感染、急性细菌性食物中毒等。

(2)伴剧烈头痛:见于颅内高压、偏头痛、青光眼。

(3)伴眩晕及听力障碍:凡呕吐伴有听力障碍、眩晕等耳科症状者,需考虑前庭功能性呕吐。常见疾病有迷路炎、化脓性中耳炎、梅尼埃病、晕动病。

(4)腹泻:见于急性胃肠炎、急性中毒、霍乱等。

(5)伴腹痛:见于急性胰腺炎、急性阑尾炎及空腔脏器梗阻等。

(6)伴黄疸:见于急性肝炎、胆道梗阻、急性溶血。

(7)伴贫血、水肿、蛋白尿:见于肾功能不全。

10. 伴随体征

(1)伴有腹肌紧张、压痛、反跳痛:首先应考虑急腹症。慢性腹痛可在呕吐之后获得暂时缓解,可能是消化性溃疡、急性胃炎或高位肠梗阻;但在胆囊炎、胆石症、胆道蛔虫病、急性胰腺炎等,则呕吐一般不能使腹痛得到缓解。

（2）伴有肠鸣音亢进、肠型：提示急性肠梗阻表现。

（3）胃肠蠕动波：在患儿的上腹部可见隆起的胃型，有时可见到胃蠕动波，同时伴有呕吐则提示幽门梗阻。幽门梗阻的呕吐多发生在下午或晚上，呕吐量大，呕吐物为淤积的食物，伴有酸臭味，不含胆汁，呕吐后感觉腹部舒服。

（4）腹部包块：腹部"腊肠样包块"，提示为肠套叠。右肋缘下扪及"橄榄样包块"则提示肥厚性幽门狭窄。

11. 生命体征

（1）体温：体温升高提示存在感染。

（2）脉搏、呼吸、血压：如患儿出现呕吐合并休克时会出现心率增快，呼吸深而快，血压尚正常或偏低；患儿如出现颅压升高常伴血压的升高，严重颅内压增高者逐渐出现潮式呼吸，血压下降，脉搏细弱；呕吐时患儿常伴有迷走神经兴奋现象，表现为恶心、面色苍白、出汗、血压降低及心率缓慢等。

12. 异常化验指标

（1）血常规：提示是否存在感染风险。

（2）尿常规：反复呕吐，进食少，机体消耗脂肪产生大量酮体，可诱发酮血症，尿酮体阳性。

（3）血生化：提示是否出现电解质、糖代谢紊乱。低血糖可引起呕吐，血糖高酮症酸中毒也可引起呕吐。

（4）血气分析：提示是否出现代谢性酸中毒。

（5）血红蛋白抗碱变试验（Apt 定量试验）：在新生儿胃肠出血的鉴别诊断中，分析血样排出物以分析 Hb 为胎源或母源。

（6）其他：如怀疑中枢性呕吐，需通过腰椎穿刺进行脑脊液检查。

13. 异常检查结果

（1）反射性呕吐需要通过消化道造影、腹部 B 超、内镜判断消化道病变部位。

（2）中枢性呕吐通常通过头颅核磁、CT、脑电图等检查明确诊断。

（3）前庭障碍性呕吐需通过听力测试、平衡功能检查、旋转试验等明确诊断。

【护理措施】

（一）急性期的护理

1. 病情监测　给予患儿心电监测，观察患儿有无脱水热、心率增快、脉搏细速、血压下降等低血容量休克等症状。观察患儿有无表情淡漠、躁动不安、皮肤黏膜干燥、面部潮红等。

2. 体液平衡　因大量呕吐可引起消化液急性或持续丧失，导致低钾血症、代谢性酸中毒、代谢性碱中毒甚至是低血容量性休克。在密切观察生命体征、精神状态和皮肤的同时，应重点监测水、电解质平衡情况，准确记录 24 小时出入量，迅速建立两条以上静脉通路，及时补充水和电解质，纠正酸碱平衡失调。

3. 窒息的预防与处理

(1)预防措施:对于呕吐的患儿,应做好窒息的预防,当其出现恶心、呕吐的前驱症状时,协助取坐位,如病情危重、体位受限的患儿,给予患儿防窒息体位(抬高床头 30°),头偏向一侧,防止因呕吐物引起的窒息。如有少量呕吐物吸入,及时清除口腔呕吐物,保持呼吸道通畅,必要时迅速用负压吸引器吸引。严重、频繁的呕吐,应遵医嘱给予患儿禁食水及胃肠减压。

(2)处理措施:如患儿发生窒息,立即通知医生,并给予患儿复苏体位,迅速连接负压吸引器进行抽吸,清除口、鼻腔呕吐物,保持气道通畅,严防呕吐物被吸入气管而引起再次窒息,建立静脉通路,准备抢救用物。如果经上述处理后出现病情加重,如面色发绀、呼吸急促、心率缓慢等症状,协助医生做好抢救工作,必要时在喉镜下行气管插管。

(二) 慢性期的护理

1. 病情观察

(1)观察并记录呕吐的时间,呕吐是否呈喷射状,呕吐物的量、颜色、气味及内容物,呕吐次数等,通过临床观察,可帮助判断病因,了解病情的发展与治疗效果,及时调整治疗及护理方案。

(2)观察生命体征的变化及有无脱水征。

(3)观察水、电解质、酸碱平衡紊乱的症状:消化液中含有丰富的钾,频繁呕吐可因失钾而致低钾血症,护理过程中要严密观察,如患儿出现精神反应弱、肌无力、头晕、以及皮肤苍白、出汗、血压下降、四肢厥冷、尿少等表现,提示低钾血症的发生,应遵医嘱给予患儿静脉补液,保持水电解质的平衡。

(4)观察体重变化、血生化指标、了解营养状况。

2. 环境与休息　提供安静、舒适环境,保持空气清新流通。减少刺激,保证休息和睡眠,根据病情选择卧位,避免误吸或窒息。

3. 饮食护理　症状缓解后遵医嘱逐渐恢复正常饮食。如意识不清或有呼吸器治疗者,可用鼻胃管或鼻肠管提供肠内营养。反复呕吐可引起食欲减退、乏力、消瘦,以及脱水、电解质紊乱等,应提供足够的热量和水分,如原发病允许,给予清淡、易消化的食物,如米汤、藕粉等,进食前后漱口,促进食欲。

4. 口腔护理　指导患儿漱口,保持口腔清洁,做好口腔护理,防止口腔内残留物或气味再次引起恶心、呕吐。口腔护理操作时应避免刺激舌、咽喉、上颚等诱发恶心、呕吐。

5. 皮肤护理　迅速去除呕吐物及诱发呕吐的食物,或被污染的衣物,帮助患儿擦洗被污染的身体部位,保持清洁干燥。

6. 心理护理　安慰患儿及家长,使其能配合治疗及护理,以防止意外的发生。责任护士应及时对患儿及家长进行疏导及解释,尽快帮助患儿去除呕吐物,减轻其恐惧等心理反应。

（三）用药护理

1. 用药原则　缓解和消除症状,促进溃疡愈合,防止复发,减少并发症。指导患儿及家长服药方法、时间及防止滥用药物等。

2. 治疗呕吐常用药物的作用及不良反应见表 4-19。

表 4-19　治疗呕吐常用药物的作用及不良反应

药物分类	药物名称	药理作用	不良反应	监测要点
胃肠动力药	多潘立酮	调节胃肠道平滑肌动力,协调器官之间的运动,达到改善和减轻胃肠运动障碍的目的	偶见口干、便秘、腹泻、痉挛性腹痛、心律失常、头痛、头晕、嗜睡、神经过敏、皮疹或瘙痒等	监测肝肾功,心律失常、低钾血症患儿使用时,可加重心律失常。不宜长期使用
中枢性镇吐药	昂丹司琼	高选择性的 5-HT 受体拮抗剂,有强镇吐作用	常见头痛、腹痛不适、偶见便秘、短暂性 ALT 及 AST 升高	本品过敏者、胃肠梗阻者忌用。监测肝功能及胃肠道反应
保护黏膜药	枸橼酸铋钾	保护黏膜,促进组织修复和溃疡愈合	口中氨味、舌苔及大便呈灰黑色、恶心、呕吐、腹泻、便秘、头痛、头晕、失眠等	监测血铋。急性胃黏膜病变、肝功能不全慎用,连续用药不宜超过 2 个月,服药时不得同时服用高蛋白饮食

3. 用药后观察　应观察患儿腹胀、恶心、呕吐等症状改善情况和不良反应,如多潘立酮偶见暂时性轻度腹部痉挛或血清泌乳素水平升高,不宜和抗胆碱能药品合用。

（四）健康教育

1. 了解病情,避免诱因　指导患儿和家长了解原发疾病有关的危险因素、治疗和护理原则,了解恶心、呕吐等症状的诱发因素、持续时间和严重程度等,学会观察呕吐物的量、性状、次数等。

2. 保持良好的精神状态　指导患儿及家长正视疾病的演变,做好患儿的心理工作,减轻紧张焦虑、烦躁不安和恐惧等心理反应。

3. 建立良好的生活方式　指导患儿及家长制订活动、休息、饮食计划,避免接触引起恶心、呕吐的气味,注意个人卫生习惯。

4. 防止并发症和紧急情况时的处理　指导患儿及其家长在发生呕吐时应如何有效防止窒息。若出现高热、腹痛腹泻、剧烈头痛、神志改变、面色苍白、出冷汗时,须立即送往医院。

5. 要遵医嘱服药,定期随访。

【病历分析】

(一)病例详解

1. 病例介绍

患儿,女,27 天,因生后 2 周无明显诱因纳奶后 10 分钟呕吐,量不多,呕吐物为奶汁,不含胆汁,有酸臭味,纳奶后直立体位未见好转,后逐渐加重,每日约 5~6 次,呈喷射状,呕吐后进食良好。门诊以"肥厚性幽门狭窄"收入院。

查体:体温 36.5℃,脉搏 148 次 /min,呼吸 42 次 /min,血压 81/40mmHg,患儿消瘦,呈脱水貌,眼眶稍凹陷,体重 3.65kg。腹软,腹部可见胃蠕动波,右上腹可触及 1.5cm × 1.5cm 橄榄样包块,边缘清晰,质韧,可移动,肠鸣音 3 次 /min。

化验检查:血常规示白细胞 13.37×10^9/L。血生化示钾 2.8mmol/L、钠 130.5mmol/L、氯 80mmol/L、血气分析示 pH 7.45,BE 5mmol/L。影像学检查:B超提示幽门管 1.5cm,幽门肌层厚度 0.4cm。

入院后即禁食水,给予胃肠减压,根据化验检查回报,遵医嘱给予补液,纠正脱水、电解质紊乱,复查血生化。入院第二天行幽门环肌切开术,术后给予补液、抗感染及静脉营养支持治疗,术后 5 天出院。

2. 护理评估

(1)评估表结果见表 4-20。

表 4-20 呕吐评估结果

患儿既往史:无☑ 有□
呕吐发生时间:晨起□ 晚上或夜间□ 新生儿出生后数小时□ 新生儿期☑ 婴幼儿期□ 　　　　　其他纳奶后 10 分钟
呕吐的频次:约 5~6 次 /d
呕吐物的量:约 50ml/d
呕吐物的颜色及性质:黄绿色胆汁□ 黄绿色液混有少量食糜□ 咖啡色□ 其他奶汁
呕吐物的气味:酸臭味☑ 粪臭味□ 其他无
呕吐的诱因:无☑ 体位□ 运动□ 咽部刺激□ 精神因素□ 外伤□ 用药□ 中毒□ 　　　　　航空、乘车、乘船□ 其他无
呕吐特点:喷射性呕吐☑ 非喷射性呕吐□ 其他＿＿＿
呕吐与进食关系:无□ 进食前□ 进食中□ 进食后半小时内☑ 进食后 1 小时以上□ 　　　　　进食后较久或数餐后呕吐□ 其他无

续表

伴随症状:无☑ 发热□ 剧烈头痛□ 眩晕及听力障碍□ 腹泻□ 腹痛□ 黄疸□
贫血□ 水肿□ 蛋白尿□ 其他无
伴随体征:无□ 肌紧张□ 压痛□ 反跳痛□ 肠型□ 肠鸣音亢进□ 胃肠蠕动波☑
腹部包块☑ 其他消瘦,呈脱水貌,眼眶稍凹陷
生命体征:体温 36.5℃ 脉搏 148 次/min 呼吸 42 次/min 血压 81/40mmHg
异常化验指标:血常规白细胞:13.37×10⁹/L ↑[参考范围(4~10)×10⁹/L]
尿常规无
血生化钾 2.8mmol/L ↓(参考范围 3.5~5.5mmol/L)
钠 130.5mmol/L ↓(参考范围 135~145mmol/L)
氯 80mmol/L ↓(参考范围 98~108mmol/L)
血气分析 pH 7.45 ↑(参考范围 7.300~7.420)
BE 5mmol/L ↑(参考范围 -3~3mmol/L)
Apt 定量试验无 其他无
异常检查结果:消化道造影无 B 超幽门管 1.5cm,幽门肌层厚度 0.4cm 内镜无 CT 无
脑电图无 其他无

(2)评估结果分析:患儿为母乳喂养,奶后 10 分钟内出现喷射性呕吐,呕吐物不含胆汁,有酸臭味。腹软,腹部视诊可见胃肠蠕动波,触诊橄榄样包块,B 超示肥厚性幽门狭窄,提示该患儿为反射性呕吐,与肥厚性幽门狭窄有关。患儿临床表现及化验结果提示存在电解质紊乱、代谢性碱中毒,及时有效纠正代谢性碱中毒是治疗的第一步,早期手术,缓解幽门管狭窄是治疗的关键。

3. 护理措施

(1)严密观察患儿生命体征、精神状态、面色及尿量变化,严格记录出入量,并做好记录。

(2)迅速建立静脉通路,遵医嘱正确补液,遵循"急需先补,先快后慢,见尿补钾"的原则,合理安排输液顺序。控制输液速度使用输液泵 24 小时匀速输入,防止因输液速度过快而导致心力衰竭、肺水肿,补液后 2 小时给予患儿复查血生化及血气分析。

(3)遵医嘱给予患儿胃肠减压,妥善固定胃管,保持有效负压,每 2 小时冲洗胃管一次;留置胃管期间,每日 2 次用生理盐水进行口腔护理。遵医嘱拔除胃管后,6 小时后可饮水,记录饮水量并观察呕吐情况。

(4)对于肥厚性幽门狭窄患儿入院后即给予呕吐窒息风险的评估,对于呕吐窒息风险评估为高危的患儿要给予特殊关注,术后拔除胃管后,患儿仍会出现短期的呕吐现象,应及时评估,严密观察。纳奶后如出现呕吐,立即头偏向一侧,避免呕吐物误吸引起窒息,必要时使用负压吸引器,清除口鼻腔内的呕吐物。

(5)给予右侧斜坡 15°~20° 卧位或抬高床头 30° 平卧头偏向一侧体位,以免呕吐引起吸入性肺炎或窒息。纳奶后应竖抱患儿,由下向上轻叩背部,有助于胃内气体的排出。

(6)有些患儿手术后仍易发生呕吐,是由于手术后黏膜水肿导致,但较术前明显减轻,应及时向家长讲解,并告知其出院后仍需注意体位护理,少量多次喂养患儿,随着黏膜水肿好转,呕吐将逐渐减轻。重视母乳喂养并合理喂养,保持机体营养与能量之间的平衡。

(二)病例拓展

[病例 1]

1. 病例介绍

患儿,男,6 个月,因"发热 3 天,囟门膨隆,间断抽搐 4 次,意识障碍 1 天,伴喷射性呕吐 4 次"收入院。入院查体:体温 38.9℃,心率 149 次/min,呼吸 40 次/min,血压 92/74mmHg。体重 8kg。前囟大小:3cm×4cm,外观隆起,张力高。Glasgow 评分 6 分,双侧瞳孔直径约 3mm,等大等圆,对光反应迟钝,脑膜刺激征阳性。脑脊液检查:色清亮,蛋白、糖、氯化物均在正常范围内。诊断为病毒性脑炎,给予支持治疗,予阿昔洛韦 10mg/(kg·次)Q8h 静脉滴注抗感染,丙种球蛋白静脉滴注免疫支持,甲泼尼龙 2mg/(kg·次)静脉滴注减轻脑水肿,甘露醇 40ml Q8h,静脉滴注降颅压,奥卡西平抗癫痫治疗。入院第 25 天,患儿意识清楚,未再出现呕吐抽搐,症状好转出院。

2. 思考问题

(1)依据评估结果,考虑该患儿是哪类原因引起的呕吐?

(2)对于此类患儿的主要护理要点有哪些?

(3)静脉输注甘露醇的注意事项有哪些?

3. 答疑解惑

(1)答:患儿呕吐性质为喷射性,前囟大小:3cm×4cm,外观隆起,脑脊液检查压力高,因此考虑患儿呕吐是由于颅内压增高引起的,属于中枢性呕吐。

(2)答:①严密观察意识状态、瞳孔及呼吸变化,如出现呼吸节律不规则,双侧瞳孔不等大,对光反应迟钝,则提示有脑疝及呼吸衰竭发生。②高热时积极控制体温,降低大脑的耗氧量,防止高热惊厥。喷射性呕吐等颅内压升高表现,应将患儿头部抬高 15°~30°,及时给予降颅压,防止脑水肿、脑疝的发生。患儿出现抽搐时,及时给予镇静解痉,对抽搐持续的时间、次数、表现进行详细的记录并给予保护措施,保持功能位。③保证营养供应,满足其营养需求,保持水、电解质平衡。④保持病室安静,温湿度适宜,及时清理呕吐物,保持口腔清洁。

（3）答：输注前应先检查甘露醇的性状，如有结晶，可在最高 70℃ 的条件下加热并振荡注射液重新溶解，溶液应澄清方可使用。由于 20% 甘露醇属于高渗性、刺激性强的药物，在输注过程中应避免外渗，必要时给予适当约束固定，防止患儿活动影响输注速度，保证 30 分钟内输注完毕，以达到治疗效果。严格执行无菌操作技术，滴注过程中应保持管路通畅，加强巡视，尤其对意识障碍、感觉丧失、循环不良的患儿更需要经常观察，一旦发生渗漏，立即更换输液部位并积极采取治疗措施。

4. 思维延伸　颅内压增高的临床表现。

[病例 2]

1. 病例介绍

患儿，女，因"窒息复苏后 23 分钟"收入院。查体：体温 36.3℃，心率 145 次 /min，呼吸 45 次 /min，血压 74/38mmHg。心肺查体无特殊，胎便正常排出。腹软，肠鸣音正常。禁食 6 小时后纳奶，纳奶前呕吐 1 次，纳奶后呕吐 2 次，为胃内容物伴少量黏液及血丝。查血常规：白细胞总数及分类正常，CRP 正常。给予洗胃后，呕吐较前好转。能够逐渐加奶喂养。

2. 思考问题

（1）患儿生后第一天出现呕吐的原因是什么？护理要点是什么？

（2）洗胃后，若再次出现反复呕吐，考虑是什么原因？

（3）新生儿洗胃的注意事项有哪些？

3. 答疑解惑

（1）答：患儿生后早期即出现呕吐，不伴腹胀及感染表现，血常规及 CRP 正常，结合存在窒息病史，考虑反射性呕吐，注意咽下综合征。护理要点：严密观察生命体征，特别是呼吸、心率及经皮氧饱和度。给予患儿侧卧位，及时清理呼吸道，防止误吸。观察呕吐发生时间、呕吐内容物、量、呕吐次数及是否有腹胀、肠鸣音减弱等腹部情况，观察排便及尿量。呕吐明显时，遵医嘱给予温盐水洗胃。

（2）答：纳奶后呕吐，无腹胀，肠鸣音正常，考虑存在胃食管反流，可给予体位喂养，观察呕吐是否好转，必要时完善 24 小时食管 pH 监测或上消化道造影。若出现反应差、腹胀、肠鸣音减弱，需要警惕新生儿坏死性小肠结肠炎的发生。

（3）答：新生儿洗胃时应根据患儿情况选择合适型号的胃管（6FR 或 8FR），洗胃前判断留置胃管的位置是否正确，检查其通畅性。先回抽胃内容物，用力不可过猛，以免损伤胃黏膜。观察胃内容物的色、质、量，必要时送检。用注射器注入洗胃溶液后再回抽，洗胃液温度 38~40℃；每次注入量 ≤ 5ml，如此反复直至回流液澄清为止。每次回抽量与注入量应相等。如是毒物需留取少量送检，以明确毒物性质。毒物不明者，用温开水或 0.9% 氯化钠注射液洗胃；毒物明确者应用拮抗剂;强酸强碱中毒者,严禁洗胃。洗胃同时应观察患儿的面色、神志及生命体征等情况,发现异常立即停止洗胃,遵医嘱给予对症处理,并观察洗出液体的颜色、质、量。

4. 思维延伸 新生儿呕吐常见病因及护理要点。

[病例3]

1. 病例介绍

患儿,女,7岁,因"发热、乏力、面色苍白2周"收入院,确诊为"急性淋巴细胞性白血病,L2 型"。查体:神清,精神反应好,体温正常,血压 95/60mmHg,心率 100 次/min,心音有力,律齐,其他检查未见明显异常。给予大剂量甲氨蝶呤化疗。给药后约 6 小时患儿出现恶心、呕吐,均为胃内容物,无新鲜出血或咖啡样物,非喷射性呕吐。遵医嘱给予枢丹(昂丹司琼)口服后,患儿恶心呕吐好转。

2. 思考问题

(1)该患儿考虑什么原因的呕吐?

(2)服用枢丹(昂丹司琼)后观察要点是什么?

(3)化疗过程中水化治疗的注意事项有哪些?

3. 答疑解惑

(1)答:考虑化疗药物引起的中枢性呕吐。

(2)答:枢丹(昂丹司琼)有高效的止吐作用,本品过敏者、胃肠梗阻者忌用,并监测肝功能及胃肠道反应。观察患儿有无头痛、腹部不适、便秘、口干、皮疹等不良反应。

(3)答:水化时应用输液泵控制速度匀速给入,避免输注过快引起心脏负担过重;过程中注意监测血压、心率变化,液体张力不能过低,否则易引起低钠血症,甚至导致抽搐、意识障碍。应监测患儿血生化及电解质。

4. 思维延伸 接受化疗的患儿在化疗期间的护理要点。

(三)综合提高

病例拓展中[病例1]为病毒性脑炎颅内压增高导致的中枢性呕吐,[病例2]为咽下综合征导致的反射性呕吐,[病例3]为急性淋巴细胞性白血病使用化疗药物导致的中枢性呕吐,请问 3 个病例中患儿发生呕吐的临床表现有何相同和不同点? 给予患儿补液时应遵循哪些原则?

(张凤云 蒙景雯)

第六节 腹 痛

【概述】

腹痛是儿科常见临床表现,也是患儿内外科之间会诊的重要原因。腹痛可发生于从新生儿到青春期各个年龄段。腹痛常常是由于腹腔、盆腔脏器(尤其是消化道)病变引起的临床症状,但也有部分腹痛是非腹部器官(如心、肺)疾病患儿的主诉之一,应注意鉴别。按疼痛发生的程度和缓急分为急性腹痛与慢性腹痛。

(一) 病因

1. 急性腹痛

(1)脏器急性炎症:常见于急性胃炎、肠炎、急性痢疾、消化性溃疡、坏死性肠炎、炎症性肠病、急性阑尾炎、Meckel 憩室炎、急性胰腺炎、胆管炎等。

(2)空腔脏器梗阻或扩张:常见于肠粘连、肠套叠等引起的机械性肠梗阻、胆道蛔虫症、粪便堵塞、泌尿系结石等。

(3)脏器扭转或破裂:常见于肠扭转、卵巢囊肿蒂扭转及肝、脾破裂等。

(4)腹腔血管病变:常见于急性缺血性肠病、肠系膜扭转、门静脉血栓等。

(5)腹壁疾病:常见于腹壁损伤及炎症等。

(6)腹膜炎症:常见于胃、肠穿孔引起的继发性腹膜炎和细菌感染等引起的原发性腹膜炎。

(7)非腹部器官病变所致的腹痛:常见于大叶性肺炎、胸膜炎、心包炎等。

2. 慢性腹痛

(1)脏器慢性炎症:常见于慢性胃炎、胆囊炎及慢性胰腺炎、结核性腹膜炎、溃疡性结肠炎、结肠憩室及憩室炎、克罗恩病、肠结核等。

(2)实质脏器病变:常见于肝炎、肝脏肿瘤等脏器肿胀导致肝脏包膜扩张而引起腹痛,多为右上腹持续性胀痛。

(3)胃肠功能紊乱:最多见的病因是饮食不当、过多食入冷饮、零食过杂等导致消化功能紊乱引起的腹痛(亦称功能性消化不良)。

(4)腹部空腔脏器的不全梗阻:常见于慢性不全性肠梗阻、十二指肠不全梗阻、慢性假性肠梗阻。

(5)中毒与代谢疾病:多见于铅中毒、尿毒症等。

(二) 发生机制

按照腹部神经支配的特点与疼痛发生的不同机制,可将腹痛分为内脏性痛、躯体性痛、腹壁性痛,以及与前两者关联的牵涉性痛和转移性痛。

1. 内脏性痛 当分布在腹腔内空腔脏器壁内或脏腹膜(浆膜)、实质性脏器的包膜及胃肠系膜血管的内脏痛觉感受器受到致痛刺激后,刺激经交感神经通路传到脊髓背根神经节,再传到大脑皮质感觉区。疼痛特征为定位不准确、范围较弥散、疼痛感觉模糊,多为钝痛、灼痛等,常伴恶心、呕吐、出汗等其他交感神经兴奋症状。

2. 躯体性痛或腹壁性痛 为壁腹膜受到刺激后产生的痛觉,通常为体表疼痛。当分布在腹腔内肠系膜根部、膈肌周边部、壁腹膜、腹肌及腹部皮肤的腹壁痛觉感受器受到致痛性刺激后,痛觉信号经体神经传到脊髓背根神经节,上传至大脑皮质感觉区,将所感受的疼痛直接反映到该脊髓阶段所支配的皮区,即产生腹壁性痛,又称躯体性痛。其特点为定位准确、范围清晰、痛觉敏锐、程度剧烈,常能从疼痛的感受部位上准确反映疾病的脊髓节段。随病情的加重合并不同程度的腹肌收缩(肌紧张),并在深呼吸、咳嗽、翻身时疼痛加重。

3. 与内脏和 / 或腹壁相关联的疼痛

(1)牵涉性痛:腹腔内脏器病变时,某内脏的疼痛传导途径与另一个腹壁疼痛的传导经过相同或相邻的脊髓节段,导致患儿同时感受该体神经支配的皮肤区域疼痛,患儿除了感受到该脏器刺激部位的疼痛外,还在远离该器官内脏神经传导范围的部位感到疼痛,称为牵涉性痛。

(2)转移性痛:腹内脏器病变时,随着病情发展出现由内脏性痛向腹壁性痛移行的现象,称为转移性痛。

【护理评估】

(一) 腹痛的评估内容(表 4-21)

表 4-21　腹痛评估表

腹痛的性质:隐痛□　锐痛□　钝痛□　绞痛□　胀痛□
腹痛的部位:左上腹□　左下腹□　右上腹□　右下腹□　脐周□　脐下□　腰腹脐旁□ 弥漫或不定处□
腹痛发作方式:阵发性□　持续性□　持续性疼痛阵发性加剧□
腹痛的程度:轻度□　中度□　重度□
腹痛的放射:无□　有□　部位＿＿＿＿＿
腹痛伴随症状:发热□　恶心□　呕吐□　腹胀□　排便习惯的改变□　大便性状的改变□ 　　　　　　腹水□　黄疸□　休克□　排尿习惯的改变□　其他＿＿＿
腹痛伴随体征:全腹压痛□　局部压痛□　反跳痛□　肌紧张□　肠型□　肠鸣音亢进□ 　　　　　　肠鸣音减弱□　肠鸣音消失□　其他＿＿＿
生命体征:体温＿＿＿℃　脉搏＿＿＿次 /min　呼吸＿＿＿次 /min　血压＿＿＿mmHg
异常化验指标:血常规＿＿＿　尿常规＿＿＿　大便常规＿＿＿　血生化＿＿＿　其他＿＿＿
异常检查结果:腹部 X 线＿＿＿　腹部 B 超＿＿＿　内镜检查＿＿＿　幽门螺杆菌检查＿＿＿

(二) 评估内容的解析

1. 腹痛的性质

(1)隐痛:是指疼痛轻微,隐隐而作,或时隐时现。腹部隐痛常见于疾病早期或处于慢性阶段,仅表现为脏器轻度功能障碍。

(2)锐痛:是指一种性质如针刺或刀割样的疼痛,通常疼痛程度很强、难以忍受、疼痛尖锐且部位清晰,持续时间较短,但频率较高。腹部锐痛常见于外伤引起的疼痛,也可见于由内脏疼痛引起的牵涉性痛,如急性胆囊炎时的牵涉性痛。

(3)钝痛:是指一种性质与锐痛相反,呈不太尖锐的疼痛,但程度较隐痛剧烈。由器官被膜受牵扯引起,疼痛部位多与器官病变所致的部位一致。肝、肾肿胀,阑尾及腹膜等炎症等引起的被膜牵扯,多表现为持续性钝痛。

(4)绞痛:是指痉挛性的剧烈疼痛。多由管状器官的肌肉痉挛或梗阻(可同时有痉挛)引起,并伴有闷塞的感觉。如胃痉挛、急性肠扭转、肾绞痛等。

(5)胀痛:是指疼痛伴有发胀感。腹部胀痛常见于胃肠道内存在过量的气体所致,如胃扩张等。

2. 腹痛的部位　腹痛的部位常提示病变所在,是鉴别诊断的重要依据。但内脏性疼痛常定位模糊,所以除了患儿自觉的疼痛部位外,还要结合体检时压痛的部位才能更准确地判断病情。

(1)左上腹部:常见于急性胃炎、胃溃疡活动期、急性胰腺炎、左膈下脓肿。也可见于腹外疾病如左下肺炎、胸膜炎、左侧胸壁带状疱疹等。

(2)左下腹部:常见于结肠炎、左侧腹股沟嵌顿疝、乙状结肠扭转、左卵巢蒂扭转、便秘性腹痛、细菌性痢疾、左侧输尿管结石等。

(3)右上腹部:常见于肝脓肿、胆总管扩张症、胆石症、胆囊炎、胆管炎、十二指肠溃疡穿孔、胃炎。也可见于腹外疾病如右下叶肺炎、右侧胸膜炎、肺脓肿。

(4)右下腹部:常见于急性阑尾炎、右侧腹股沟嵌顿疝、肠结核、阿米巴痢疾、右侧卵巢蒂扭转、右侧输尿管结石等。

(5)脐周:腹内疾病常见于肠梗阻、肠蛔虫症、急性阑尾炎早期。腹外疾病常见于糖尿病酮症酸中毒、尿毒症、化学药物(如砷)或重金属(如铅)中毒以及药物过敏。再发性腹痛患儿主诉4/5发生在脐周部位,1/5发生在上腹部。

(6)脐下:常见于盆腔炎、盆腔脓肿、急性膀胱炎、膀胱结石嵌顿,亦可见于痛经。

(7)腰腹脐旁:常见于泌尿系感染、结石嵌顿性肾绞痛。

(8)弥漫或不定处:常见于急性胃肠穿孔引起的继发性急性腹膜炎、机械性肠梗阻、大网膜扭转。也可见于尿毒症、腹型过敏性紫癜、腹型癫痫、神经官能症。

3. 腹痛的发作方式

(1)阵发性腹痛:常见于空腔脏器如肠道、胆囊、输尿管的病变。

(2)持续性腹痛:常见于腹腔、盆腔内脏器的炎症性病变,如胆囊炎、阑尾炎、盆腔炎等。

(3)持续性腹痛阵发性加剧:多见于空腔脏器梗阻性病变引起的疼痛,如肠梗阻、胆道梗阻等。有时因疼痛太过剧烈后感觉不到"阵发性"的特点,比如胆管梗阻引起的剧痛,患儿可表现为"持续性疼痛"。

4. 腹痛的程度　腹痛的程度在一定的意义上反映了病情的轻重。一般而言胃肠道穿孔、肝脾破裂、急性胰腺炎、胆绞痛、肾绞痛等疼痛剧烈,而溃疡病、肠系膜淋巴结炎等疼痛相对轻缓。对疼痛的感觉个体间存在差异,患儿疼痛的描述有时缺乏准确性,导致如急性阑尾炎就诊时常已经穿孔。

一般来说主诉是评价疼痛程度最可靠的指标,但仅限于大龄患儿。目前临床上根据不同年龄患儿采用不同的疼痛量表进行评估,为临床疼痛管理提供依据。疼痛程度判断标准为:0 分为无痛,1~3 分为轻度疼痛,4~6 分为中度疼痛,7~9 分为重度疼痛,10 分为剧痛。

(1)数字等级评分法(NRS)(图 4-4):适用于 8 岁以上患儿自评。

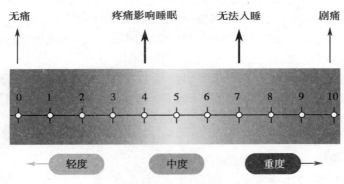

图 4-4　NRS 评估表

(2)Wong-Baker 面部表情疼痛分级量表(图 4-5):适用于 3~7 岁的患儿,是疼痛评估的常用方法。

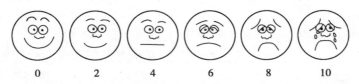

图 4-5　Wong-Baker 面部表情疼痛分级量表

(3)CRIES 评分(表 4-22):适用于新生儿和婴儿。

表 4-22　CRIES 评分

项目 ＼ 得分	2	1	0
哭泣（Crying）	难以安慰	哭声响亮,音调高	无
需要吸氧（RequiresO₂）	吸入氧浓度 >30%	吸入氧浓度 <30%	不需要吸氧
循环体征（Increasedvitalsigns）	心率、血压较术前水平升高 >20%	心率、血压较术前水平升高 <20%	心率、血压 ≤ 术前水平
表情（Expression）	表情非常痛苦 / 呻吟	表情痛苦	无特殊表情
睡眠困难（Sleeplessness）	始终清醒,不能入睡	经常清醒	睡眠好

（4）FLACC 评分（表 4-23）:适用于 2 个月 ~7 岁患儿。

表 4-23　FLACC 评分

项目 ＼ 得分	2	1	0
脸（Face）	经常或持续出现下颚颤抖或咬紧牙关	偶尔出现痛苦表情,皱眉,不愿交流	微笑或无特殊表情
腿（Leg）	踢腿或腿部拖动	不安,紧张,维持于不舒服的姿势	放松或维持平常姿势
活动度（Activity）	身体痉挛,呈拱形,僵硬	扭动,翻来覆去,紧张	安静躺着,正常体位,或轻松活动
哭闹（Cry）	一直啼哭,尖叫,经常诉痛	呻吟,啜泣,偶尔诉痛	不哭(清醒或睡眠)
可安慰性（Consolability）	难以安慰	偶尔抚摸拥抱或言语可安慰	满足,放松

5. 腹痛的放射　腹痛的放射部位也具有重要意义。如胆绞痛者腹痛位于右上腹部,向右侧肩胛及右背部放射;胰腺疾病疼痛位于上腹或中上腹部,向左侧腰部放射;肾绞痛位于肾区,沿腹直肌外缘向大腿内侧或会阴部放射;子宫及附件疾病时疼痛位于下腹部,呈剧痛或坠痛,向腰骶部或下腹部放射。

6. 腹痛的伴随症状　腹痛的伴随症状在鉴别诊断中甚为重要。

（1）伴发热:腹痛伴发热常提示有感染及炎症存在,如化脓性胆囊炎、胆管炎、盆腔脓肿等。

（2）伴恶心呕吐:肠梗阻时,腹痛常同时出现频繁呕吐,呕吐发生时间的早晚、量的多少与梗阻部位高低有关。除因消化系统疾病引起的腹痛常伴有恶心呕吐外,还有一些非消化系统疾病可引起反射性的恶心呕吐。

(3)伴腹胀：常见于急性胃扩张、肠梗阻等。

(4)伴排便习惯/大便性状的改变：婴儿伴有腹泻,排大便呈蛋花汤样,多考虑婴儿腹泻病;伴有脓血便时考虑为痢疾,排果酱样大便多考虑肠套叠;柏油样大便多考虑肠道溃疡病;见到有脱落组织的血便多考虑出血性坏死性小肠炎等。伴有肛门排气排便停止,应考虑肠梗阻的可能。

(5)伴腹水：多见于慢性消耗性疾病如腹部肿瘤、肝硬化等。

(6)伴黄疸：肝、胆、胰腺疾病如胆总管扩张症、化脓性胆管炎、急性胆囊炎等引起的腹痛常伴有黄疸。

(7)伴休克：常见于急性腹腔、盆腔内出血,绞窄性肠梗阻等。

(8)伴排尿习惯的改变：因急性泌尿系感染、泌尿系结石嵌顿出现腹痛的同时常伴有尿频、尿急、尿痛等。伴有血尿或尿痛多见于泌尿系疾病,过敏性紫癜肾型等。

7. 腹痛的伴随体征　腹部体征是检查的重点,可按照视、听、触、叩的顺序进行。视诊主要观察腹部外形有无异常、两侧是否对称、有无局限性膨隆、腹式呼吸是否存在及有无受损、有无肠型及蠕动波等,还要注意观察腹股沟区,以除外因腹股沟疝嵌顿引起的腹痛。听诊主要听肠鸣音和血管杂音,对于腹膜炎(肠鸣音减弱至消失)、机械性肠梗阻(肠鸣音活跃、亢进到高调金属音)和麻痹性肠梗阻的鉴别诊断具有重要意义。叩诊能协助检出腹水或腹腔渗出液的存在,有助于肝炎、肝硬化以及内脏破裂、穿孔和晚期肿瘤等病情严重程度的判断。触诊时应注意腹壁的柔软度,有无明确的压痛区及其部位,是否合并肌紧张与反跳痛,是诊断腹膜炎的重要依据,如转移性右下腹痛加上麦氏点部位压痛是诊断阑尾炎的根据。根据儿科特点,患儿急性腹痛时,应把触诊放到最后进行。

8. 生命体征　体温、脉搏、呼吸、血压反映患儿的生命状况。腹痛患儿的体温与血压尤为重要,体温升高提示感染存在,如化脓性胆管炎患儿会出现畏寒、高热;血压明显下降提示休克,常见于腹腔内脏器的破裂或肿瘤破裂出血,应立即抢救。

9. 异常化验指标

(1)血常规：血红蛋白计数明显下降,提示内出血量大;白细胞计数明显增多及中性粒细胞的比例明显增高,提示有严重感染。

(2)尿常规：泌尿系结石嵌顿时,患儿尿液可呈隐血阳性;泌尿系感染患儿尿中会出现白细胞和红细胞。

(3)大便常规：潜血阳性,提示消化道有少量出血,如消化道溃疡;血便提示溃疡性结肠炎;果酱样便提示肠套叠;柏油样便提示上消化道出血等。

(4)血生化：血淀粉酶升高,提示胰腺炎;丙氨酸氨基转移酶与黄疸指标主要判断肝功能情况等。

10. 异常检查结果

(1)腹部 X 线:肠梗阻患儿往往在梗阻近端的扩张肠管内呈现"气液平面",消化道穿孔会出现膈下游离气体,而胆结石、肾结石、输尿管结石可能通过 X 线检查被发现。

(2)腹部 B 超:主要于肝胆疾病(结石、梗阻、感染)、泌尿系疾病(结石、肿瘤)盆腔疾病(炎症、肿瘤)的诊断。

(3)内镜检查:上消化道出血患儿常需做胃镜检查,下消化道出血患儿应予以肠镜检查,对明确诊断有重要意义。对于慢性反复发作的上腹痛行胃镜检查有助于发现上消化道病变,如胃炎、十二指肠炎、溃疡病等。

(4)幽门螺杆菌检查:与慢性反复发作的腹痛有密切关系,如发现幽门螺杆菌应给予治疗。

【护理措施】

(一)急性腹痛的护理

1. 急救护理

(1)立即评估患儿的生命体征。包括体温、脉搏(心率)、呼吸、血压及全身状况,如患儿心跳、呼吸停止,立即配合医生抢救。

(2)密切观察腹痛的部位、性质及腹痛体征的动态变化、程度、发作方式、伴随症状及体征等,及时与医生沟通。年龄小的患儿通过反常的哭闹、面色苍白、出汗、精神差等判断疼痛部位及性质;年龄大的患儿通过自述判断疼痛部位及性质。

(3)保持呼吸道通畅,必要时给予吸氧、开放两条静脉通路或深静脉置管。

(4)伴有休克者应持续监测患儿的生命体征、尿量、意识状态等全身情况。

(5)伴有大量出血者应遵医嘱及时配血和输血,以防止失血性休克。

(6)遵医嘱使用镇痛药,密切观察用药效果及有无副作用。对症止痛时可选用解痉镇痛类药,但腹部有明显压痛与腹肌紧张者慎用。未能明确诊断的急性腹痛禁用吗啡类止痛剂,以免掩盖其病情。

(7)疑有胃、肠穿孔或肠坏死者,禁止灌肠或应用泻剂。

(8)伴有感染者,应遵医嘱准时、准剂量抗感染治疗,观察用药效果及不良反应。

(9)遵医嘱给予患儿禁食、禁饮,放置胃管、做好胃肠减压的护理;给予静脉输液,提供热量并维持患儿的水、电解质以及酸碱平衡;严格记录出入量。

(10)对于需紧急手术患儿,遵医嘱完成术前准备,如配血、备皮、药物过敏试验等,为急诊手术做好准备工作。

2. 卧位护理

(1)合理的卧位可以减轻疼痛,充分的卧床休息可以使脏器血流量增加,促进组织修复,减少全身能量消耗,降低疲劳感,以提高对疼痛的耐受力。

(2)采取侧卧位或半卧位时,协助患儿双下肢屈曲,可借用软枕进行体位的支撑。半卧位可减少腹壁紧张,使腹腔内渗出物局限,控制感染、减轻疼痛、改善呼吸。

(3)休克患儿的体位摆放:采取头胸部抬高,有利于保持气道通畅,增加肺活量,改善缺氧症状;抬高下肢,可促进静脉血回流,增加心排血量而缓解休克症状。同时,注意为患儿保暖。

(4)安置患儿卧位时应注意安全,防止坠床。重症患儿需使用气垫床、垫体位垫,骨突出部位加强保护,防止压力性损伤发生;随时拉起床挡或必要时给予保护性约束,保持肢体的功能位。

3. 心理疏导

(1)创造安静、舒适的环境,动作轻柔,避免疼痛刺激。

(2)鼓励患儿描述疼痛的感受并认真倾听,观察患儿的表情及身体姿势的变化,给予触摸、陪伴,提供精神支持,必要时通知医生给予进一步处理。

(3)应用专业理论向患儿及其家长进行通俗易懂的指导,提高其配合治疗及护理的依从性,避免患儿因疼痛引起的烦躁、恐惧,降低不良事件的发生。

(二)慢性腹痛的护理

1. 全面评估　对患儿进行全面的评估,包括生命体征、病史、腹痛部位、腹痛性质和腹痛的伴随症状,如发热、恶心、呕吐、腹泻、便血、腹部包块等。

2. 配合医生完成相关化验检查　如血常规、尿常规、大便常规、血生化、B超、X线、电子纤维胃镜、电子结肠镜、腹腔内脏血管造影等。

3. 减轻疼痛

(1)卧床:协助患儿取半卧位或弯腰屈膝侧卧位,以减轻疼痛。

(2)调整呼吸:指导患儿采用胸式呼吸,以避免腹部病变部位受到刺激,从而减轻腹痛。

(3)皮肤刺激法:给予皮肤表面各种感知刺激,如按摩、加压、冷敷、热敷、按摩穴位、针灸、电极刺激等,以促使血流增加、肌肉松弛。应注意冷、热敷不适用于器质性腹部病变患儿。通常冷敷可使血管收缩,抑制炎症;热敷促进血液循环,但腹部炎症时禁止使用。

(4)治疗性游戏:当游戏起到应对恐惧和忧虑的作用时称为治疗性游戏。治疗性游戏能够分散患儿对疼痛的注意力,减少焦虑、紧张、压力等心理因素对身体所造成的影响。其方法包括:讲故事、听音乐、微视频、应用玩偶游戏及进行具有情节、戏剧性的游戏等。

4. 饮食护理

(1)指导患儿避免进食辛辣、生、冷、硬食物。

（2）指导消化性溃疡患儿,避免进食刺激胃酸过度分泌的食物,如咖啡、膨化食品、碳酸饮料等。宜少量多餐,选择低纤维、易消化、高蛋白的食物,如鱼、肉、蛋、豆、奶等食物。进餐时不宜过快过饱。

（3）指导急、慢性胆囊炎患儿进食低脂肪饮食。

（三）用药护理

1. 腹痛患儿的镇痛原则

（1）只有在明确病因情况下才能判断是否可以应用吗啡类药物镇痛。未明确诊断时,不得随意使用,以免掩盖症状而延误诊断。

（2）目前临床按镇痛作用强弱依次分为3类:非阿片类(如巴比妥、苯巴比妥、美索比妥)、阿片类(如吗啡、芬太尼、哌替啶、可待因)和其他辅助类。

（3）明确病因的患儿,一般急性腹痛使用原则为先强后弱,视情况递减或停用;慢性腹痛则为先弱后强,依次递增。

2. 常用解痉镇痛药的作用及不良反应见表 4-24。

表 4-24　常用解痉镇痛药的作用及不良反应

药物类型	常用药物	药理作用	不良反应	监测要点
阿片生物碱类	吗啡 可待因 芬太尼 曲马多	为阿片受体激动剂,主要作用于中枢神经系统	常见瞳孔缩小、视力模糊、便秘、体位性低血压、恶心、呕吐	皮下注射局部有刺激性,静脉注射后可出现外周血管扩张、血压下降;静脉注射太快时,还能出现呼吸抑制
抗胆碱能类	山莨菪碱	为 M 胆碱受体阻断剂,能解除平滑肌痉挛,抑制腺体分泌	常见口干、面红、心悸、瞳孔散大、视力模糊、皮肤干燥、体温升高、尿潴留	严重心脏病、器质性幽门狭窄或麻痹性肠梗阻者禁用。由于可能导致体温升高,对于高热患儿在使用此类药物时应特别注意

3. 用药后的观察　治疗过程中应该密切观察患儿的生命体征、腹痛的具体情况及演变。应了解患儿使用解痉镇痛药的剂量、用法及使用时间,并能预防、识别和处理药物副作用。应用曲马多的患儿,有的会出现恶心、呕吐、眩晕或体位性低血压,应叮嘱患儿坐起时要缓慢,以避免因体位性低血压而发生跌倒;应用抗胆碱能类药物的患儿,应注意有无口干、心悸、瞳孔缩小 / 散大、视力模糊、皮肤干燥、体温升高、尿潴留等症状,还要注意患儿安全,防止摔伤。

（四）健康教育

1. 根据每个患儿腹痛及疾病特点进行指导。诊断不明的外科急腹症患儿常有急性腹痛,经常需要及时进行手术探查。

2. 鼓励患儿描述不适的感受,有利于准确判断病情变化,如根据疼痛的性质、部位、程度、持续时间、伴随症状的变化,指导家长及时带患儿到正规医院就医等。

3. 指导家长遵医嘱给患儿应用镇痛药,诊断不明时,忌用镇痛药。

4. 指导家长引导患儿养成良好的饮食习惯,根据其疾病特点,均衡膳食、培养进食规律、养成定时排便的习惯。

【病例分析】

(一)病例详解

1. 病例介绍

患儿,女,6个月3天,因"间断腹痛伴呕吐8小时,排果酱样便3次"拟诊断为"肠套叠"急诊收入院。体格检查:体温37.8℃,心率122次/min,呼吸28次/min,血压80/50mmHg,体重8.0kg。生长发育正常,精神反应可,安静时面部表情无特殊,间断腹痛发作时哭闹、痛苦面容,腹胀,未见明显胃肠型及蠕动波。右上腹触及一腊肠样包块,活动度较差,可疑压痛。余腹叩诊鼓音,移动性浊音(−),肠鸣音4次/min。肛门指诊后诱发排出果酱样便。化验检查:血常规示 WBC 9.01×10^9/L,HGB 112g/L,PLT 365×10^9/L;血生化:白蛋白38.6g/L,葡萄糖7.55mmol/L,淀粉酶5U/L。腹部超声检查:急性肠套叠征象。X线透视监测下空气灌肠未能使肠套叠复位。医嘱给予一级护理、禁食、禁饮、胃肠减压、静脉输液。在全麻下行腹腔镜探查、肠套叠复位术。术中发现为回-结型肠套叠,复位成功,套叠部肠管淤血、无坏死。术后继续禁食(水),胃肠减压,静脉输液等对症及支持治疗。术后第一天,患儿精神反应可,生命体征平稳。全腹平软,叩诊鼓音,肠鸣音4次/min。伤口敷料清洁。腹部超声检查未见肠套叠征象。肛门排气后少量饮水无腹胀、呕吐等不良表现。术后第二天进流食后亦无不适及不良反应。术后第三天,患儿一般情况好,腹软不胀。伤口换药,无红肿,无渗出。临床化验指标正常。恢复正常饮食,出院。

2. 护理评估

(1)评估表结果见表4-25。

表4-25 腹痛评估结果

腹痛的性质:隐痛□ 锐痛□ 钝痛□ 绞痛□ 胀痛☑
腹痛的部位:左上腹□ 左下腹□ 右上腹☑ 右下腹□ 脐周□ 脐下□ 腰腹脐旁□ 弥漫或不定处□
腹痛发作方式:阵发性☑ 持续性□ 持续性疼痛阵发性加剧□

续表

腹痛的程度:轻度□ 中度☑ 重度□
腹痛的放射:无☑ 有□ 部位____
腹痛伴随症状:发热☑ 恶心□ 呕吐☑ 腹胀☑ 排便习惯的改变□ 大便性状的改变☑ 腹水□ 黄疸□ 休克□ 排尿习惯的改变□ 其他 排果酱样便
腹痛伴随体征:全腹压痛□ 局部压痛☑ 反跳痛□ 肌紧张□ 肠型□ 肠鸣音亢进□ 肠鸣音减弱□ 肠鸣音消失□ 其他____
生命体征:体温 37.8℃ 脉搏 122 次 /min 呼吸 28 次 /min 血压 80/50mmHg
异常化验指标:血常规血小板 365×10^9/L ↑［参考范围($100 \sim 300) \times 10^9$/L］ 尿常规无 大便常规无血生化葡萄糖 7.55mmol/L ↑（参考范围 3.9~6.1mmol/L）; 淀粉酶 5U/L ↓（参考范围 25~125U/L） 其他____
异常检查结果:腹部 X 线空气灌肠未能使肠套叠复位 腹部 B 超急性肠套叠征象 内镜检查无 幽门螺杆菌检查无

(2)评估结果分析:患儿入院时右上腹阵发性胀痛,痛苦面容,应用 CRIES 疼痛评估表进行评估,该患儿腹痛评分为 5 分,为中度疼痛;并伴有低热、呕吐、腹胀、排果酱样便,查体右上腹触及一腊肠样包块,活动度差,并伴局部压痛。腹部 B 超肠套叠征象、肠管扩张。根据病史及评估结果分析,该患儿考虑为肠套叠引起的急性腹痛。

评估结果提示密切观察患儿的生命体征及腹部体征,做好围术期护理。

3. 护理措施

(1)密切观察患儿的生命体征并准确记录,及时向医生汇报。

(2)严密观察患儿腹部疼痛的变化,通过观察患儿哭闹、烦躁情况,观察面色,有无皮肤苍白、出冷汗等情况,有无脱水及反应迟钝等观察判断疼痛的严重程度。

(3)遵医嘱给予胃肠减压,缓解腹胀,增加患儿的舒适度。胃肠减压期间应禁食(水),一般应停用口服药物。如需要胃内注药,应在注药后夹管并暂停减压 0.5~1 小时。胃管要妥善固定,防止移位或脱出。

4. 遵医嘱给予患儿心电监测、吸氧、保暖。

5. 开放静脉通路,遵医嘱给予输液维持患儿的水、电解质、酸碱平衡,记录出入量。

6. 协助患儿取半卧位,双下肢屈曲,借用软枕进行体位的支撑,以减少腹壁紧张,使腹腔内渗出物局限,控制感染、减轻疼痛、改善呼吸。

(二) 病例拓展

［病例 1］

1. 病例介绍

患儿,女,12 岁。因转移性右下腹痛 24 小时,以"急性阑尾炎"收入院。患

115

儿轻微痛苦面容,自诉腹痛,初起为脐周痛,逐渐转移至右下腹痛;恶心,无呕吐。查体:体温 37.0℃,脉搏 110 次 /min,呼吸 22 次 /min,血压 110/70mmHg。腹部平坦,右下腹麦氏点有明显压痛,伴轻度肌紧张及反跳痛。血常规:白细胞 14.34×10^9/L,N85.8%。医嘱给予一级护理,禁食(水),抗炎,急诊行阑尾切除术。

2. 思考问题

(1)阑尾炎患儿术前腹痛观察要点有哪些?

(2)急腹症患儿未明确诊断前有哪"四禁"?

(3)术后止痛剂应用的评估应包括哪些内容?

3. 答疑解惑

(1)答:阑尾炎患儿术前腹痛一般为持续性,当患儿出现阵发性剧烈绞痛时,提示为梗阻性阑尾炎的可能性;当局限性腹痛进展为全腹持续性疼痛,出现精神不振、高热、脱水、腹胀、全腹压痛、肌紧张时提示阑尾穿孔并发弥漫性腹膜炎的可能,需报告医生妥善处理。

(2)答:"四禁"是指禁食、禁服泻药、禁灌肠、禁用止痛药。

(3)答:评估疼痛的部位、性质、强度变化;测量血压,血压偏低患儿止痛剂应减量;检查膀胱是否充盈,患儿是否已能自行排尿;是否有腹胀,手术后患儿因麻醉剂残余作用和活动受限常会出现腹胀,并导致切口张力增加而出现疼痛。

4. 思维延伸 急性胃肠炎、急性胰腺炎、急性胆囊炎、急性胆管炎患儿病情观察及护理要点。

[病例2]

1. 病例介绍

患儿,女,6 岁。因"腹痛、便血"入院。患儿近 1 年来间断腹痛共 5 次,右中下腹隐痛为主,发作 3、4 天后自愈。近 5 天腹部不适,排 2 次暗红色血便。病程中无发热,不伴恶心、呕吐及腹泻。查体:腹不胀,未见肠型及蠕动波,右中下腹深压痛,无反跳痛及肌紧张,未触及包块,叩诊鼓音,肠鸣音正常。腹部超声显示右中腹肠管管壁增厚约 4.3mm,肠蠕动差,其旁见一范围约 1.5cm × 0.9cm 的肠管,一端与正常肠管相通,一端似盲端,形态僵硬,蠕动差。血常规:WBC 5.61×10^9/L,RBC 3.4×10^{12}/L,HGB 79g/L,诊断为梅克尔憩室合并出血,给予禁食水、静脉补液、奥美拉唑静脉输注及维生素 K_1、酚磺乙胺等对症止血治疗;在全麻下行腹腔镜探查 + 梅克尔憩室切除术 + 回肠端端吻合术;术后继续禁食、胃肠减压,静脉补液治疗。

2. 思考问题

(1)手术前评估应包括哪些?

(2)胃肠减压的护理要点有哪些?

(3)奥美拉唑静脉输注注意事项有哪些?

3. 答疑解惑

(1)答:手术前要评估患儿的一般资料及主要病史;有无其他合并症,如心脏病、高血压、血糖异常;手术目的、手术方式;患儿及家长对手术是否了解及其心理状况;患儿的营养状况;患儿重要脏器功能和各种检查结果等。

(2)答:①留置胃肠减压管期间,要保持胃肠减压管的通畅,防止受压、扭曲、阻塞;②每 2 小时冲管一次,避免减压管长时间吸附在胃黏膜上;③每日观察并记录减压液的量和性质,为制订输液计划提供参考;④如引流液为少量血性液,考虑是否胃肠减压吸力过大,如有大量新鲜血液吸出,则需立即停止吸引,并报告医生。

(3)答:单独使用;现配现用;光线会造成药液变色,应注意避光;如发生变色、浑浊、沉淀等应停止使用。

4. 思维延伸　克罗恩病、肠易激综合征患儿病情观察要点。

[病例 3]

1. 病例介绍

患儿,男,4 岁。因"腹痛待查"入院。5 天前患儿进食后出现阵发性腹痛,脐周痛为主,中等程度,腹痛持续 10~20 分钟后可缓解,伴恶心、呕吐,1~2 次 /d,呕吐物为胃内容物,无咖啡样物。入院后仍间断诉腹痛,脐周痛为主,腹痛程度逐渐加重(尚可耐受),间隔时间 30 分钟后可缓解,无恶心、呕吐。查体:腹不胀,脐周轻压痛,无反跳痛、肌紧张,未触及包块,肠鸣音 4 次 /min。患儿双侧足踝部出现红色斑丘疹,压之可褪色,逐渐成为出血性,高出皮面,偶诉痒感,无破溃。诊断"过敏性紫癜"。医嘱给予一级护理,静脉滴注维生素 C、口服芦丁片改善血管通透性,口服氯雷他定抗过敏,静点甲泼尼龙抑制炎性反应。注意观察患儿消化道症状,监测大便常规、潜血,监测尿常规、注意紫癜性肾炎的可能性。

2. 思考问题

(1)过敏性紫癜的临床表现有哪些?

(2)典型紫癜变化有哪些规律?

(3)入院后护士应观察患儿哪些病情变化?

3. 答疑解惑

(1)答:①皮肤紫癜为首发症状,常见于下肢及臀部,对称分布,严重者累及上肢、躯干,面部少见。②消化道症状多出现在皮疹发生一周内,亦可发生于紫癜出现之前。患儿突发腹痛,伴恶心、呕吐或便血;腹痛位于脐周或下腹部。③约 1/3 患儿出现关节肿痛,多累及膝、踝、肘等关节,可单发亦可多发,呈游走性。一般无红、热,有积液,不遗留关节畸形。④约半数患儿有肾脏损害的临床表现,常在病程 1~8 周内出现,症状轻重不一。多数患儿出现血尿、蛋白尿及管型,伴血压增高和水肿,称为紫癜性肾炎。

(2)答:典型紫癜变化规律为初起出现紫红色荨麻疹及各型红斑、斑丘疹,压之褪色,高出皮肤,可有轻度痒感,此后红斑中心发生点状出血,颜色加深呈紫红色,压之不褪色。可反复分批出现,新旧出血点并存,少数重症患儿紫癜可大片融合成大疱伴出血性坏死。

(3)答:①观察有无腹痛、便血等情况,同时注意腹部体征,出现异常及时报告处理;②观察尿色、尿量、尿液性状及尿比重的改变,定时做尿常规检查,若有血尿和蛋白尿,提示紫癜性肾炎;③中枢神经系统病变是本病潜在威胁之一,偶可因颅内出血导致失语、瘫痪、昏迷、惊厥以及肢体麻痹。个别患儿有鼻出血、牙龈出血、咯血等出血表现。

4. 思维延伸　肝脾破裂、肾损伤患儿病情观察及护理要点。

(三) 综合提高

病例拓展中[病例1]为急性腹痛,[病例2]为慢性腹痛,[病例3]为出血性疾病导致的腹痛,请问其病情观察有何相同点和不同点? 依此类推,穿孔性疾病(含脏器破裂)、梗阻性疾病病情观察有何特点? 请问半卧位在急腹症治疗方面起到什么作用?

(吴荣艳　杨凤兰　钟旭丽)

第七节　腹　泻

【概述】

腹泻是由多种病原,多种因素引起的,以大便次数增多或者大便性状改变为特点的一组临床综合征。腹泻可分为急性、慢性及迁延性三类,当病史在2周以内为急性,病史大于2个月为慢性腹泻,病史2周至2个月为迁延性腹泻。

(一) 病因

1. 肠道疾病

(1)肠道感染性疾病:如病毒、细菌、真菌、原虫、蠕虫等感染所引起的肠炎及急性出血性坏死性肠炎(如肠结核、慢性细菌性痢疾、慢性阿米巴痢疾等)。

(2)肠道非感染性疾病:如过敏性腹泻、乳糖不耐受、克罗恩病、溃疡性结肠炎、结肠多发性息肉、各种原因所致的吸收不良综合征、某些肠道肿瘤如淋巴瘤等。

2. 全身性疾病

(1)除肠道外,其他消化系统脏器所致疾病:如慢性胰腺炎、胆汁淤积症、肝硬化、慢性胆囊炎及胆石症等。

（2）内分泌及代谢障碍疾病：如甲状腺功能亢进、肾上腺皮质功能减退等。

（3）神经功能紊乱：如肠易激综合征。

（4）其他系统疾病：如系统性红斑狼疮、硬皮病等。

（5）急性中毒：如砷、磷、铅、汞等引起的腹泻。

（6）其他：如先天性疾病、过敏性紫癜。

3. 药物副作用　如利血平、甲状腺素、洋地黄类药物、考来烯胺等；高渗性导泻药如硫酸镁、聚乙二醇等；另外，某些抗肿瘤药物和抗生素使用亦可导致腹泻。

（二）发生机制

按照引起腹泻的病生理机制可分为渗透性、渗出性、分泌性、动力性和消化功能障碍性腹泻。由于肠内有大量非吸收性的溶质聚积，导致肠腔内渗透压增高，大量液体被动进入肠腔引起的为渗透性腹泻；由于炎症、溃疡等病变，肠道黏膜完整性受到破坏，造成大量炎性渗出到肠腔引起的为渗出性腹泻，可分为感染性和非感染性；由于肠黏膜吸收抑制或净分泌增加所致的为分泌性腹泻；肠蠕动亢进致肠内食糜停留时间缩短，未被充分吸收所致的为动力性腹泻。由于消化液分泌减少所引起的为消化功能障碍性腹泻。

【护理评估】

（一）腹泻的评估内容（表4-26）

表4-26　腹泻评估表

腹泻开始时间：____
腹泻的次数和量：__次/d，量____ml/d
粪便的性状：蛋花汤样□　黏液脓血便□　含有坏死脱落的肠黏膜□　果酱样□ 　　　　　　有未消化食物或油滴□　其他____
腹泻的诱因：不洁饮食□　接触其他腹泻患儿□　近期疫源地旅行□　喂养不当□ 　　　　　　抑郁、焦虑□　其他____
药物使用史：无□　有□
手术史：无□　有□
既往病史：无□　有□
伴随症状及体征：腹痛□　发热□　里急后重□　肛周脓肿□　贫血□　消瘦□　抽搐□ 　　　　　　　　多汗□　易饿□　囟门凹陷□　皮肤干燥□　无泪□　少尿□　其他__
生命体征：体温____℃　脉搏____次/min　呼吸____次/min　血压____mmHg
异常化验指标：粪便常规____　粪便潜血____　粪便寄生虫卵____　粪便培养____ 　　　　　　　血常规____　电解质____　血气____　其他____
异常检查结果：结肠镜检查____　消化道造影____　B超____　CT____　胸片____

（二）评估内容的解析

1. 腹泻开始时间 腹泻根据病程可分为急性腹泻、迁延性腹泻和慢性腹泻,急性腹泻起病骤然,病程较短,要考虑肠道感染性疾病、中毒性疾病和克罗恩病或溃疡性结肠炎急性发作可能。慢性腹泻起病缓慢,病程较长,要考虑肠道疾病或全身性疾病,如肠道感染性炎症和非感染性炎症、肿瘤、小肠吸收不良、肠道运动功能异常等。迁延性腹泻多发生 1 岁以内患儿,营养不良容易使腹泻迁延,弧菌和病毒(如轮状病毒)则不引起迁延性腹泻。

2. 腹泻的次数和量 腹泻的次数和量不仅有助于估计病情的严重程度,对于提示病变的部位也有一定的价值,粪便次数多而每次量少,多为结肠病变;而排便每次量较大,尤其含有不消化食物时,则更支持小肠受累。

3. 粪便的性状 了解粪便的性状对诊断有重要意义。秋季腹泻多为稀水便及蛋花汤样便提示轮状病毒所造成;黏液脓血便见于细菌性痢疾(简称菌痢)和溃疡性结肠炎;粪便中含有坏死脱落的肠黏膜为假膜性肠炎;果酱样大便见于肠套叠和阿米巴痢疾;若粪便中有未消化食物或油滴则提示吸收不良。

4. 腹泻的诱因

(1)不洁饮食、接触其他腹泻病患儿或近期有疫源地旅游史:提示可能为感染性腹泻。

(2)喂养不当:如给新生儿喂食的奶粉过浓、奶粉不适合、加糖过多、奶液过凉,天气炎热时断奶,或过早添加米糊等淀粉类食物,都容易引起腹泻。表现为大便含泡沫,带有酸味或腐烂味,有时混有消化不良的颗粒物及黏液。常伴有呕吐、哭闹。

(3)焦虑和抑郁:容易诱发炎症性肠病而导致腹泻。

(4)药物使用史:有些药物的副作用会引起腹泻,如长期应用广谱抗生素者需警惕抗生素相关性腹泻,其中大多数为难辨梭状芽胞杆菌所致。

(5)手术史和既往病史:有些疾病或手术会引起腹泻,如系统性硬化症因肠道受累会出现腹泻;如免疫力低下者(长期应用糖皮质激素)、巨细胞病毒、非结核分枝杆菌感染等而出现腹泻。小肠和结肠大部分切除术可因吸收面积减少发生腹泻。

5. 腹泻伴随症状及体征

(1)伴腹痛:便前腹痛而便后缓解者,提示结肠病变。脐周痛常提示病变在小肠,左下腹痛则多为降结肠和乙状结肠病变。

(2)伴发热:多见于肠道感染性腹泻,但也需注意重症溃疡性结肠炎等。

(3)伴里急后重:往往伴有直肠受累,多见于菌痢和溃疡性结肠炎。

(4)伴肛周脓肿:提示免疫缺陷、克罗恩病等。

(5)其他:慢性腹泻伴营养不良、贫血、消瘦、抽搐等,需考虑吸收不良、炎症性肠病。慢性腹泻伴心悸、多汗、消瘦、易饿等,需考虑甲亢。慢性脂肪泻伴反复腹痛、新发糖尿病等,需考虑胰源性疾病。患儿囟门凹陷、皮肤干燥、无泪、少尿考虑容量不足。

6. 生命体征 监测体温变化可了解有无感染的情况,腹泻严重时,需要关注监测血压及心律变化,警惕血容量不足而导致的休克。

7. 异常化验指标

(1)粪便常规、潜血和虫卵:红细胞增多可见于消化道出血,白细胞增多可见于肠道感染,粪便中查到有寄生虫卵提示有寄生虫感染。

(2)粪便培养:发现病原体可见于感染性腹泻。

(3)血常规:红细胞和血色素的下降提示有消化道出血或吸收不良所致的铁、叶酸不足。

(4)电解质:大量腹泻可有水电解质紊乱会出现低钾、低钠、低钙等。

(5)血气:腹泻可合并代谢性酸中毒。

8. 异常检查结果 结肠镜检查可明确病变性质和范围,取活检做病理检查和病原学检查;消化道造影可观察全胃肠道的功能状态,有无器质性疾病;胸片可明确有无活动性肺结核,如有,需警惕合并肠结核;B 超和 CT 可了解肝、胆、胰、脾等内脏的情况。

【护理措施】

(一) 重型腹泻的护理

1. 严密观察生命体征变化,包括体温、脉搏、呼吸、血压。

2. 有无水、电解质紊乱及发热等全身中毒症状,监测血生化指标,按病情做好各种护理记录,准确记录出入量及大便次数。

3. 观察患儿有无精神萎靡、乏力、腱反射减弱或消失、腹胀、肠鸣音减弱或消失等低钾血症,有异常立即通知医生。

4. 注意观察患儿的神志、意识,有无体温低于正常、血压降低、脉搏细速、四肢厥冷、尿少或无尿等脱水休克表现,及时通知医生并积极配合抢救。

5. 遵医嘱予静脉补液、抗炎、纠正水电解质紊乱治疗。

6. 液体疗法

(1)轻 - 中度脱水的患儿可口服 ORS(口服补液盐)Ⅲ纠正脱水。ORS Ⅲ的配制方法为临用前,将一袋 ORS Ⅲ溶解于 250ml 温开水中,随时口服。ORS Ⅲ一般不用于早产儿,婴幼儿应用时应少量多次给予。

(2)中 - 重度脱水的患儿应静脉补液治疗。静脉补液原则为先盐后糖,先浓后淡,先快后慢,见尿补钾。

7. 脱水程度的判断

(1)轻度脱水:脱水量为患儿体重的 5%,表现为患儿稍感口渴,啼哭时有泪,有尿排出,一般状态良好,两眼窝稍有下陷,捏起腹部或大腿内侧皮肤后回缩较快。

(2)中度脱水:脱水量为患儿体重的 5%~10%,表现为烦躁不安,易激惹;有口渴表现想喝水,婴儿四处找奶嘴,如果得到奶瓶,会拼命吸吮,啼哭时眼泪比平时少,尿量及次数也减少。患儿两眼窝有下陷,捏起腹部或大腿内侧皮肤后回缩慢。

(3)重度脱水:脱水量超过患儿体重的 10%,表现为精神极度萎靡、昏睡甚至昏迷;口渴非常严重,睡觉时闭上眼睛,啼哭时没有眼泪,口腔和舌黏膜非常干燥,尿量及次数明显减少。两眼窝明显下陷,捏起腹部或大腿内侧皮肤后回缩很慢。

(二)轻型腹泻的护理

1. 病情观察

(1)观察并记录每日大便的性状及出入量,做好动态比较,必要时留取标本送检。

(2)观察生命体征的变化及有无脱水征。

(3)观察水、电解质、酸碱平衡紊乱症状。

(4)注意观察体重变化。

2. 一般护理

(1)给患儿提供安静、舒适的休息环境,以减少患儿的胃肠蠕动及体力。

(2)注意给患儿保暖,适当增减衣物。

(3)必要时为患儿提供床旁便器。

(4)嘱患儿多饮水以防腹泻引起的脱水。

3. 对症护理

(1)低钾血症的护理:观察患儿的精神、意识情况,观察心电图的改变,有无 ST 段降低,T 波平坦或倒置等低钾血症的表现,注意观察出入量的情况,注意不宜过多、不宜过快、不宜过浓、不宜过早补钾的原则,口服补钾药物时要在餐后服用,避免胃的刺激。

(2)肛周皮肤的护理:注意保护肛周皮肤,及时清洁,勤更换尿裤,每次便后用温水清洗肛门,并涂护臀膏保护皮肤。

(3)预防和控制感染:严格执行无菌操作,保护易感人群,严格执行手卫生,控制传染源,对于肠道传染病的患儿要做好隔离工作。同时做好患儿及家长的健康教育。

4. 饮食护理 急性发作期患儿应进食少渣流质或半流质饮食,禁食生冷食物及含纤维素多的蔬菜,遵医嘱予饮食管理。过敏性腹泻及乳糖不耐受者,应避免食用含有过敏原的食物。

(1)母乳喂养的患儿可继续母乳喂养。添加辅食应以流质、软烂、易消化食物为主。

(2)人工喂养的患儿应调整饮食,可遵医嘱调整奶量,适当增加米粉、米汤等食物。

(3)乳糖不耐受的患儿采用去乳糖配方奶粉。

(4)过敏性腹泻的患儿可改用深度水解蛋白配方或氨基酸配方奶粉。

5. 心理护理 由于有些腹泻病程长,症状反复出现,学龄期患儿易出现心理问题,护理人员应耐心向其做好宣教解释工作,使其了解积极配合治疗,注意生活中的自我调节,让患儿认识到不良的心理状态不利于本病的康复,从而帮助患儿建立起战胜疾病的信心及勇气。

(三)用药护理

1. 用药原则 应以对因治疗为主,但对腹泻剧烈而持久的患儿,可适当给予止泻药物。

2. 治疗腹泻常用药物的作用及不良反应见表 4-27。

表 4-27 治疗腹泻常用药物的作用及不良反应

药物分类	药物名称	药理作用	不良反应	监测要点
止泻药	微生物制剂	调节肠道菌群,对致病菌有拮抗作用,对益生菌有促进生长作用	偶有过敏反应	注意每日排便次数及量
	蒙脱石散	保护黏膜,吸附细菌毒素	便秘	注意每日排便次数及量
	消旋卡多曲	减少肠道水及电解质的过度分泌	嗜睡、便秘、恶心、腹痛	注意患儿不适主诉
	鞣酸蛋白	使肠黏膜表层内的蛋白质凝固、沉淀,从而减轻刺激,降低炎性渗出物,发挥收敛、止泻作用	偶见便秘	注意大便次数

3. 用药后观察 观察止泻效果,警惕口干、恶心、呕吐、头痛、皮疹、腹胀及肠梗阻等并发症的发生。

(四)健康教育

1. 讲解造成体液不足的病因,指导出入量的记录和粪便量的记录。

2. 根据不同的原因引起的腹泻,进行有针对性的饮食指导。

3. 嘱患儿及家长遵医嘱按时按量服药,不能擅自减药或停药。

4. 做好消毒隔离,避免交叉感染。

5. 注意休息,避免劳累。

6. 出院后定期复查,按时复诊。

【病例分析】

(一)病例详解

1. 病例介绍

患儿,女,7 个月 22 天,排稀水样便伴发热 2 天。患儿于入院前 2 天无诱因出现排黄色稀水样大便,蛋花汤样,每次大便量 50~60ml,有酸臭味,每天 10 余次,伴有间断发热,最高 38.5℃,自服退热药降至正常,入院前 8 小时未见排尿。患儿既往体健、否认其他用药史及手术史。患儿家长诉近日母亲曾患病毒性上呼吸道感染,未出现发热及腹泻。

入院查体:体温 37.9 ℃,脉搏 150 次 /min,呼吸 35 次 /min,血压 90/56mmHg,体重 7.1kg。患儿哭闹,烦躁,中腹部压痛,呕吐,哭时泪少,面色红,皮肤干燥弹性差,肢端稍凉,前囟稍凹陷,眼窝凹陷,口唇干燥,未见患儿排尿。

化验检查:生化血钾 2.92mmol/L,血钠 136mmol/L,血氯 108mmol/L,血气pH 7.287。便常规红细胞 0~1/HP,白细胞 0~4/HP,便轮状病毒检测(+)。

临床诊断:轮状病毒肠炎,医嘱给予纠正脱水、水电解质失衡及对症治疗,予流食,患儿体温恢复正常,便常规检查正常,于一周后症状好转出院。

2. 护理评估

(1)评估表结果见表 4-28。

表 4-28　腹泻评估结果

腹泻开始时间:<u>2 天前</u>
腹泻的次数和量:<u>10 余次 /d</u>,量 <u>500~600ml/d</u>
粪便的性状:蛋花汤样☑　黏液脓血便□　含有坏死脱落的肠黏膜□　果酱样□ 　　　　　有未消化食物或油滴□　其他＿＿＿
腹泻的诱因:不洁饮食□　接触其他腹泻患儿□　近期疫源地旅行□　喂养不当□ 　　　　　抑郁、焦虑□　其他 <u>曾接触病毒感染患儿</u>
药物使用史:无☑　有□
手术史:无☑　有□
既往病史:无☑　有□
伴随症状及体征:腹痛☑　发热☑　里急后重□　肛周脓肿□　贫血□　消瘦□　抽搐□ 　　　　　多汗□　易饿□　囟门凹陷☑　皮肤干燥☑　无泪□　少尿☑ 　　　　　其他<u>呕吐、眼窝凹陷</u>
生命体征:体温 <u>37.9</u>℃　脉搏 <u>150</u> 次 /min　呼吸 <u>35</u> 次 /min　血压 <u>90/56mmHg</u>
异常化验指标:粪便常规<u>红细胞 0~1/HP,白细胞 0~4/HP</u> 　　　　　粪便潜血<u>无</u>　粪便寄生虫卵<u>无</u>　粪便培养<u>无</u>　血常规<u>无</u> 　　　　　电解质<u>血钾 2.92mmol/L</u>　血气 <u>pH 7.287</u>　其他<u>便轮状病毒检测(+)</u>
异常检查结果:结肠镜检查<u>无</u>　消化道造影<u>无</u>　B 超<u>无</u>　CT <u>无</u>　胸片<u>无</u>

(2)评估结果分析:本例患儿起病急,腹泻次数多,排黄色稀水样大便,蛋花汤样,有酸臭味,生命体征提示存在有脱水症状,粪便检查:便轮状病毒检测(+),腹泻原因考虑为轮状病毒感染所致。

评估结果提示积极纠正脱水及酸中毒症状,补液治疗是关键,同时要做好消毒隔离,避免交叉感染,还应注意维持电解质平衡。

3. 护理措施

(1)严密观察患儿的神志、意识、生命体征变化,有无体温低于正常、血压降低、脉搏细速、四肢厥冷、尿少或无尿等脱水休克表现,及时通知医生并积极配合抢救。

(2)准确记录出入量及大便量,注意水、电解质平衡。

(3)遵医嘱予以患儿抗感染治疗,注意观察药物副作用。

(4)遵医嘱给予患儿输液等治疗,观察脱水纠正情况,输入营养液时防止液体外渗。

(5)做好消毒隔离,床旁隔离,避免交叉感染,告知家长预防患儿感染的重要意义,指导家长洗手及其饮食、手卫生,减少探视人员及探视时间。

(6)做好肛周皮肤的护理:注意保护肛周皮肤,嘱其便后使用湿软纸擦拭,每日用温水清洗肛门,并涂凡士林油保护皮肤。

(7)做好心理护理,减少家长的焦虑情况,鼓励患儿及家长配合治疗,树立信心。

(8)做好出院指导。

(二)病例拓展

[病例1]

1. 病例介绍

患儿,男,4岁,发热、排稀便2天。患儿入院前2天,进食剩饭后出现排黄色稀便,每日10~12次,量少,便中可见黏液及血丝,伴有腹痛、发热、里急后重。

查体:体温39.6℃,脉搏140次/min,呼吸35次/min,体重16kg。患儿口唇及甲床白,皮下脂肪薄,脐周压痛。查血常规:白细胞 16.5×10^9/L,中性粒细胞82.3%,CRP 68mg/L;便潜血(+),便常规:红细胞6~8/HP,白细胞25~30/HP。便培养为志贺氏痢疾杆菌(+)。诊断:细菌性痢疾,给予抗生素、补液及止泻药口服治疗,患儿体温正常,便培养2次阴性,一周后症状好转出院。

2. 思考问题

(1)细菌性痢疾的典型表现有哪些?

(2)如何正确留取大便标本?

(3)中毒性菌痢的分型及临床特征是什么?

3. 答疑解惑

(1)答:细菌性痢疾起病急,腹泻次数多,排黏液血丝便,并伴有发热、腹痛、里急后重。

(2)答:粪便应排在洁净干燥的容器内,取标本时应挑取粪便内部或异常部分,挑取约花生米大小的便量,放于清洁的便盒内,不得混入尿液和水,不可从尿布或纸尿裤上留取。如患儿排稀水样大便,应同时留取粪质及水样便。

(3)答:中毒性菌痢可分为休克型、脑型和混合型。临床表现为起病急骤,高热、意识障碍、抽搐,严重者可出现休克、昏迷。

4. 思维延伸　如何对细菌性痢疾的患儿隔离及环境进行消毒,避免交叉感染。

[病例2]

1. 病例介绍

患儿,女,12岁,间断排稀便伴便血1年余。患儿入院前1年,无明显诱因出现排黄褐色稀便,每日7~8次,便中可见暗红色血丝及黏液,伴有腹痛,未见恶心、呕吐,体重28kg,较前下降5kg。查体:体温37.4℃,脉搏90次/min,呼吸20次/min,血压96/60mmHg。患儿口唇及甲床苍白,皮下脂肪薄,脐周压痛。查血常规:白细胞18.4×10^9/L,红细胞2.89×10^{12}/L,血红蛋白79g/L,CRP 44mg/L;便潜血试验(+),便常规:红细胞15~20/HP,白细胞6~10/HP。电子结肠镜提示直肠结肠黏膜广泛充血水肿,质脆易出血,散在多发粟粒大小糜烂及溃疡。临床诊断:溃疡性结肠炎,医嘱给予抗感染、糖皮质激素及黏膜保护剂治疗,治疗20天后临床症状好转出院。

2. 思考问题

(1)结肠镜检查前、后的护理要点有哪些?

(2)长期服用糖皮质激素时观察及护理要点是什么?

(3)如何做好溃疡性结肠炎患儿的预防保健?

3. 答疑解惑

(1)答:①检查前的护理要点:讲解操作方法,消除焦虑紧张情绪;检查前一天进食少渣饮食,检查当天需遵医嘱禁食;服用硫酸镁或聚乙二醇溶液清理肠道,对于不能耐受导泻或效果不佳者,可用温盐水灌肠;同时注意观察有无低血糖及水电解质紊乱的表现;②检查后的护理要点:术后嘱卧床休息2~4小时,密切观察患儿的腹部症状,警惕出血及穿孔等并发症。有剧烈腹痛或大量便血、血压下降等情况,应立即通知医生,并配合治疗;对肠道有明显病变者,术后应进少渣流食或软食,减少对胃肠道的刺激,必要时术后连续检查大便常规和潜血。

(2)答:注意观察有无消化道出血、穿孔等并发症;观察有无诱发和加重感染的情况;做好骨质疏松的预防,避免骨折的发生;监测血糖,警惕糖尿病的发生;对于出现满月脸、水牛背、多毛、痤疮等库欣综合征表现时,影响了患儿的形象,要做好心理疏导。

(3)答:长期反复发作或持续不稳定的溃疡性结肠炎患儿,尤其是青春期少年,要保持心情舒畅,注意饮食有节,起居有常,避免劳累,预防肠道感染,遵医嘱用药,不能私自停药或减量,以防止复发或病情进一步发展。此外,还应注意患儿的心理调节和饮食控制,对腹痛、腹泻者,宜食少渣、易消化、低脂肪、高蛋白饮食;对可疑不耐受的食物,如鱼、虾、牛奶、花生等应尽量避免食用;应忌食辛辣、生冷食品,戒除烟酒嗜好。

4. 思维延伸　溃疡性结肠炎患儿护理要点。

[病例3]

1. 病例介绍

患儿,男,3 月 13 天,间断排稀便 1 月余。患儿为人工喂养,于 1 个月前无明显诱因出现大便次数增多,每天 6~7 次,呈黄色稀便,可见奶瓣,偶有少量黏液和血丝。患儿纳奶后偶有腹胀,排便后缓解。查体:体温 37.4℃,脉搏 120 次 /min,呼吸 30 次 /min,患儿神志清楚,精神反应好,头面及躯干可见湿疹,腹胀,体重 5.4kg。查血常规:白细胞 6.3×10^9/L,嗜酸细胞 9.8%,血红蛋白 138g/L;便潜血试验(+),便常规:白细胞 5~8/HP;血过敏原检测:鸡蛋 / 蛋白(+++)、牛奶(++)、小麦(++)、大豆(++)。临床诊断:过敏性腹泻,医嘱给予更换氨基酸配方奶粉及止泻治疗后,症状好转。

2. 思考问题

(1)过敏性腹泻的护理要点有哪些?

(2)患儿服用益生菌时的注意事项有哪些?

(3)过敏性腹泻患儿饮食护理有哪些?

3. 答疑解惑

(1)答:观察病情及生命体征的变化;准确记录 24 小时出入量、大便量,及时补液,维持水电解质平衡,应注意补液速度;遵医嘱给予肠道益生菌;患儿避免接触过敏原,避免刺激性饮食及容易过敏的饮食;去除可能的过敏原;做好心理护理。

(2)答:在服用微生物制剂时注意与抗生素至少间隔 2 小时,同时还要注意鞣酸、药用炭、铋剂、酊剂等能抑制、吸附活菌,不能并用。独立小包装的微生物制剂开封后应立即服用,一次未服用完,则下次不能继续服用。应用 40℃ 以下的温水服用,与热饮热食隔开 30 分钟服用,不能与奶或食物同服。微生物制剂应根据药品说明书的要求保存。

(3) 答:①母乳喂养儿可继续母乳喂养,母亲避免食用过敏原。添加辅食应以流质、软烂、易消化食物为主。②人工喂养儿应调整饮食,可遵医嘱调整奶量,适当增加米粉、米汤等食物。③乳糖不耐受的患儿采用去乳糖配方奶粉。④过敏性腹泻患儿可改用深度水解蛋白配方或氨基酸配方奶粉。

4. 思维延伸 婴儿喂养到量的判断标准。

(三) 综合提高

病例拓展中[病例1]是肠道感染性疾病导致的腹泻,[病例2][病例3]是肠道非感染性疾病导致的腹泻,请问其病情观察有何相同点和不同点? 肠道感染所引起的腹泻较为常见,请问消化道隔离的具体措施有哪些?

(杨 颖 孙艳香 李 晓)

第八节 血 糖 异 常

血糖主要是指血浆中的葡萄糖。正常情况下,血糖含量相对恒定,仅在较小的范围内波动。任何原因引起的血糖升高或降低称为血糖异常。

一、高 血 糖

【概述】

高血糖(hyperglycemia)也称血糖过高,是各种原因引起的胰岛素相对或绝对缺乏以及不同程度的胰岛素抵抗,使体内碳水化合物、脂肪、蛋白质代谢紊乱,导致血糖超过正常值。高血糖是诊断糖尿病的一个重要指标。

(一) 病因

1. 糖尿病

(1) 1型糖尿病:是由于免疫损伤导致胰岛 β 细胞数量显著减少或消失,导致胰岛素分泌显著下降或缺失。

(2) 2型糖尿病:是由于胰岛 β 细胞功能缺陷导致胰岛素分泌减少(或相对减少)和/或胰岛素抵抗导致的胰岛素在机体内调控葡萄糖代谢的能力下降导致的一类糖尿病。

(3) 特殊类型糖尿病:主要包括遗传性缺陷、胰腺外分泌疾病(如胰腺炎、创伤/胰腺切除术后、胰腺肿瘤等)、内分泌疾病(如肢端肥大症、库欣综合征、甲亢等)等。

(4) 妊娠糖尿病:妊娠期发生或发现的糖尿病。

2. 应激性高血糖 是指既往无糖尿病史患儿在受到如创伤、感染、烧伤、手术、缺氧、失血、休克及多脏器功能衰竭等急性严重损伤和应激原强烈刺激后引起的血糖水平升高的现象。

3. 药源性高血糖 是指由于应用某些药物,如糖皮质激素、噻嗪类利尿、甲状腺激素等引起的血糖增高。

4. 新生儿高血糖 是指新生儿期的血糖增高,主要原因为新生儿特别是超低出生体重儿血糖调节功能不成熟、外科术后、输血等。

(二)发生机制

1. 糖尿病 正常人血糖浓度的稳定有赖于中枢神经系统、内分泌腺体、肝、胃肠及肾等的协调活动来维持,以内分泌腺体及肝最重要。胰岛素是体内唯一的降血糖激素,由于不同原因引起胰岛素分泌缺陷和 / 或胰岛素作用缺陷则导致血糖增高。糖尿病是以持续高血糖为基本特征的疾病,病因目前尚不明确,主要与遗传和环境等因素有关。

2. 应激性高血糖 目前研究认为可能与应激后发生的神经内分泌调节有关。

3. 药源性高血糖 是由于应用某些药物造成了胰岛 β 细胞的破坏或影响胰岛素合成与分泌而致使血糖升高,或者药物相互作用降低了胰岛素的效用,使血糖升高。

4. 新生儿高血糖 血糖调节功能不成熟,对糖耐受力低。

【护理评估】

(一)高血糖的评估内容(表 4-29)

表 4-29 高血糖评估表

血糖数值:_____mmol/L 末梢血□ 静脉血□
采集时间:空腹□ 餐后 2 小时□ 夜间□ 随机□
高血糖的诱发因素:降糖药物中断或不足□ 各种感染□ 饮食失控□ 精神因素□ 特殊药物□ 应激□ 输注含糖 / 高糖液体□ 输血□ 低出生体重□ 其他____
高血糖伴随症状:多饮□ 多尿□ 多食□ 体重下降□ 肥胖□ 其他____
酮症酸中毒症状:口渴□ 多尿□ 恶心□ 呕吐□ 烦躁□ 嗜睡□ 意识模糊□ 昏迷□ 呼吸深大□ 呼气中有酮味□ 唇樱红□ 其他____
异常化验指标:糖化血红蛋白(HbA1c)____% 血生化____ 血气分析____ 血清胰岛素(空腹)____μIU/ml C 肽(空腹)____μg/L β-羟丁酸 ____mmol/L 尿酮体____ 血酮体____mmol/L 尿糖____ 其他____
既往用药:口服药:否□ 是□(双胍类□ 格列本脲□)
胰岛素:否□ 是□(剂型____)
服用 / 注射方法:正确□ 不正确□
家族史:无□ 有□

（二）评估内容的解析

1. 血糖数值

（1）正常健康人空腹血糖正常值是 4.0~6.1mmol/L，进餐后可升高，2 小时降至空腹水平。空腹血糖 ≥ 6.1mmol/L，但 <7.0mmol/L，为空腹血糖升高；空腹血糖 <7.0mmol/L 餐后 2 小时血糖 ≥ 7.8mmol/L，为糖耐量降低；空腹血糖 ≥ 7.0mmol/L 或餐后 2 小时血糖 ≥ 11.1mmol/L，结合临床有三多一少症状时可诊断为糖尿病。应激性高血糖诊断标准不一，国内一般患儿血糖浓度 ≥ 8.3mmol/L 即可诊断为应激性高血糖。

（2）新生儿高血糖的诊断标准目前尚未统一，国内多采用足月儿全血血糖超过 7mmol/L，早产儿超过 8mmol/L 为高血糖的诊断指标。

2. 采集时间　不同时间的血糖数值对糖尿病的治疗有着重要的意义，所以在评估时要注明采集血标本时间，以供临床医生参考调整治疗用药。空腹血糖反映人体基础胰岛素的分泌能力，餐后 2 小时血糖反映人体在进餐后追加胰岛素分泌的能力。

3. 高血糖的诱发因素

（1）降糖药物中断或不足：血糖波动需考虑此因素。

（2）各种感染：尤其是 2 型糖尿病伴急性严重感染如败血症、肺炎、化脓性皮肤感染、胃肠道感染、急性胰腺炎、腹膜炎等。

（3）饮食失控：食用过多的高糖、高脂肪的食物或进食大量含糖饮料。

（4）精神因素：精神创伤，过度激动或劳累可导致高血糖。

（5）特殊药物：肾上腺皮质激素治疗、大量服用噻嗪类利尿剂，可导致血糖升高。

（6）应激：外伤、手术、麻醉、心力衰竭、甲亢等可诱发高血糖。

（7）新生儿高血糖的诱发因素主要为输注含糖 / 高糖液体、输血、超低出生体重等。

4. 高血糖伴随症状

（1）伴多饮、多尿、易饿多食和体重减轻的三多一少症状：多为 1 型糖尿病。

（2）伴肥胖、代谢综合征（如与胰岛素抵抗相关的黑棘皮病、多囊卵巢综合征）：多为 2 型糖尿病。

5. 酮症酸中毒（DKA）症状

（1）当任意血糖 >11.1mmol/L；血气分析 pH<7.3 和 / 或 HCO_3^-<15mmol/L；阴离子间隙 AG 增高；血酮体和尿酮体及尿糖阳性，可诊断为糖尿病酮症酸中毒。

（2）患儿常先有口渴、多尿，伴恶心、呕吐，有时以腹痛为突出症状。

(3)患儿如伴烦躁、嗜睡、出现不同程度的意识障碍甚至昏迷,呼出的气体有酮味(烂水果味),提示患儿有严重的酮症酸中毒。查体表现为呼吸深大(Kussmol呼吸)口唇干裂且呈樱红色、皮肤干燥、血压下降等。

6. 异常化验指标

(1)糖化血红蛋白(HbA1c):数值反映的是近期 2~3 个月内血糖的平均水平,较好的反映出患儿近期血糖控制情况。是日常病情控制的良好指标,正常值≤ 6%,治疗良好的糖尿病患儿应 <9%,如 >12% 表明血糖控制不理想。

(2)血生化:糖尿病患儿因为糖、脂肪、蛋白质代谢的异常,血脂异常时要早期进行干预以便更好地预防并发症的发生。血糖升高可引起渗透性利尿,钾随尿排出;呕吐也会使钾丧失,不进食更加重了钾的缺乏,所以必须及时关注血钾情况。

(3)血气分析:酮症时要检查血气值以便及时纠正酸中毒。

(4)胰岛素、C 肽:了解患儿的胰岛细胞功能的指标。

(5)血酮和尿酮:临床中尿酮测定比较经济方便,应用普遍。尿酮体不能反映酮症的严重程度,与实际病情不平行,进行血酮的测定可以避免上述情况的发生。当血酮体 >3.0mmol/L 时,高度提示酸中毒可能,须密切监测生命体征、血糖等。微量血酮体(β- 羟丁酸)测定对糖尿病酮症酸中毒的诊断和治疗监测更直接、及时。

7. 用药情况

(1)口服降糖药物的服用方法是否正确对药物的疗效有较大的影响,所以要评估患儿服用的方法是否正确。

(2)胰岛素注射方法为皮下注射。首先要评估患儿及家长的注射技术,如果患儿或家长未掌握规范的注射方法,例如从不查看注射部位的皮肤,就有可能在注射部位出现硬结导致胰岛素吸收不良导致血糖增高。其次评估胰岛素的剂型,了解患儿或家长是否掌握中、长效以及预混型胰岛素在注射前需要摇匀,如果未按要求操作,则达不到预期的治疗效果。

8. 家族史 研究表明,1 型糖尿病具有一定家族聚集性,2 型糖尿病的遗传倾向明显高于 1 型糖尿病。

【护理措施】

(一)新生儿高血糖护理措施

1. 大多数新生儿高血糖通过减少葡萄糖输注量可以将血糖降低到正常水平。一般两次血糖均超过 12mmol/L(间隔 4 小时),可应用胰岛素治疗。

2. 准确给予胰岛素 首选注射泵,使用泵前(延长)管,以减少胰岛素黏附于静脉输液袋和输液管壁上。

3. 监测血糖 胰岛素输注开始后 1 小时首次监测,调节后 1~2 小时监测;胰岛素停用后 1 小时监测血糖,若 2 小时后再次监测仍正常,随后 4~6 小时监测。

4. 病情观察 多表现为脱水、多尿、体重下降等。血糖显著增高或持续时间长的患儿可发生高渗血症,严重的高渗血症时,颅内血管扩张,可能引起颅内出血,如发生尖叫、抽搐等,应及时对症处理,并保持绝对静卧,减少刺激。

(二)糖尿病酮症酸中毒的护理

1. 严密观察病情变化

(1)严密观察患儿生命体征变化,实施心电监测,每 0.5~2 小时测血压一次。

(2)观察患儿神志。

(3)详细记录出入量,特别是尿量。

(4)遵医嘱及时监测血糖、酮体、电解质、血气数值。通常 1~2 小时测定末梢血糖、尿酮体一次,2~4 小时查静脉血糖及电解质一次。

(5)有电解质不平衡或脱水现象(眼球下陷、体重减轻、口唇干裂、皮肤、口腔黏膜干燥、感觉异常、麻痹)时及时通知医生。

(6)观察纠酮补液后上述病情指标及化验值的变化。

2. 对症护理

(1)将患儿安置在安静病室,卧床休息,吸氧。

(2)患儿呼吸若出现深而快,呼气中有烂苹果味,将患儿头偏向一侧,保持呼吸道通畅,防止误吸。

(3)遵医嘱给予补液治疗:①糖尿病酮症酸中毒一经确定应立即开通静脉通道,迅速恢复循环血容量,保证重要器官的灌注,并逐步纠正电解质紊乱。补液治疗应在开始胰岛素治疗之前给予。第一日补液总量为总液量的 1/2,首批输注生理盐水,于 30~60 分钟内输完,有尿后,可输入不含糖的半张含钾液。第二日补液量 24 小时匀速输入。②应用小剂量胰岛素静脉持续滴注须使用输液泵控制输液速度。以血糖维持在 8~12mmol/L 为宜。③使用碱性液需严格掌握应用指征,只有经适当治疗后,血 pH 仍 <6.9,病情严重者才考虑使用碱性液。④补液治疗还包括补钾、含糖液的应用,磷的补充等。

(4)根据患儿自理能力给予生活护理,保证患儿安全,意识障碍者应加床挡,定时翻身,保持皮肤完整性。

(5)记录患儿的护理问题、采取的措施及患儿对治疗的反应。

(三)糖尿病慢性并发症的防治护理

儿童青少年 1 型糖尿病同样存在发生微血管并发症和大血管并发症的

危险。

1. 病情观察

(1)按时测量空腹、三餐后及夜间血糖。

(2)观察患儿饮食、运动、睡眠、情绪等与血糖变化相关的情况。

(3)观察用药后的反应。降糖药物常见不同程度的胃肠道反应,如发生腹痛、腹胀、恶心、腹泻、异常排气等不适反应及时通知医生。

2. 对症护理

(1)执行糖尿病饮食治疗,观察患儿饮食情况,遇有食量不足或剩余应及时通知医生。

(2)测量血糖数值 >16.7mmol/L 时遵医嘱进行酮体测定。

(3)根据胰岛素剂型要求进行餐前 15 分钟、餐时及睡前的注射,注射时观察注射部位皮肤,若出现红肿、硬结异常情况及时通知医生。

(4)遵医嘱按时给予降糖药物,并观察用药后反应。

(5)根据患儿自理能力指导或协助完成并发症相关检查及标本的留取。

(四) 用药护理

1. 糖尿病患儿高血糖用药原则

(1)胰岛素治疗是 1 型糖尿病患儿最主要的治疗手段,一经确诊需终身依赖外源性胰岛素替代治疗(表 4-30),在糖尿病计划饮食的基础上合理应用。

(2)2 型糖尿病一经确诊,即在生活方式干预的同时接受口服降糖药物治疗。

(3)一旦发生糖尿病酮症酸中毒,应迅速纠正水和电解质紊乱,用胰岛素纠正糖和脂肪代谢的紊乱,逆转酮血症和酮中毒;去除诱因。

表 4-30　胰岛素的种类、常见药物名称、起效、高峰和持续时间

胰岛素类型	种类	临床常见商品名	来源	外观	起效时间(小时)	达峰时间(小时)	持续时间(小时)	发生低血糖时间(小时)
速效胰岛素类似物	门冬胰岛素	诺和锐	生物技术	清	0.15~0.35	1~3	3~5	少见
	赖脯胰岛素	优泌乐	生物技术	清				
	谷赖胰岛素	艾倍得	生物技术	清				
短效胰岛素		普通	猪、牛	清	0.5	1.5~3.5	7~8	3~7
		诺和灵 R	生物技术	清				4
		优泌林 R	生物技术	清				4

续表

胰岛素类型	种类	临床常见商品名	来源	外观	起效时间(小时)	达峰时间(小时)	持续时间(小时)	发生低血糖时间(小时)
中效	低精蛋白锌胰岛素	NPH	人	混悬	2~4	6~12	18~24	6~13
	低精蛋白锌胰岛素	诺和灵 N	人	混悬	1.5	4~12	24	6
	低精蛋白锌胰岛素	优泌林 N	人	混悬	1~2	8~10	18~24	8
基础长效胰岛素类似物	甘精胰岛素	来得时	生物技术	清	2~4	无峰	24	少见
	地特胰岛素	诺和平	生物技术	清	2~3			
长效	鱼精蛋白锌胰岛素	PZI	猪、牛	混悬	3~4	8~10	20	少见
	特慢胰岛素锌混悬液		猪、牛	混悬	4~8	12~24	20~30	

2. 常用口服降糖药物的作用及不良反应见表 4-31。

表 4-31　常用口服降糖药物的作用及不良反应

药物分类	药物名称	药理作用	不良反应	监测要点
双胍类	二甲双胍	帮助机体更好地利用胰岛素,但不会促进体内产生胰岛素,可以限制体内已储备葡萄糖的释放,促进葡萄糖无氧酵解	胃肠道反应(恶心、食欲下降、腹泻)	服药方法(餐前 30 分钟饭中或饭后服)服药后血糖腹泻症状
磺酰脲类	格列本脲	促进糖尿病病人胰岛素的分泌,增加身体其他组织对胰岛素作用的反应	低血糖,有时会出现皮疹及肝肾功能损害	服药方法(餐前 30 分钟)服药后血糖

3. 用药后观察　严密观察患儿血糖变化,避免发生低血糖和血糖大幅波动。

（五）健康教育

1. 针对糖尿病患儿系统的糖尿病知识教育

（1）住院初期及治疗过程中要使患儿家长和年长患儿了解糖尿病诊断及临床表现，胰岛素治疗的目的及注射方法，血糖正常值及控制目标，胰岛素、血糖监测方法和意义，糖尿病饮食。出院前掌握糖尿病分型、胰岛素制剂类型、吸收、作用时间差异，胰岛素剂量调节方法和原则，碳水化合物、脂肪、蛋白质的调整和匹配，低血糖的识别和处理，控制血糖和糖化血红蛋白的意义，运动的注意事项，复诊时间及注意事项等。随着患儿病程的延长，健康教育内容还需包括：糖尿病病理、生理，糖尿病流行病学知识，胰岛素分泌及作用，特殊情况下饮食，运动的调整，高血糖和酮症酸中毒的防治，糖尿病慢性并发症及其预防，糖尿病患儿旅行、吸烟、饮酒等问题。

（2）教会家长和年长患儿做好家庭记录，包括日期、时间，血糖水平，饮食种类和饮食量，胰岛素剂型、剂量，特殊事件（如疾病、聚会、锻炼、月经等），低血糖频率、程度及处理方法。

（3）不同年龄段患儿侧重点不同。婴幼儿应教会家长低血糖的预防、识别和处理；学龄儿教会患儿自我血糖监测和胰岛素注射，低血糖识别和处理，如何根据学校的课程、饮食、运动调整生活，教育父母有意识培养患儿独立性；对于青春期患儿，应提高其自我管理的独立性和责任感，避免随意饮食和无规律运动，鼓励患儿参与讨论治疗方案、控制目标以及目前存在的问题。

2. 给予积极的心理疏导和心理干预治疗，缓解患儿和家长的心理压力。

3. 指导定期复查。

4. 使用联合运用动态血糖监测（CGMS）和胰岛素泵（CS Ⅱ）即双 C 治疗方案的患儿，要教会患儿及家长如何记录进餐、注射胰岛素、运动、情绪变化及使用药物情况；出现问题及时与医护人员沟通；如佩带期间出现蜂鸣报警，禁止私自取出探头；监测治疗期间，不能进行 X 线、CT、MRI 的影像学检查，以防干扰；不必刻意减少食量和加大运动量，使得结果更客观、真实。

【病例分析】

（一）病例详解

1. 病例介绍

患儿，男，10 岁 6 个月，因"糖尿病酮症酸中毒"入院。

4 天前患儿无明显诱因出现多饮多尿症状，全天饮水量约 3L，伴夜尿增多，食量增加为原来的 1.5 倍，伴有体重减轻约 3kg，入院前 1 天，患儿出现头晕、乏力、精神反应差等症状。入院当日，患儿头晕、乏力症状加重，呼吸深大，颜面潮红，急查末梢血糖 37.47mmol/L。

患儿既往体健，无糖尿病家族史。

入院查体：体温 36.2 ℃，脉搏 126 次 /min，呼吸 26 次 /min，血压 90/60mmHg，体重 29.0kg。神志清，反应弱，呼吸深大，口唇干燥呈樱红色，皮肤弹性差，双肺呼吸音清，四肢肌张力正常。

化验检查：血气示 pH 7.18，BE−11mmol/L，尿常规：葡萄糖 4+，酮体 4+；糖化血红蛋白 11.7%。血清胰岛素（空腹）3.85μIU/m，C 肽（空腹）0.49μg/L。

遵医嘱给予小剂量短效胰岛素、含钾液、含糖液纠酮治疗，密切监测血糖、尿酮变化，监测生命体征，于 27 小时后纠酮成功，遵医嘱予胰岛素泵强化治疗，剂量为 1IU/(kg·d)，同时监测血糖变化，记录 24 小时出入量，并每周接受 1~2 次糖尿病健康教育，患儿血糖逐步平稳，改用每日两次胰岛素皮下注射，即早餐、晚餐前注射短效、中效自混胰岛素，胰岛素剂量减至 0.46IU/(kg·d) 后，行馒头餐试验，试验结果显示胰岛素、C 肽曲线低平，餐后无明显分泌高峰，提示胰岛 β 细胞功能受损。住院 26 天后，患儿血糖基本平稳，并掌握了糖尿病生存基本知识和技能，患儿出院。

2. 护理评估

（1）评估表结果见表 4-32。

表 4-32　高血糖评估结果

血糖数值:37.47mmol/L　末梢血☑　静脉血☐
采集时间:空腹☐　餐后 2 小时☐　夜间☐　随机☑
高血糖的诱发因素:降糖药物中断或不足☐　各种感染☐　饮食失控☐　精神因素☐ 特殊药物☐　应激☐　输注含糖 / 高糖液体☐　输血☐ 低出生体重☐　其他无明显诱因
高血糖伴随症状:多饮☑　多尿☑　多食☑　体重下降☐　肥胖☐　其他＿＿
酮症酸中毒症状:口渴☐　多尿☐　恶心☐　呕吐☐　烦躁☐　嗜睡☐　意识模糊☐ 昏迷☐　呼吸深大☑　呼气中有酮味☐　唇樱红☑ 其他头晕、乏力、精神反应差
异常化验指标:糖化血红蛋白(HbA1c)11.7% ↑ (参考范围 4%~6.5%)　血生化无 血气分析 pH 7.18 ↓ (参考范围 7.30~7.42)， BE11mmol/L ↓ (参考范围 −3~3mmol/L) 血清胰岛素(空腹)正常 μIU/ml　C 肽(空腹)正常 μg/L β- 羟丁酸无 mmol/L　尿酮体 4+　血酮体无 mmol/L　尿糖 4+　其他＿＿
既往用药:口服药:否☑　是☐(双胍类☐　格列本脲☐)
胰岛素:否☑　是☐(剂型＿＿＿)
服用 / 注射方法:正确☐　不正确☐
家族史:无☑　有☐

(2)评估结果分析：本例患儿多饮、多尿、多食症状明显，体重减轻，病程进展迅速，血糖 37.47mmol/L，糖化血红蛋白 11.7%，故为 1 型糖尿病所致高血糖。

患儿化验检查结果提示：血糖高，尿糖、尿酮体强阳性，pH 7.18，呼吸深大，面色潮红，皮肤口唇干燥，四肢末梢凉，提示患儿处于糖尿病酮症酸中毒状态。

3. 护理措施

(1)密切观察患儿的生命体征、酮症酸中毒及脱水状态纠正情况，准确记录 24 小时出入量，及时向医生汇报患儿病情变化。

(2)遵医嘱严密监测血糖、尿酮体变化，当血糖低于 4mmol/L 或高于 15mmol/L 时，及时向医生汇报，给予相应处理。

(3)遵医嘱应用胰岛素、含钾液、含糖液等药物治疗。少数酮症酸中毒病例，酸中毒严重时会静点碱性液纠正酸中毒，本例没有用到，但本例患儿糖尿病酮症酸中毒诊断明确，入院后应及时配合医生采集血标本，建立两条以上静脉通路，正确调节各种液体输注速度。

(4)嘱患儿餐后 1 小时适当运动，利于血糖的控制。

(5)利用住院期间，每周进行 1~2 次糖尿病知识健康教育，使患儿和家长掌握糖尿病基本生存技能和知识。

(6)加强心理护理，鼓励患儿及家长配合治疗，共同食用糖尿病饮食，尽快恢复正常学习、生活。

4. 健康教育及出院指导

(1)进行相关饮食健康教育的指导，告知饮食与高血糖的关系，控制总热量、合理安排餐次的重要性，告知不适宜糖尿病患儿食用的食品及正确对待"无糖食品"。

(2)运动疗法是治疗 1 型糖尿病的重要手段之一，当患儿病情稳定，血糖控制在 <11.1mmol/L 时，可以参加学校的各种体育活动，如广播体操、跑步、跳高、游泳等。指导患儿掌握合适的运动强度、运动时间和频率以及适宜的运动方式，强调运动安全。

(3)指导患儿根据不同治疗阶段和控制目标监测血糖。

(4)针对患儿出现的相关并发症进行健康教育指导。

(二)病例拓展

[病例 1]

1. 病例介绍

患儿，女，7 个月 5 天，因"尿液发黏 3 个月，血糖 30.4mmol/L，尿酮阳性 3 天"住院治疗，查体：体温 36.8℃，脉搏 168 次/min，呼吸 38 次/min，血压 81/41mmHg，体重 7kg，身高 69cm，呼吸深大，口唇干燥，四肢末梢凉，纠酮治疗后给予每日三次胰岛素皮下注射治疗，并逐渐减停，加用格列本脲控制血糖，患儿住院 31 天,血糖平稳出院。

2. 思考问题

(1)新生儿糖尿病胰岛素注射时间的特点是什么?

(2)新生儿糖尿病胰岛素注射的注意事项有哪些?

(3)如何正确储存胰岛素?

3. 答疑解惑

(1)答:新生儿饮食规律,通常为每日饮奶 6~8 次,根据饮奶时间给予相应胰岛素注射,临床常以 Q8h 频率进行短效中效胰岛素混合注射,控制血糖。

(2)答:根据患儿进食和胰岛素注射时间,测量每餐前和餐后的血糖。由于患儿年龄小,注射部位面积小,注射时更应该注意部位间以及部位内的轮换使用,避免产生皮下硬结。

(3)答:未启封的胰岛素,应冷藏保存(不得冷冻),储存温度为 2~8℃,超过标签上有效期的胰岛素不可使用。启封的瓶装胰岛素、胰岛素笔芯(注射针头刺穿橡胶塞后),可以保存在冰箱或阴凉干燥的室温环境(20℃左右,不超过25℃,避免光和热),可保存一个月。不同胰岛素生产厂商胰岛素的储存参看厂商说明书。

4. 思维延伸　新生儿糖尿病血糖控制目标及方法。

[病例 2]

1. 病例介绍

患儿,女,11 岁 8 个月,因"发热、咳嗽、咳痰"住院,发现血糖高,予抗炎、控制饮食,加强运动治疗,查体:体温 36.3℃,脉搏 86 次/min,呼吸 23 次/min,血压 128/64mmHg,BMI 27.27,颈部、腋下、左侧腹股沟处可见黑棘皮。空腹静脉血糖 15.9mmol/L,尿酸 663μmol/L,甘油三酯 3.62mmol/L,有糖尿病家族史,单纯饮食控制,血糖仍偏高,加用胰岛素皮下注射,OGTT 试验显示存在高胰岛素血症,胰岛素、C 肽高峰延迟,故 2 型糖尿诊断明确,胰岛素逐步减停,单纯饮食、运动控制血糖,住院 19 天,血糖平稳出院。

2. 思考问题

(1)2 型糖尿病患儿临床主要症状有哪些?

(2)2 型糖尿病患儿为什么可以停用胰岛素治疗?

(3)糖尿病急、慢性并发症各有哪些?

3. 答疑解惑

(1)答:2 型糖尿病多见于年长儿、肥胖儿,起病较隐匿,临床症状多不典型,多有糖尿病家族史,肥胖患儿可伴有黑棘皮、白纹、紫纹等体征。

(2)答:2 型糖尿病患儿的特点为胰岛素分泌不足伴胰岛素抵抗,二甲双胍药物为胰岛素增敏剂,可以帮助患儿减少胰岛素抵抗,提高机体对胰岛素的敏感性,再加以运动、饮食管理等方法,可以达到控制血糖的目的,所以 2 型糖尿病患儿可以逐渐减停外援胰岛素注射。

(3)答:糖尿病急性并发症包含糖尿病酮症、糖尿病酮症酸中毒、低血糖;糖尿病慢性并发症包含血管病变和神经病变,如糖尿病眼病、糖尿病肾病、糖尿病足等。

4. 思维延伸　2 型糖尿病患儿的护理要点。

[病例 3]

1. 病例介绍

患儿,女,5 岁 4 个月,以"胰腺次全切除术"术后血糖升高入院,查体:体温 36.4℃,脉搏 108 次 /min,呼吸 24 次 /min,血压 80/50mmHg,中上腹部可见长约 9.5cm 横行手术瘢痕,双肺呼吸音粗,空腹血糖 10.8mmol/L,糖化血红蛋白 9.7%,空腹 C 肽 0.89μg/L,空腹胰岛素 4.31μIU/ml,餐后血糖,波动于 6.9~20mmol/L,遵医嘱给予监测血糖、糖尿病饮食,并予每日两次胰岛素皮下注射治疗,住院 9 天,血糖平稳出院。

2. 思考问题

(1)患儿血糖升高的原因是什么?

(2)胰岛素常用的注射部位是哪里?

(3)胰岛素注射部位的轮换原则是什么?

3. 答疑解惑

(1)答:胰腺次全切除,导致胰岛素分泌不足,造成高血糖。

(2)答:胰岛素注射为皮下注射,常用的注射部位有上臂外侧、脐周、大腿前外侧和臀部。

(3)答:长期注射胰岛素,注射部位应采取多处轮换,联合应用大轮换和小轮换原则,大轮换顺序为上臂侧面及稍向后面 - 大腿前侧及外侧 - 臀部 - 腹部(有硬结、瘢痕、脐周 5cm 不能注射)。网格划分的小轮换间距 2.5cm(约两手指宽)。

4. 思维延伸　胰腺次全切除手术围术期护理。

(三) 综合提高

[病例 1]是新生儿糖尿病,[病例 2]是 2 型糖尿病,[病例 3]是继发糖尿病,各患儿观察重点有什么区别? 所有患儿均需要监测血糖,其中末梢血糖监测应用最为广泛,请问如何保证末梢血糖监测的准确性?

二、低 血 糖

【概述】

低血糖不是一种独立的疾病,而是多种病因引起的血葡萄糖水平降低,是儿童特别是新生儿和婴幼儿时期最常见的代谢紊乱。

（一）病因

1. 先天发育不足　低出生体重儿包括早产儿和小于胎龄儿糖原和脂肪贮存不足。

2. 高胰岛素血症　婴幼儿持续性高胰岛素血症性低血糖症（PHHI）、糖尿病母亲的婴儿、严重溶血病的胎儿可发生高胰岛素血症、胰岛素瘤、Beckwith-Wiedemann 综合征。

3. 遗传代谢病　糖代谢障碍如糖原累积症、半乳糖血症等；氨基酸代谢障碍如枫糖尿病、丙酸血症等；脂肪酸氧化障碍等。

4. 内分泌疾病　酮症性低血糖、内分泌激素缺乏如生长激素缺乏、促肾上腺皮质激素（ACTH）或皮质醇缺乏、胰升糖素缺乏等。

5. 其他　药物中毒如水杨酸、乙醇、降糖药、普萘洛尔等；肝病如瑞氏（Reye）综合征、肝炎、肝硬变、肝肿瘤等；全身性疾病如菌血症、肿瘤和癌症、营养不良或吸收不良、术后、烧伤、1型糖尿病胰岛素治疗等。

（二）发生机制

1. 血糖平衡的调节　正常人血糖浓度相对稳定主要靠激素、神经和基质的调节。胰岛素是体内唯一的降糖激素，升糖激素分为急性和慢性作用两类，前者包括胰升糖素、儿茶酚胺，后者包括生长激素和皮质醇。血糖平衡还受神经系统调节，下丘脑、肝脏和胰岛中均有血糖感受器，下丘脑的自主神经中枢也参与血糖平衡的调节。内源性的糖主要靠糖原分解和糖异生的作用。糖原是人体内糖的储存形式，是可以迅速动用的葡萄糖储备，通过肝脏自身调节，不依赖于神经和激素。

2. 新生儿低血糖　早产儿和小于胎龄儿，主要与肝糖原、脂肪、蛋白贮存不足和糖原异生功能低下有关；败血症、寒冷损伤患儿主要由于能量摄入不足、代谢率高，而糖的需要量增加，糖原异生功能低下所致；糖尿病母亲患儿、RH溶血病、Beckwith 综合征、缺氧窒息等患儿均由高胰岛素血症所致。

【护理评估】

（一）低血糖的评估内容（表4-33）

表4-33　低血糖评估表

血糖数值：＿＿mmol/L 末梢血□　静脉血□
低血糖发生时间：空腹□　餐后□　夜间□　活动后□　持续低血糖状态□
低血糖的诱因：降糖药使用不当□　饮食□　运动□　胰岛素注射部位□ 　　　　　　　肾功能不全□　肿瘤□　服用引起血糖降低的药物□　其他＿＿

续表

低血糖伴随症状:心慌□　出汗□　无力□　手足颤抖□　面色苍白□　饥饿□　头痛□ 　　　　头晕□　表情淡漠□　反应差□　抽搐□　意识障碍□　昏迷□ 　　　　其他____
异常化验指标:血清胰岛素(空腹)____μIU/ml　C肽(空腹)____μg/L　血生化____　其他____ 家族史:无□　有□(母亲妊娠期糖尿病□　其他____)

(二)评估内容的解析

1. 血糖数值　新生儿低血糖的标准目前普遍认可的是生后 24 小时内血糖 <2.2mmol/L,24 小时后血糖 <2.2~2.8mmol/L 不需考虑出生体重和孕龄。对较大婴幼儿和年长儿一般采用血糖 2.8mmol/L 作为低血糖症的诊断标准。

2. 发生时间

(1)空腹及餐后:常见餐前药量较大,需要调整治疗用量。

(2)夜间及活动后:常见降糖药用量大或运动量过大。

(3)持续低血糖状态:常见于胰岛细胞瘤。

3. 低血糖的诱因

(1)降糖药使用不当:降糖药物量过大或病情好转时未及时减少胰岛素剂量。

(2)饮食:注射胰岛素后没有按时进餐,或因食欲不好未能吃够正常的饮食量。

(3)运动:临时性体力活动量过大,没有事先减少胰岛素剂量或增加食量。

(4)胰岛素注射部位:注射胰岛素的部位对胰岛素的吸收不好,使吸收的胰岛素时多时少产生低血糖。

(5)肾功能不全:导致胰岛素及口服降糖药半衰期延长,较易发生低血糖症。

(6)肿瘤:胰岛素瘤引起的大量胰岛素分泌而致空腹低血糖或由于长时间低血糖而致的中枢神经损害。

(7)服用引起血糖降低的药物:如误服降糖药或服用有降糖作用的保健药物等。

4. 低血糖伴随症状

(1)伴心慌、出汗、无力、手足颤抖、面色苍白及饥饿感:属于自主神经系统症状,是由于神经元缺乏葡萄糖所致。

(2)伴头痛、头晕、表情淡漠、反应差、抽搐、意识障碍、昏迷:是由于神经元缺乏葡萄糖后大脑缺乏葡萄糖所致。往往症状晚于自主神经系统症状。

(3)新生儿和小婴儿低血糖主要表现为反应差、喂养困难、阵发性发绀、呼吸困难、呼吸暂停、嗜睡、惊厥、突发短暂性肌阵挛或面色苍白、低体温等。

5. 异常化验指标

(1)血清胰岛素：低血糖患儿会有胰岛素分泌异常现象。胰岛素瘤患儿胰岛素分泌呈自主性，其浓度常高于正常。

(2)C 肽：了解患儿胰岛细胞功能的指标。

(3)血生化：低血糖时应及时监测血脂、酮体、丙氨酸、乳酸、尿酸等，有助于病因诊断。

6. 家族史　母亲妊娠期糖尿病，其血糖控制水平对新生儿血糖会产生影响。

【护理措施】

(一) 低血糖发作的急症处理

1. 补充葡萄糖　立即给予葡萄糖，轻者口服，重者静脉注射。如无葡萄糖，可予口服甜果汁、糖水，要观察到患儿意识恢复。昏迷患儿应及时遵医嘱给予50%葡萄糖注射液静脉注射，每 15 分钟监测一次血糖，密切关注患儿病情变化。

2. 接受降糖治疗的糖尿病患儿，当血糖骤降或 ≤ 3.9mmol/L 或低血糖症状明显时，应立即采取处理措施并调整治疗方案。

3. 特殊情况　半衰期较长的磺脲类药物（如格列苯脲等）导致的低血糖症往往较持久，给予葡萄糖后患儿虽然意识恢复，但有可能再次陷入昏迷，需连续观察，以保证患儿完全脱离危险期。

4. 对反复发生低血糖的患儿，应考虑各种引发低血糖的危险因素。对于发生无感知低血糖的患儿，应该放宽血糖控制目标，避免频繁的低血糖发作。

(二) 新生儿低血糖的护理

早期识别并给予预防措施防止低血糖的发生是最佳策略。对于大多数新生儿，早期喂养或经静脉给予 10% 的葡萄糖可以维持血糖正常。

1. 监测血糖　生后 1 小时开始床旁监测，一旦患儿血清血糖低于 2.6mmol/L，立即进行临床干预。

2. 病情观察　低血糖无特异性症状，主要以呼吸、神经系统症状为主，如反应差、嗜睡、拒食等，有的出现多汗、苍白及反应低下等。

3. 合理喂养　尽早开奶或人工喂养是预防低血糖发生和治疗无症状性低血糖的首要策略。WHO 推荐新生儿应在生后 1 小时内开始喂养，早产儿和小于胎龄儿应每 2~3 小时喂养一次。可喂养母乳或婴儿配方奶，24 小时内，每2 小时喂 1 次。

4. 正确输液　葡萄糖输注浓度超过 12.5% 时须建立中心静脉通路。

(三) 用药护理

1. 用药原则　一般治疗主要是口服或输注葡萄糖。高胰岛素血症性低血糖症口服药物首选二氮嗪，常与氢氯噻嗪配合使用，以避免水钠潴留。

2. 治疗低血糖常用药物的作用及不良反应见表 4-34。

表 4-34 治疗低血糖常用药物的作用及不良反应

药物分类	药物名称	药理作用	不良反应	监测要点
升血糖药物	二氮嗪	抑制胰腺 β 细胞分泌胰岛素；抑制磷酸二酯酶，增加细胞内 cAMP 或促进儿茶酚胺释放，使血糖升高	多毛、水钠潴留和低血压	血糖数值、血压

3. 用药后效果观察 在停用药物及静脉葡萄糖 5 天后，正常喂养下，空腹、餐前和餐后血糖均 >3mmol/L。

(四) 健康教育

1. 患儿和家长要掌握糖尿病的基本知识，提高对低血糖的认识。熟悉低血糖的症状以及自我处理低血糖症状的方法。

2. 胰岛素注射时要剂量准确，严格按操作程序执行。病情较重，无法预计患儿餐前胰岛素用量时，可以先进餐，然后再注射胰岛素，以免患儿用胰岛素后尚未进食而发生低血糖。

3. 运动前先测量血糖，血糖低于 5.56mmol/L，应适当加餐后再运动。

4. 学龄患儿养成随身携带《患儿信息卡》和高糖食品的习惯。

【病例分析】

(一) 病例详解

1. 病例介绍

患儿，男，1 个月 5 天，因生后血糖降低，间断抽搐 1 月余，以"低血糖原因待查"入院。

患儿生后 4 小时，无明显诱因出现双下肢抖动，测静脉血糖 2.4mmol/L，予配方奶摄入后血糖升至 2.8mmol/L，当地多次监测血糖均 <2.8mmol/L，予葡萄糖注射液静点后双下肢抖动症状好转但血糖仍不能维持正常水平。为进一步诊治，以"低血糖原因待查"收入院。

入院查体：体温 36.2℃，脉搏 130 次 /min，呼吸 28 次 /min，血压 75/42mmHg，体重 6kg，身长 58cm，头围 40cm。发育正常，营养良好，精神反应稍弱，四肢末梢暖，无皮肤色素沉着。

化验检查：静脉血血糖 1.79mmol/L，D-3 羟丁酸 0.08mmol/L，游离脂肪酸 0.3mmol/L，尿酮体阴性，血清胰岛素（空腹）49.81μIU/ml，C 肽（空腹）5.26μg/L。

遵医嘱给予 10% 葡萄糖静点维持血糖，葡萄糖输注速度为 7~10mg/（kg·min），血糖维持在 3.3~6mmol/L，密切监测血糖，发生低血糖时留取血、尿标本。先天性高胰岛素血症明确诊断后给予二氮嗪药物口服治疗,起始剂量为5mg/(kg·d),根据血糖变化逐渐加量至8mg/(kg·d),Q12h口服,同时使用氢氯噻嗪1~2mg/(kg·d),Q12h口服,预防水钠潴留,氯化钾溶液1ml/(kg·d),Tid口服,预防低钾血症。口服治疗中将含糖液逐渐减停,用药治疗10天后,血糖维持正常,无恶心、呕吐、腹泻、心率快、水肿等表现,患儿出院。

2. 护理评估

(1)评估表结果见表4-35。

表4-35　低血糖评估结果

血糖数值:<u>1.79</u>mmol/L　末梢血□　静脉血☑
低血糖发生时间:空腹□　餐后□　夜间□　活动后□　持续低血糖状态☑
低血糖的诱因:降糖药使用不当□　饮食□　运动□　胰岛素注射部位□　肾功能不全□ 肿瘤□　服用引起血糖降低的药物□　其他<u>无明显诱因</u>
低血糖伴随症状:心慌□　出汗□　无力□　手足颤抖□　面色苍白□　饥饿□　头痛□ 头晕□　表情淡漠□　反应差□　抽搐☑　意识障碍□　昏迷□ 其他<u>双下肢抖动</u>
异常化验指标:血清胰岛素(空腹)<u>49.81</u>µIU/ml↑(参考范围2.6~24.9µIU/ml) C肽(空腹)<u>5.26</u>µg/L↑(参考范围1.1~4.4µg/L)　血生化<u>无</u>　其他____
家族史:无☑　有□(母亲妊娠期糖尿病□　其他____)

(2)评估结果分析:本例患儿为1月龄婴儿,生后起病,以反复低血糖、双下肢抖动发作为主要表现,外院住院期间多次监测血糖均<2.8mmol/L,予葡萄糖注射液静点后双下肢抖动症状好转,入院后血糖<2.8mmol/L时,查血D-3羟丁酸、游离脂肪酸均<1.5mmol/L,尿酮体阴性,胰岛素、C-肽均明显升高。结合患儿无营养不良、皮肤色素沉着、生长迟缓等临床表现,故考虑为"先天性高胰岛素血症"所致的低血糖。

评估结果提示患儿血糖低,维持血糖平稳,是治疗的关键,同时注意生命体征等变化,查看有无呕吐、水钠潴留、肝肾功能损害等副作用出现。

3. 护理措施

(1)密切观察患儿生命体征,监测脉率、血压、体重、出入量,及时向医生汇报病情变化。

(2)密切观察患儿血糖变化,出现四肢抖动等低血糖症状时及时测量血糖,并向医生汇报,遵医嘱给予相应处理。

(3)保持静脉通路通畅,用于葡萄糖液的静脉维持及静脉推注,因低血糖持续时间越久,对患儿脑损伤越重,且不可逆,所以静脉给予葡萄糖是最快、最直接有效的纠正低血糖的方式。

（4）遵医嘱应用二氮嗪、氢氯噻嗪、氯化钾口服液等药物治疗,密切观察药物作用及副作用,如呕吐、水钠潴留、肝肾功能损害等。

（5）加强喂养,提高喂奶频率,注意奶后护理,避免呕吐物误吸。

（6）加强心理护理,鼓励患儿家长配合治疗,树立信心。

4. 健康教育和出院指导

（1）监测血糖,避免低血糖发生。低血糖症状可表现为出汗、寒战、青紫、苍白、恶心、呕吐、嗜睡、激惹、注意力不集中、拒奶等。

（2）规律饮食,保证患儿入量。

（3）二氮嗪治疗无效的患儿,可选择奥曲肽皮下注射治疗来控制血糖,使用奥曲肽治疗的患儿需要自行在家完成注射。应教会家长皮下注射技术,药物抽取、部位轮换等相关知识。

（4）严格遵医嘱用药,保证药物用量及用法正确。

（5）定期复诊,及时调整药物用量、监测药物副作用。

（二）病例拓展

［病例 1］

1. 病例介绍

患儿,男,5 岁 6 个月,以"晨起空腹状态下抽搐 1 次,血糖 2.9mmol/L"入院。查体:体温 36.8℃,脉搏 90 次/min,呼吸 20 次/min,血压 90/50mmHg,体重 18.5kg。入院后遵医嘱监测血糖,未见低血糖发作。为明确诊断,于入院后第 3 天行饥饿试验,饥饿试验 21 小时后,患儿血糖 2.37mmol/L,游离脂肪酸 1.34mmol/L,D-3 羟丁酸 1.84mmol/L,尿酮体 +,胰岛素 0.36μIU/ml。诊断为"酮症性低血糖",建议规律饮食,维持血糖平稳,患儿住院 10 天出院。

2. 思考问题

（1）酮症性低血糖患儿护理要点是什么?

（2）空腹血糖及餐后 2 小时血糖的正常值是多少?

（3）如何保护血糖监测部位的皮肤?

3. 答疑解惑

（1）答:晨起空腹血糖低,无其他伴随症状,首先考虑进食少,饥饿时间长造成的酮症性低血糖,护理要点是加强喂养,注意适时加餐,保证糖分供给,避免长时间饥饿。

（2）答:空腹血糖正常值为 4.0~6.1mmol/L,餐后 2 小时血糖正常值为 <7.8mmol/L。

（3）答:低血糖患儿需要密切监测血糖变化,临床上此部分患儿多为新生儿或婴幼儿,为保护皮肤,应注意监测部位的轮换,同时为避免重复穿刺造成神经损伤,应避免指腹部位的穿刺。由于婴幼儿皮肤娇嫩,还应注意穿刺深度,适当延长穿刺后按压时间,避免由于穿刺造成皮下出血。

4. 思维延伸　床旁血糖仪的质量监控。

[病例2]

1. 病例介绍

患儿,女,1个月,因"生长发育迟缓"入院,患儿为孕34周早产儿,查体:体温36.5℃,脉搏145次/min,呼吸43次/min,血压66/41mmHg,体重3.25kg,身高(长)50cm,发育落后,营养差。血生化提示:总胆固醇5.65mmol/L,尿酸622.6μmol/L,血糖2.1mmol/L,天冬氨酸氨基转移酶54.8U/L。予完善检查,加强喂养,住院13天,未再发生低血糖,病情平稳出院。

2. 思考问题

(1)患儿发生低血糖病因是什么?

(2)人体参与血糖调节的激素主要有哪些?

(3)新生儿一过性低血糖发生的原因是什么?

3. 答疑解惑

(1)答:此患儿1月龄,身高体重偏低,发育差,为早产儿,应首先考虑先天发育不足造成的低血糖。

(2)答:人体参与血糖调节的激素主要有胰岛素、胰高血糖素、肾上腺素、去甲肾上腺素、生长激素等。

(3)答:新生儿一过性低血糖多见于糖尿病母亲所生婴儿,是由于母亲持续性高血糖,引起胎儿高血糖,刺激胎儿胰腺,使其胰岛素分泌增多,胰高血糖素分泌减少,糖异生过程所需各种酶类成熟延迟,造成新生儿出生后一过性低血糖。

4. 思维延伸　新生儿低血糖的早期识别。

[病例3]

1. 病例介绍

患儿,男,1个月29天,因"肝大、血糖低"入院,查体:体温36.80℃,脉搏150次/min,呼吸30次/min,血压85/50mmHg,体重4kg,身高(长)55cm。血糖1.9mmol/L,糖化血红蛋白3.6%;胰岛素(空腹)7.56μIU/ml,C-肽2.59μg/L;pH7.12;肝肋下5cm,脾肋下1cm。予加强喂养,完善基因检测,住院7天,病情平稳出院。

2. 思考问题

(1)该患儿低血糖的原因是什么?

(2)如何保证末梢血糖监测数值的准确性?

(3)低血糖患儿饮食注意事项有哪些?

3. 答疑解惑

（1）答：该患儿临床表现有酸中毒、肝大、低血糖，考虑遗传代谢疾病中的糖原累积症，其低血糖最可能的原因是糖原分解或糖异生过程所需要的酶缺乏或功能异常，导致葡萄糖产生减少，造成空腹低血糖。

（2）答：血糖仪定期检验，专人管理；选用与血糖仪相匹配的血糖试纸，打开包装的试纸应在一个月内使用；严格按照操作流程进行操作；采集足够量血标本，血标本能够完全覆盖试纸采血区；选用酒精进行皮肤消毒，消毒后待酒精挥发后再穿刺；保证患儿末梢血运，以穿刺后血液自动流出一滴为适宜程度，避免挤压，必要时可采用温水洗手、甩动双手等方式，保证末梢血运丰富。

（3）答：进食是维持正常血糖的重要途径。低血糖患儿由于各种因素导致体内血糖不能维持正常水平，明确病因后，应根据患儿低血糖发生的病因，给予患儿相应治疗，同时给予患儿相应饮食，如枫糖尿病患儿给予低或无氨基酸饮食，酮症性低血糖患儿给予高蛋白、高碳水化合物、每日多次饮食，保证营养供应，避免长时间禁食，必要时给予口服葡萄糖维持血糖稳定。

4. 思维延伸　低血糖危急值的处理流程。

（三）综合提高

［病例1］是内分泌疾病导致的低血糖，［病例2］是先天发育不足引起的低血糖，［病例3］是遗传代谢病导致的低血糖，请问病情观察和护理有什么不同点？无论什么原因引起的低血糖，都需要严格监测血糖变化，请问患儿监测血糖时间如何把控？

（王晓军　王　锐　王晓玲）

第九节　黄　疸

【概述】

黄疸是由于胆红素代谢障碍引起血清胆红素浓度升高，从而导致高胆红素血症的临床表现，是多种疾病的一种症状和体征，多见于肝、胆及胰腺疾病。表现为巩膜、黏膜、皮肤以及其他组织和体液发生黄染。可分为隐性黄疸和显性黄疸。当血清总胆红素浓度超过 34.2μmol/L 时，肉眼可见黄疸，称为显性黄疸；总胆红素值为 17.1~34.2μmol/L，肉眼看不出黄疸时，则称为隐性黄疸。胆红素代谢过程中，任何一个环节的障碍均可导致黄疸发生。

新生儿生理性黄疸不同于病理性黄疸，它是新生儿期由于胆红素的代谢特点所致，是除外各种病理因素，血清未结合胆红素增高到一定范围的新生儿黄疸，大约 50% 的足月儿及 80% 的早产儿会发生，新生儿生理性黄疸的诊断标准为足月儿总胆红素值不超过 220.6μmol/L，早产儿总胆红素值不超过 256.5μmol/L。

生理性黄疸不需要特殊治疗,多可自行消退。

(一) 病因

1. 胆汁淤积性黄疸(阻塞性黄疸) 胆汁淤积系指由于肝细胞对胆红素排泄或肝内、外胆道梗阻所致,可分为肝内性和肝外性。常见于先天畸形、结石、肿瘤、狭窄、炎症等所致的胆道梗阻及先天性胆总管囊肿、先天性胆道闭锁等。

2. 肝细胞性黄疸 见于新生儿及未成熟儿生理性黄疸、母乳性黄疸、缺氧及某些药物所致等。先天性酶缺乏病和某些先天性疾病也可导致不同程度的黄疸。

3. 先天性溶血性和非溶血性黄疸 多为先天性疾病,如新生儿溶血病,遗传性球形细胞增多症,地中海贫血等。

(二) 发生机制

1. 胆汁淤积性黄疸(阻塞性黄疸) 胆红素产生及结合均可正常进行,由于胆道阻塞,结合胆红素不能排出而反流入血循环,使血液内结合胆红素增高。因胆汁排泄不畅,长期淤积,约经数周后,可使肝细胞功能受损,从而影响未结合胆红素在肝细胞内的转化。

2. 肝细胞性黄疸 因肝细胞对胆红素的摄取、结合、运转或排泄任何一个或几个环节发生障碍而导致黄疸。肝细胞不能有效地摄取未结合胆红素,或摄取功能正常,由于酶缺乏或减少,不能正常地形成结合胆红素。即使结合胆红素已经形成,若肝细胞运转或排泄胆红素发生障碍,则血循环中结合胆红素也会增高。

3. 溶血性黄疸 可由于先天性或后天性溶血,或虽非血液中红细胞溶血,而是骨髓内未成熟红细胞破坏过多所致。因未结合胆红素尚未进入肝细胞前在数量上增多,且远远超过了肝细胞的清除速率,导致黄疸的发生。

4. 先天性非溶血性黄疸 是由于肝细胞摄取胆红素障碍,或葡萄糖醛酸基转移酶(UGT)缺乏使胆红素结合障碍而引起的一类非结合胆红素血症。

【护理评估】

(一) 黄疸的评估内容(表 4-36)

表 4-36　黄疸评估表

年龄:
用药史:无□　有□
既往病史:无□　有□
家族史:无□　有□
新生儿相关既往史:早产□　母乳喂养□　母孕期用药史□
黄疸的程度:隐性□　轻度□　中度□　重度□

续表

黄疸表现:巩膜黄染□
皮肤颜色:金黄色□　淡黄色或柠檬色□　深黄变暗□　皮肤黄染部位____
尿液颜色:正常□　深黄色□　酱油色□　其他____
粪便颜色:正常□　陶土色□　深褐色□　其他____
黄疸伴随症状:发热□　寒战□　腹痛□　皮肤瘙痒□　抽搐□　其他____
黄疸伴随体征:右上腹压痛□　肝大□　胆囊肿大□　脾肿大□　腹部包块□　腹水□　　　　　　　其他____
生命体征:神志____　体温____℃　脉搏____次/min　呼吸____次/min　血压____mmHg　　　　　其他____
异常化验指标:血生化____　血清特异性免疫抗体检测____　其他____
异常检查结果:B超____　CT磁共振胰胆管成像MRCP____　其他____

(二)评估内容的解析

1. 年龄　不同年龄患儿可有不同病因的黄疸,例如新生儿可有生理性黄疸;婴儿有黄疸要排除肝炎或先天性胆道闭锁;儿童则多见于病毒性肝炎、胆总管囊肿等。

2. 用药史　经常服用氯丙嗪、对乙酰氨基酚(扑热息痛)、对氨基水杨酸、异烟肼等药物后出现黄疸者,应考虑是药物性肝病,黄疸多系肝内胆汁淤积所致。

3. 既往病史　有反复发作的胆绞痛史,有胆道手术史者,如出现黄疸(或再次出现)时应考虑黄疸是胆道病变所致,可见于胆总管结石、胆道残余结石、胆道术后胆管狭窄等。有输血、应用血浆制品后出现黄疸者应考虑病毒性肝炎。

4. 家族史　家族史中除考虑病毒性肝炎外,还应考虑有无先天性因素,如G-6PD酶缺乏等。

5. 新生儿相关既往史

(1)早产:早产儿生理性黄疸持续时间长,消退时间晚于足月儿,由于肝脏代谢功能不成熟,黄疸可延迟到生后2~4周消退,因此新生儿黄疸要考虑是否为早产儿。

(2)母乳喂养:母乳喂养的新生儿可发生母乳性黄疸,其病因及发病机制迄今尚未完全明确,可能是由于母乳中β-葡萄糖醛酸苷酶含量高,在肠道内通过水解结合胆红素成为未结合胆红素,使回吸收增加而导致黄疸。因此,如果是母乳喂养的新生儿,超过生理性黄疸期限后黄疸仍然未退,而患儿一般情况良好,生长发育正常应考虑母乳性黄疸的可能。如为配方奶喂养的新生儿则不考虑。

(3)母孕期用药史：母亲孕期用药可能会对胎儿产生影响，可询问母亲怀孕期间是否服用氯丙嗪、对乙酰氨基酚(扑热息痛)、对氨基水杨酸、异烟肼等药物。

6. 黄疸的程度　总胆红素正常值为 3.4~20.5μmol/L。当总胆红素值为 17.1~34.2μmol/L，肉眼看不出黄疸时，为隐性黄疸；总胆红素值在 34.2~170μmol/L 为轻度黄疸；总胆红素值在 170~340μmol/L 为中度黄疸；总胆红素值大于 340μmol/L 则为重度黄疸。

7. 黄疸表现

(1)皮肤、巩膜的颜色：患儿皮肤的颜色主要由黄疸的种类与持续时间来决定。观察患儿巩膜、黏膜与皮肤有无黄疸应在良好的自然光线下进行，并应与饮食有关的假性黄疸相鉴别。患儿巩膜呈浅柠檬色、皮肤呈淡黄色或柠檬色，不伴有皮肤瘙痒，见于溶血性黄疸。患儿巩膜、皮肤、黏膜呈浅黄至深黄色，可提示为肝细胞性黄疸。患儿巩膜黄染、皮肤初期呈金黄色，颜色逐渐加深，甚至呈黄绿色，后期呈灰暗，多提示为梗阻性黄疸，且肤色深浅与梗阻程度有关。新生儿生理性黄疸程度轻重不一，轻者仅限于面颈部，重者可延及躯干、四肢。

(2)尿液、粪便的颜色：尿液颜色变深，粪便颜色变浅，呈陶土色，见于梗阻性黄疸患儿；尿液颜色加深，粪便颜色呈浅黄色，见于肝细胞性黄疸患儿；尿液呈酱油色，粪便颜色加深，呈深褐色，见于溶血性黄疸患儿。新生儿生理性黄疸通常粪便色黄、尿液不黄。

8. 黄疸伴随症状

(1)伴发热：见于急性胆管炎、病毒性肝炎、肝脓肿等。

(2)伴腹痛：上腹剧烈疼痛可见于胆道结石、肝脓肿或胆道蛔虫病等；右上腹剧烈疼痛、寒战高热和黄疸为查科三联征，提示急性化脓性胆管炎。持续性右上腹钝痛或胀痛可见于病毒性肝炎等。

(3)伴皮肤瘙痒：症状严重者多见于梗阻性黄疸患儿，且持续时间长，瘙痒程度与血中胆汁酸的浓度成正比；肝细胞性黄疸患儿瘙痒较轻；如无皮肤瘙痒可考虑为溶血性黄疸。

(4)伴抽搐：新生儿多见于胆红素脑病。

9. 黄疸伴随体征

(1)伴右上腹压痛：见于急性胆囊炎、胆总管结石、肝内胆管结石等，可伴有肌紧张、肝区压痛、叩击痛等；急性胆囊炎时墨菲征呈阳性。

(2)伴肝大：在梗阻性黄疸、肝细胞性黄疸均可出现。

(3)伴胆囊肿大：提示胆总管有梗阻，常见于胆总管囊肿、胆道闭锁、胆总管结石等。

(4)伴脾肿大：见于病毒性肝炎、败血症、肝硬化、各种病因引起的溶血性贫血等。

(5)伴腹部包块：见于胆总管囊肿等。

(6)伴腹水：多见于肝细胞性黄疸，如重症肝炎、肝硬化失代偿期等。

10. 生命体征　测量生命体征时应注意观察患儿性格、行为、睡眠习惯改变、神志、精神状态等，以早期发现肝性脑病前驱期表现。新生儿应注意观察有无痉挛、肌张力改变等胆红素脑病的症状。

11. 异常化验指标

(1)血生化检查：出现黄疸时，应检查血清总胆红素和直接胆红素，以区别黄疸的类型。间接胆红素升高为主的黄疸，主要见于各类溶血性疾病、新生儿黄疸等疾病；直接胆红素升高为主的黄疸，见于各类肝内、肝外阻塞使胆汁排泄不畅而引起的黄疸；直接胆红素、间接胆红素均升高，且肝功能异常，见于各类肝病，为肝细胞损伤引起的黄疸。

(2)血清特异性免疫抗体检测：怀疑血型不合溶血病时应做血清学检查进行确诊。先确定母婴 ABO 血型不合，然后做改良直接抗人球蛋白试验（Coombs 试验）和抗体释放试验及游离抗体试验。其中改良直接 Coombs 试验和 / 或抗体释放试验阳性均表明患儿的红细胞已致敏，可以确诊；若仅游离抗体阳性只能表明患儿体内有抗体，并不一定致敏，此时应参考母游离抗体效价，若母抗体效价 ≥ 1 : 64 则有意义。

12. 异常检查结果　包括腹部 B 超、CT 扫描、磁共振胰胆管成像 MRCP 等，可用于鉴别黄疸的类型，明确梗阻的位置及程度。

【护理措施】

(一) 急性黄疸的护理

1. 病情观察

(1)密切观察患儿神志、生命体征和腹部体征的变化，特别要注意有无高热不退、腹膜炎等重症表现，准确记录 24 小时出入量。

(2)观察尿液、粪便、呕吐物的颜色、性质及量的变化。

(3)观察有无出血现象，监测凝血功能的变化。

(4)化验值的监测：包括血电解质、酸碱平衡和肝功能。

2. 对症护理　做好发热、疼痛、皮肤瘙痒、腹水等症状的对症护理，预防压力性损伤、跌倒、坠床、皮肤破损等护理不良事件的发生。

3. 饮食护理　一般可进食清淡、易消化的食物，避免食用刺激性食物或过烫、辛辣、粗糙的食物，少数患儿需禁食。特殊检查后及术后患儿饮食应遵医嘱执行，禁食水时间由医嘱规定，根据病情转归程度饮食可由流食逐渐过渡到普食，同时加强胃肠外营养支持，无腹泻者后期可进高蛋白、高热量、低脂肪、维生素丰富和易消化的饮食。

4. 术前手术区域皮肤及胃肠道准备 遵医嘱禁食、备皮(清除手术区域的污垢及毛发)、胃肠减压、静脉补液。术前晚、术日晨遵医嘱开塞露药物灌肠或清洁洗肠等肠道准备。

5. 术后护理

(1)术后护理评估:包括手术情况(手术方式、术中出血、输血、麻醉等)、神志、生命体征情况;疼痛及症状管理、切口引流情况;自理能力和活动耐受力;营养状况;心理状态;用药情况;药物的作用及副作用;安全管理等。

(2)卧位与活动:麻醉未清醒者应有专人守护,取去枕平卧位,头偏向一侧。手术后如无禁忌,鼓励患儿术后第一天床上坐起;第二天可床上自主活动,协助患儿翻身、叩背、活动肢体、鼓励其深呼吸;病情允许的情况下,第三天可逐渐下床活动,重症患儿应适当延长卧床时间。

(3)心电监护:根据患儿年龄及病情设定报警限,监测生命体征并记录,发现异常及时报告医生。

(4)疼痛护理:患儿术后配制镇痛泵,可通过协助患儿变换体位、沟通交流转移注意力、按摩等方法,减轻或缓解患儿疼痛。患儿疼痛剧烈时应报告医生,遵医嘱对症处理。

(5)伤口护理:观察手术伤有无渗血、渗液,敷料有无脱落,保持伤口敷料清洁干燥,预防感染等。

(6)管道护理:术后患儿有留置鼻胃管、腹腔引流管、尿管等,注意保持各种引流管的通畅,防止其扭曲、牵拉、受压及阻塞;妥善固定各种管路,避免患儿在床上剧烈活动及用力咳嗽,翻身活动时防止管路脱出;患儿卧床及下地活动时引流管和袋均应低于腹部切口高度(引流袋始终低于肝脏平面20cm),防止引流物反流造成逆行感染。每日详细记录24小时腹腔引流量,准确记录引流液的颜色、性质、透明度;如患儿伴有腹痛、寒战、高热、右上腹或全腹压痛,应考虑发生胆漏,需及时告知医生。

6. 心理护理 以关心、接纳、温暖的态度照顾患儿,认真倾听患儿及家长的诉说,耐心向患儿及家长解释有关黄疸的知识及注意事项、禁食水的意义,减轻其恐惧感,增强战胜疾病的信心。

(二)新生儿黄疸的护理

1. 病情观察

(1)精神状态观察:新生儿一般精神状态良好,若出现精神萎靡、嗜睡、吮乳困难、反应差、肌张力渐退、惊惕不安、双目斜视、四肢强直或抽搐等症时,需立即报告医生处理。要注意防止胆红素脑病的发生,此病严重者可致婴儿死亡。

(2)皮肤颜色观察:观察新生儿黄疸的颜色、部位变化,判断黄疸的严重程度。若新生儿黄疸从巩膜、头面部,逐渐扩散到四肢、手足心,且颜色加深,说明黄疸逐渐加重,应引起高度重视。

(3)喂养奶量观察:生理性黄疸和母乳性黄疸不影响患儿的饮食,若患儿出现拒乳、喂养困难、吮吸无力等症状时,应报告医生,防止发生胆红素脑病。

(4)粪便、尿液观察:根据尿液及粪便颜色分辨引起黄疸的不同病因。

(5)生命体征观察:观察体温、脉搏、呼吸等变化,判断有无感染以及核黄疸的发生。密切观察心率、心音、贫血程度及肝脏大小变化,早期预防和治疗心力衰竭。

2. 蓝光照射的护理 蓝光照射用于新生儿高胆红素血症的辅助治疗,经蓝光照射后可使患儿血中的间接胆红素氧化分解为直接胆红素而随胆汁、尿排出体外,从而降低患儿血清胆红素含量,此方法适用于间接胆红素增高的新生儿。

(1)蓝光照射分为单面和双面两种,黄疸程度重的患儿需使用双面光疗箱照射。不能出暖箱的早产儿及黄疸程度轻的患儿可用单面光疗仪。

(2)蓝光可采用420~470μm 波长,照射前检查蓝光灯管,擦净灯管污迹及灰尘,根据灯管使用情况及时进行更换,保证每根灯管蓝光亮度。

(3)将双面光疗箱内温度调至 32℃,水箱内注满灭菌用水,注水量以水箱刻度为准,使湿度维持在 50%~60%。

(4)给患儿做好光疗前准备:清洁患儿皮肤,修剪指甲。患儿双眼用光疗眼罩或黑色眼罩保护,以免视网膜受损;用专用的光疗尿裤或窄尿布保护会阴,其余皮肤均裸露,皮肤暴露面积越大,光疗效果越好。为避免擦伤,可用小袜子保护双足跟及双踝。

(5)光疗过程中加强巡视,每小时测体温 1 次,或根据病情、体温情况随时测量。保持体温在 36~37℃,根据体温调节箱温,如体温超过 37.8℃或低于 35℃,要暂停光疗。

(6)光疗中要观察患儿精神、反应、呼吸、脉搏及黄疸程度的变化,观察大小便颜色与性状;皮肤有无发红、干燥、皮疹;有无呼吸暂停、烦躁、嗜睡、发热、腹胀、腹泻、呕吐、惊厥等症状。

(7)使用单面光疗箱照射的患儿每 2 小时更换体位 1 次,患儿俯卧时要有专人巡视,以免口鼻受压而影响呼吸。光疗时应适当补充水分。喂奶后半小时内给予患儿侧卧位并增加巡视次数,防止患儿呕吐发生窒息。及时清除光疗箱内玻璃床上的奶液及污物,保持床体的透明度,保证光疗效果。

(8)光疗结束后,要清洁光疗箱并登记使用时间。

3. 换血疗法护理 换血疗法是治疗新生儿高胆红素血症最快速有效的

方法,主要用于重症母婴血型不合的溶血病。目的是通过供血者的红细胞和血浆,替换受血者大部分甚至全部的红细胞和血浆,以换出致敏红细胞和血清中的免疫抗体,阻止继续溶血,快速降低血清胆红素,防止胆红素脑病的发生,同时也可纠正贫血,防止心力衰竭。目前临床常用外周动静脉同步换血疗法。

(1)换血前准备:消毒换血室,保持室温在 24~26℃;准备换血用物(物品、药品、急救用品);工作人员洗手、戴口罩、穿手术衣、戴手套。

(2)备血:应选用新鲜血,先置室内预热,使之与体温相接近;库血贮存时间不要超过 3 天,若保存较久,游离钾离子增高,可以引起致命的高钾血症。换血量通常为新生儿血容量的 2 倍,即 150~180ml/kg,总量约 400~600ml。换血速度 2~5ml/kg/min,换血时间一般为 2~3 小时。

(3)将患儿置于辐射台上,取仰卧位,适当约束四肢、镇静。连接心电监护仪监测生命体征。术前禁食 1 次,以防术中奶液反流引起误吸。建立动、静脉通道并妥善固定,可选桡动脉、腋动脉、肱动脉为换出途径,另一条外周静脉作换入途径,用输血泵控制血液输入。

(4)换血时再次双人核对患儿信息,认真执行输血查对制度。

(5)换血过程中保持动静脉同步进行,以维持内环境的稳定。静脉入血,动脉出血,准确记录输出、输入量及时间。保持动静脉通畅,操作中严格执行无菌技术,避免感染;防止空气栓塞及凝血。

(6)换血过程中密切观察患儿生命体征、尿量、皮肤颜色及全身情况并详细记录,注意给患儿保暖。观察有无输血反应。

(7)换血过程中及时送检血标本,判断换血效果。

(8)遵医嘱补钙,选择中心静脉或粗大的静脉血管缓慢静点或推注,避免药液外渗,速度根据药液稀释情况遵医嘱执行,不可使用头皮静脉,心率小于 100 次/min 应停止推注。

(9)换血后及时拔除动脉留置针,遵医嘱继续蓝光治疗、静脉输入白蛋白。

(10)密切观察患儿生命体征、尿量、肌张力变化,评估黄疸进展,观察有无胆红素脑病的早期症状。协助医生留取血标本查血常规、电解质、血气、肝功等。

(三)用药护理

1. 黄疸治疗原则 在明确原发病的基础上针对病因治疗、对症治疗。如为梗阻性黄疸,首先解除梗阻;肝细胞性黄疸需保肝治疗。

2. 常用保肝药物的作用及不良反应见表 4-37。

表 4-37 常用保肝药物的作用及不良反应

药物分类	药物名称	药理作用	不良反应	监测要点
解毒类	还原型谷胱甘肽硫普罗宁	可以提供巯基或葡萄糖醛酸,增强解毒功能	过敏反应:皮疹 消化系统:恶心、呕吐	监测血常规、肝功能、肾功能
促肝细胞类	多烯磷脂酰胆碱	通过补充人体外源性磷脂成分,并对肝细胞的再生和重构具有非常重要的作用。其次它还可以分泌入胆汁,起到稳定胆汁的作用	大剂量时偶尔会出现胃肠道紊乱(腹泻)	监测电解质、肝功能严禁使用电解质溶液溶解
	促肝细胞生长素	促进肝细胞再生,加速肝脏组织的修复,恢复肝功能	可有过敏反应。可见皮疹和低热,停药后即可消失	缓慢静点
	肝水解肽	促进蛋白质合成、减少蛋白质分解,促进正常肝细胞的增殖和再生。降低谷丙转氨酶,促进病变组织恢复	未见报道	肝昏迷、严重氮质血症及氨基酸代谢障碍者禁用
利胆类	腺苷蛋氨酸熊去氧胆酸	主要用于胆汁淤积性肝病和慢性肝病伴肝内胆汁淤积	昼夜节律紊乱	监测肝功能
肝细胞保护剂	异甘草酸镁	具有抗炎、保护肝细胞膜及改善肝功能作用	假性醛固酮症:极少数人有心悸、眼睑水肿、皮疹、呕吐	长期或大剂量使用可出现低钾血症

3. 保肝药物用药后的观察 用药后注意患儿有无出现味觉减退或异常、恶心、呕吐、腹痛、腹泻、食欲减退、皮疹、水肿等症状。

(四)健康教育

1. 向患儿及家长讲解黄疸发生的原因,注意个人卫生,保持皮肤清洁,勤剪指甲,皮肤瘙痒时切勿挠抓,预防皮肤感染。既往有胆道疾病、十二指肠疾病的患儿积极治疗。定期门诊复查。

2. 告知患儿及家长要生活规律,保持心情愉快,注意劳逸结合、避免受凉。

3. 指导患儿及家长养成良好的饮食卫生习惯,避免食用高脂肪饮食及粗糙、过烫、刺激性的食物。

4. 根据病因和具体情况指导患儿及家长正确用药,介绍药物的不良反应,如有异常或不适及时就医。

【病例分析】

（一）病例详解

1. 病例介绍

患儿，男，4天，主因"发现皮肤黄染3天"入院，患儿于入院前3天（即生后15小时）无明显诱因出现颜面皮肤浅黄染并迅速波及躯干、四肢及手足心。患儿精神反应好，哭声响亮，吃奶好，无发热、嗜睡及抽搐；小便深黄，不染尿布，大便正常，已排胎便。

入院查体：体温37.2℃，脉搏138次/min，呼吸41次/min，血压76/43mmHg，体重3.7kg，巩膜黄染，全身皮肤黄染呈柠檬色，手足心黄染呈浅柠檬色。各生理反射均正常，前囟平软、张力不高，四肢肌张力正常，腹软，肝脏肋下未触及。

实验室检查：血常规示血红蛋白117g/L，网织红细胞计数4.95%，总胆红素444.6μmol/L，直接胆红素9.0μmol/L。血型检测结果：母亲血型A，RH血型ccDEE，抗体鉴定抗-C、e，子血型A，Rh血型CcDEe；子直接Coombs试验4+，子血清中游离抗-C、e抗体2+。

诊断：新生儿母子血型不合溶血病（RH系统）。

患儿入院当天给予外周动静脉同步换血治疗，共输入混合血（洗涤红细胞、血浆）576ml，换出570ml，过程顺利，换血后遵医嘱给予患儿蓝光照射退黄、保持安静、保暖，心电监护下密切观察生命体征变化，静脉滴注肝水解肽保肝促进胆红素代谢，维生素K₁3mg/d肌注3天预防新生儿出血，静脉滴注磷酸肌酸钠保护心肌，静脉补钙及静点丙种球蛋白等治疗，患儿生命体征平稳，皮肤黄染逐渐消退，住院10天出院。

2. 护理评估

（1）评估表结果见表4-38。

表4-38 黄疸评估结果

年龄：<u>4天</u>
用药史：无☑ 有□
既往病史：无☑ 有□
家族史：无☑ 有□
新生儿相关既往史：早产□ 母乳喂养□ 母孕期用药史□
黄疸的程度：隐性□ 轻度□ 中度□ 重度☑
黄疸表现：巩膜黄染☑
皮肤颜色：金黄色□ 淡黄色或柠檬色☑ 深黄变暗□ 皮肤黄染部位<u>全身</u>
尿液颜色：正常□ 深黄色☑ 酱油色□ 其他____
粪便颜色：正常☑ 陶土色□ 深褐色□ 其他____

续表

黄疸伴随症状:发热□ 寒战□ 腹痛□ 皮肤瘙痒□ 抽搐□ 其他<u>无</u>	
黄疸伴随体征:右上腹压痛□ 肝大□ 胆囊肿大□ 脾肿大□ 腹部包块□ 腹水□ 其他<u>无</u>	
生命体征:神志<u>正常</u> 体温 <u>37.2</u>℃ 脉搏 <u>138</u> 次 /min 呼吸 <u>41</u> 次 /min 血压 <u>76/43</u>mmHg 其他<u>无</u>	
异常化验指标:血生化<u>血清总胆红素 444.6μmol/L ↑</u>(参考范围 3.42~20.5μmol/L) <u>直接胆红素 9.0μmol/L ↑</u>(参考范围 0~3.42μmol/L) 血清特异性免疫抗体检测<u>子直接 Coombs 试验 4+,子血清中游离抗 –C、e 抗体 2+</u> 其他<u>网织红细胞计数 4.95% ↑</u>(参考范围 0.5%~2.5%)<u>母 A RhccDEE</u> <u>子 A RhCcDEe</u>	
异常检查结果:B 超<u>无</u> CT <u>无</u> 磁共振胰胆管成像 MRCP <u>无</u> 其他<u>无</u>	

(2)评估结果分析:本例患儿为早期足月新生儿,患儿母亲血型 A,Rh 血型 ccDEE,子血型 A,Rh 血型 CcDEe。于生后 15 小时发现患儿黄疸,黄疸出现早、进展快。全身皮肤黄染呈柠檬色、手足心黄染呈浅柠檬色,巩膜黄染。查总胆红素为 444.6μmol/L,胆红素升高以间接胆红素为主,子直接 Coombs 试验 4+,子血清中游离抗 -C、e 抗体 2+。故符合新生儿母子血型不合溶血病(RH 系统)表现。

评估结果提示降低胆红素是治疗的关键,而最直接有效的方法是换血治疗,同时应给予蓝光照射、保肝、维持电解质平衡等药物进行治疗,防止胆红素脑病的发生。

3. 护理措施

(1)将患儿置于辐射台保暖,心电监护下密切观察患儿生命体征,观察患儿有无抽搐、嗜睡、肌张力高等症状,观察患儿全身皮肤黄染进展情况,协助医生完善各项换血前检查。

(2)做好换血前各项准备,消毒换血室。评估患儿血管情况,选择其桡动脉及手背静脉进行留置针置管,妥善固定,以防脱出。做好输血查对。

(3)换血过程中,保持动静脉管路通畅,避免扭曲、打折。动脉出血、静脉输血,保持出入平衡,换血速度 2~5ml/(kg·min)。做好换血记录,协助医生留取血标本进行检验。

(4)换血过程中注意保暖,监测患儿生命体征,定时测血压。

(5)换血后及时拔除桡动脉留置针,按压针眼至不出血。

(6)换血后遵医嘱给予患儿蓝光照射治疗,注意遮蔽眼睛及会阴,保持患儿体温在 36~37℃。观察有无皮疹、腹泻等症状。观察患儿皮肤黄染有无减退。

(7)遵医嘱给予患儿静脉滴注肝水解肽保肝促进胆红素代谢,静脉滴注磷酸肌酸钠保护心肌,静脉补钙及静点丙种球蛋白等治疗,观察用药后反应,保持输液管路通畅。使用中心静脉或粗大的外周静脉输注钙剂,以免外渗造成组织损伤。

（二）病例拓展

[病例1]

1. 病例介绍

患儿,男,12天,主因"皮肤黄染9天并进行性加重"入院。患儿出生后3天开始出现颜面部皮肤黄染并进行性加重,逐渐波及躯干、四肢、手足心,患儿吃奶好,无发热、腹泻及抽搐。入院查体:体温36.7℃,脉搏138次/min,呼吸42次/min,血压70/55mmHg,体重3.8kg。患儿巩膜及全身皮肤黄染,手足心淡黄染,各生理反射均正常,前囟平软、张力不高,四肢肌张力正常,肝脏肋下未触及;患儿为母乳喂养,吃奶好,无吐奶、呛奶,大小便正常。实验室检查:总胆红素363.07μmol/L,间接胆红素358.42μmol/L,白细胞11.6×10^9/L,红细胞4.99×10^{12}/L。给予蓝光照射疗法、肝水解肽静点等对症治疗,9天后黄疸消退出院。

2. 思考问题

（1）新生儿生理性黄疸的发生机制及表现是什么?

（2）胆红素脑病的主要临床表现有哪些?

（3）护士应对胆红素脑病患儿家长进行哪些健康宣教?

3. 解答疑惑

（1）答:新生儿红细胞较成人多,因而代谢后产生废物较多,由于新生儿肝脏发育尚不成熟,导致胆红素不易排出,所以比较容易产生黄疸,这种因生理现象导致的黄疸称为"生理性黄疸"。主要表现为足月儿生后2~3天出现黄疸,4~5天达到高峰,经过7~10天黄疸自行消退,新生儿一般情况良好,不伴有其他症状。早产儿多于生后3~5天出现黄疸,5~7天达到高峰,由于肝脏代谢功能不成熟,黄疸可延迟到生后2~4周消退。

（2）答:胆红素脑病患儿的主要表现为重度黄疸、肌张力过低或过高,嗜睡、拒奶、强直、角弓反张、惊厥等,容易遗留智力低下、手足徐动、听觉障碍、抽搐等后遗症。

（3）答:根据患儿家长文化程度及对知识的接受能力,向其讲解胆红素脑病患儿的病因、并发症及护理知识,减轻其焦虑、恐惧心理,树立信心;告知家长及早对患儿进行智力开发和康复训练,可最大限度地减轻后遗症,提高生存质量。

4. 思维延伸　新生儿胆红素脑病的护理。

[病例2]

1. 病例介绍

患儿,男,10岁,主因"发热、乏力、食欲减退6天、巩膜黄染2天"入院。患儿6天前自感畏寒发热、四肢无力,食欲减退伴恶心呕吐、腹部饱胀,尿色黄、大便稀,中度发热,已持续 3 天。入院查体:体温 37.3℃,脉搏 80 次/min,呼吸 20次/min,血压 112/76mmHg。神志清,巩膜中度黄染,肝右肋缘下 2cm,剑突下3cm,质地软、触痛。脾肋下可及。实验室检查:丙氨酸氨基转氨酶 220U/L,天冬氨酸氨基转氨酶 105U/L,总胆红素 58μmol/L,尿双胆均阳性。诊断为急性黄疸型肝炎。经保肝、营养支持及卧床休息等治疗,住院 30 天,病情平稳出院。

2. 思考问题

(1)此患儿是何种原因引起的黄疸?

(2)急性黄疸型肝炎多见于哪型肝炎?

(3)肝炎的传播途径有哪些?

3. 解答疑惑

(1)答:患儿有畏寒发热、四肢无力、食欲减退伴恶心呕吐、腹部饱胀,尿色黄染及巩膜黄染,肝脏触痛,丙氨酸氨基转氨酶、天冬氨酸氨基转氨酶、总胆红素均升高,尿双胆阳性,符合黄疸型肝炎特征,属于肝细胞性黄疸。

(2)答:急性黄疸型肝炎是一种以胆红素升高,有皮肤、巩膜黄疸为特征的病毒性肝炎,多见于甲型肝炎,主要是通过日常生活接触而经口传染。

(3)答:甲型肝炎病毒主要从肠道排出,通过日常生活接触而经口传染;乙型肝炎可通过输血、血浆、血制品或使用污染病毒的注射器针头、针灸用针、采血用具而发生感染,血液透析等亦有感染的危险。丙型肝炎主要通过输血而引起,约占输血后肝炎 70% 以上。丁型肝炎传播途径与乙型肝炎类似。

4. 思维延伸 肝性脑病的观察要点。

[病例 3]

1. 病例介绍

患儿,男,4 岁,主因"间断上腹痛伴排白陶土样大便 3 天,皮肤巩膜黄染 2天"入院。患儿 3 天前无明显诱因出现腹痛,位于上腹部,呈间断性,无放射,伴排白陶土样大便,小便色深。2 天前患儿出现皮肤黄染伴瘙痒。腹部 B 超提示肝内胆管扩张,胆总管扩张(胆总管梗阻)。生化检查:丙氨酸氨基转移酶 235.5U/L,天冬氨酸氨基转移酶 158.8U/L,总胆红素 197.9μmol/L,直接胆红素 162.6μmol/L。入院查体:体温 36.5,脉搏 105 次/min,呼吸 26 次/min,血压100/55mmHg。皮肤巩膜黄染,右上腹压痛,墨菲征阴性,无反跳痛、肌紧张,肝脾肋下未触及,腹部未触及明显肿物。一周后在全麻下行腹腔镜胆总管囊肿切除、肝管空肠 Roux-Y 吻合术。术后行胃肠减压、腹腔引流、禁食水,抗感染,抑酸保胃、止血及营养支持等治疗,密切观察患儿病情变化。术后 10 天顺利出院。

2. 思考问题

(1)此患儿为何种原因引起的黄疸?

(2)胆汁淤积型黄疸患儿的皮肤护理要点有哪些?

(3)胆总管囊肿切除术后患儿引流管的护理要点是什么？

3. 答题解惑

(1)答:患儿中度黄疸,小便色深,大便呈陶土样,伴腹痛及皮肤瘙痒,实验室检查示总胆红素、直接胆红素升高、肝功指标异常,B超示肝内胆管扩张、胆总管扩张,符合阻塞性黄疸特征,为阻塞性黄疸。

(2)答:胆汁淤积性黄疸常伴有皮肤瘙痒,为预防因皮肤搔抓伤所引起的继发感染,应采取如下措施:每天用温水洗浴或擦浴(避免使用肥皂),并涂抹润肤乳;穿着柔软、宽松的棉布衣服,避免潮湿;勤修剪指甲,避免瘙痒引起抓伤;严重瘙痒者,可适当外涂炉甘石洗剂,减轻瘙痒。

(3)答:首先,要妥善固定,防止引流管滑脱、移位。其次,注意保持引流管通畅、无菌,避免引流管牵拉、受压、打折、扭曲。卧床、下地活动时引流管和引流袋始终低于肝脏平面20cm,防止引流物反流造成逆行感染。每天更换引流袋并观察记录引流液的颜色、性质和量,并进行床旁交接班,如有异常及时告知医生。如胆汁引流不畅、疑似阻塞时,切勿加压挤压,防止胆汁逆流造成逆行性感染。

4. 思维延伸 胆总管囊肿与胆道闭锁的鉴别。

(三) 综合提高

病例拓展中[病例1]为新生儿高胆红素血症所致溶血性黄疸,[病例2]为急性黄疸型肝炎所致肝细胞性黄疸,[病例3]为胆总管囊肿所致梗阻性黄疸,请问其病情观察有何相同和不同点？无论什么原因导致的梗阻性黄疸,大都需要留置不同的引流管,请问如何有效预防引流管意外滑脱/拔管的发生？

(吴旭红　周 红)

第十节 惊 厥

【概述】

惊厥是小儿常见的急症,尤多见于婴幼儿。由于多种原因使脑神经功能紊乱所致。表现为突然的全身或局部肌群呈强直性和阵挛性抽搐,常伴意识障碍。新生儿及婴儿常有不典型惊厥发作,如表现为面部、肢体局灶或多灶性抽动、局部或全身性肌痉挛,或表现为突发瞪眼、咀嚼、流涎、呼吸暂停、青紫等不显性发作。小儿惊厥的发病率很高,5%~6%的小儿曾有过一次或多次惊厥。惊厥频繁发作或持续状态危及生命或可使患儿遗留严重的后遗症,影响小儿智力发育和健康。

(一) 病因

小儿惊厥的病因从按感染的有无的角度来分,可分为感染性惊厥(热性惊厥)及非感染性惊厥(无热惊厥)。

1. 感染性惊厥(热性惊厥)

(1)颅内感染:如脑炎、脑膜炎、脑脓肿等。

(2)颅外感染:如呼吸道感染、肠道感染、破伤风等。

2. 非感染性惊厥(无热惊厥)

(1)颅内疾病:见于颅脑损伤如产伤、新生儿窒息、颅内出血等;颅内占位性疾病如脑肿瘤、脑囊肿。

(2)颅外疾病:见于癫痫综合征、婴儿痉挛症、代谢异常及中毒等。

(二)发病机制

目前认为是脑内兴奋与抑制过程失衡,大脑运动神经元的异常放电所致。多种病因使脑神经功能紊乱而导致这种病理性放电。凡能造成神经元异常过度放电的因素,均可导致惊厥。

【护理评估】

(一)惊厥的评估内容(表4-39)

表4-39　惊厥评估表

惊厥表现:典型□　不典型□
惊厥时间:<5 分钟□　5~15 分钟□　15~30 分钟□　>30 分钟□
患儿年龄:新生儿□　1~6 个月□　6 个月 ~3 岁□　大于 3 岁□
高危因素:高热□　脑损伤□　生化代谢异常□　癫痫□
惊厥后机体受伤:无□　有□　部位＿＿＿
惊厥伴随症状:高热□　呕吐□　大小便失禁□　意识障碍□　其他＿＿＿
惊厥史:无□　有□
家族史:无□　有□
患儿心理表现:自卑□　恐惧□　焦虑紧张□
患儿家长心理表现:恐惧□　焦虑□　过度呵护□
生命体征:体温＿＿＿℃　脉搏＿＿＿次 /min　呼吸＿＿＿次 /min　血压＿＿＿mmHg
异常化验指标:血常规＿＿＿　尿常规＿＿＿　便常规＿＿＿
脑脊液检查＿＿＿　血生化＿＿＿　其他＿＿＿
异常检查结果:头颅影像＿＿＿　心电图＿＿＿　脑电图＿＿＿　其他＿＿＿

(二)评估内容的解析

1. 表现形式

(1)典型:惊厥发作时表现为突然意识丧失,头向后仰,面部及四肢肌肉呈强直或阵挛性收缩,眼球固定、上翻或斜视,口吐白沫,牙关紧闭,面色青紫,部分患儿有大小便失禁。惊厥持续时间为数秒至数分或更长,发作停止后多进入睡眠状态。惊厥典型表现常见于癫痫大发作。

(2)不典型:早产儿惊厥可表现为阵发性眼球转动、斜视、凝视或上翻,也可反复眨眼、面肌抽动似咀嚼和吸吮动作,同时可表现为阵发性面红、苍白、流涎、出汗或呼吸暂停而无抽搐。新生儿惊厥表现为全身性抽搐者不多,往往仅一侧肢体跳动、强直、下颌抖动,频繁眨眼,双眼凝视,呼吸暂停。婴幼儿惊厥常无肢体强直,只有肢体阵挛,但破伤风惊厥则以强直性为主,伴有"苦笑"面容。

(3)评估鉴别:患儿某些表现易与惊厥相混淆,应注意区分。

1)惊跳或抖动:常见于新生儿或小婴儿,因外界刺激可出现惊跳或抖动,是一种大幅度、高频率及有节奏的运动,不伴有异常的眼或口颊运动,易于安抚。惊厥常伴有异常的眼或口颊运动。在手足口病流行期,应警惕惊跳患儿患手足口病的可能。

2)屏气发作:常因情绪反应引起,多在6~12月龄起病,大多在3岁后消失。发作前先有哭闹表现,哭闹十几秒左右即在呼气时屏气,然后出现青紫、全身强直、角弓反张及尿失禁,偶见短暂的全身抽搐,发作多于1分钟左右自然终止,呼吸恢复后意识即恢复,并再次啼哭,脑电图无异常。

3)抽动障碍:是一种以肌肉抽动为主要特点的行为障碍,抽动表现为不自主的、突然发生的、迅速而过重复刻板的无规律、无目的的动作或发声,有时可用意志克制一段时间,在无聊时症状明显,而在专注学习时减少,在睡眠中减少或消失。脑电图正常,氟哌啶醇治疗有效。

4)习惯性阴部摩擦:指发作性两腿交叉摩擦,同时面颊潮红、出汗、双眼凝视、会阴部有分泌物。一般多发生在睡前或刚醒后,也可白天发生,发作时转移小儿注意力常能够终止或减少发作,年长后大多停止发作,个别可出现行为问题,脑电图无特异性异常。

5)晕厥:在疲倦、精神紧张、惊恐、突然起立等情况下脑血流量移过性减少,出现面色苍白、出汗、手脚发凉、心跳缓慢、血压下降、意识短暂丧失,甚至短暂肢体僵硬、痉挛,平卧后常可迅速好转。

6)癔症:发作前多有精神因素诱发,常有胸闷、心悸等各种不适,"惊厥"表现无规律,发作时有短暂的意识障碍,瞳孔无变化,对光反射存在,无大小便失禁,脑电图正常。暗示疗法有效。

2. 惊厥时间

(1)惊厥发作时间表现不同,如单纯型高热惊厥,全身强直阵挛性发作,可持续数秒至10分钟,复杂性高热惊厥发作持续时间可达15分钟。

(2)惊厥持续状态:如惊厥持续30分钟以上,视为惊厥持续状态,可导致永久性神经系统损害。

3．患儿年龄

(1)新生儿：多见于缺血缺氧性脑病、颅内出血、化脓性脑膜炎、低钙血症、低血糖、先天性脑发育畸形、破伤风和高胆红素脑病等。

(2)0~6个月：无热惊厥应考虑有无婴儿手足搐搦症或中枢神经系统感染。

(3)6个月~3岁：婴幼儿多见高热惊厥、化脓性脑膜炎、低钙血症、婴儿痉挛症等。

(4)大于3岁：学龄前及学龄儿童多见癫痫、颅内感染、中毒性脑病、接触有毒物质中毒等。

4．高危因素

(1)高热：高热惊厥的患儿,惊厥发作时多发生在疾病初期体温骤升时。

(2)脑损伤：颅脑损伤患儿发生惊厥多见于产伤、颅脑外伤等。

(3)生化代谢异常：多见于低血糖、低钙、低镁血症等,其中以低血钙为常见。

(4)癫痫：癫痫的患儿,在饥饿、劳累、睡眠不足等多种因素的影响下,可诱发惊厥发作。

5．惊厥后机体受伤　由于惊厥发作的突然性,会造成机体损伤,如跌伤、硬物撞伤、舌、唇咬伤等。

6．惊厥伴随症状　不同的惊厥发作后,会有不同的症状出现,如高热惊厥的患儿主要表现为体温高热,可高达39~40℃。惊厥典型发作后,有部分患儿出现大小便失禁,单纯型高热惊厥发作后可伴有短暂嗜睡,醒后无意识及运动障碍。

7．惊厥史 / 家族史　高热是小儿惊厥最常见的原因,患儿常有家族史。

8．患儿心理表现　患儿惊厥后常表现为恐惧、自卑心理,年长儿因担心再次发作情绪焦虑紧张。

9．家长心理表现

(1)恐惧：患儿出现惊厥时,家长常常担心预后不良产生副作用。

(2)焦虑：家长因担心患儿再次发作便盲目求医。

(3)过度呵护：家长对患儿过度关心,继而使患儿导致神经系统敏感性增高。

10．生命体征　体温、脉搏、呼吸、血压反映患儿的生命状况,针对抽搐患儿体温与呼吸监测更为重要,因为体温升高提示高热惊厥可能,如单纯性高热惊厥会在疾病初期出现高热;呼吸不规则甚至呼吸抑制,出现意识障碍的需积极抢救。

11．异常化验指标

(1)血、尿、大便常规：白细胞增高伴核左移提示细菌感染,但需注意部分病毒感染(如乙型脑炎)和单纯惊厥亦可有白细胞增高,白细胞伴原始或幼稚细胞增多则是提示脑膜白血病,血中嗜酸性粒细胞增多常提示脑寄生虫病。尿常规发现有蛋白质、血尿和各种管型时,特别患儿有高血压时,应考虑肾炎所致高血压脑病。值得注意的是对突然高热伴惊厥和严重全身中毒症状的患儿,肛诊或盐水灌肠化验大便常规是及早诊断中毒型痢疾的重要手段。

(2)血生化:血糖、血钙、血镁、血钠、血磷、肝功能、肾功能等测定。血电解质、肝肾功能等检查可查找相关病因,如血糖过低考虑低血糖或瑞氏综合征,血电解质异常提示可能系电解质紊乱所致惊厥,新生儿胆红素脑病(核黄疸)则血胆红素特别是非结合胆红素明显增高。

(3)脑脊液检查:疑有颅内感染者需做脑脊液常规、生化、涂片染色和培养等,这是诊断、鉴别诊断中枢神经系统疾病的重要方法,对颅内感染、出血的诊断十分重要。特别强调的是对第一次惊厥的患儿应争取及早做脑脊液检查。

(4)其他:如组织化学或染色体检查,常用于诊断遗传代谢性疾病,如尿三氯化铁试验检查苯丙酮尿症。还有如免疫学检查、毒物检测等。

12. 异常检查结果

(1)头颅影像:疑有颅内出血、占位性病变和颅脑畸形者,可选做脑血管造影、头颅 CT、MRI 等检查。

(2)心电图与脑电图检查:怀疑心源性惊厥者可选做心电图;疑有婴儿痉挛症及其他类型癫痫或脑占位性病变可做脑电图。脑电图对癫痫的诊断有重要价值,癫痫在脑电图表现为棘波、棘慢波和多棘波以及阵发性高幅慢波。EEG对癫痫的诊断阳性率约 60%,诱发后阳性率可提高到 70%~80%,但脑电图阴性也不能排除癫痫的诊断。

【护理措施】

(一) 急性期护理

1. 止惊处理　发作时,立即通知医生。建立静脉通道,遵医嘱应用止惊、降颅压药物,记录抽搐部位、形式及持续时间。

2. 保持呼吸道通畅　患儿惊厥时通常口鼻分泌物较多,甚至有呕吐物阻塞气道的现象发生,所以床旁需备好吸引器,必要时准备气管切开包。用止惊药同时应及时清除分泌物和呕吐物,除去紧身衣物。患儿取头侧平卧位或取侧卧位,以防呕吐物误吸造成窒息。吸氧时采取面罩或鼻导管低流量吸氧,避免高流量吸氧刺激患儿。若呼吸困难及氧饱和度不能维持,必要时采取呼吸支持。

3. 防止意外伤害　拉起床挡,约束患儿,但发作时不可强行按压肢体,以免引起骨折或脱臼。可使用约束带,置沙袋或软枕于固定患儿两侧防止意外伤害,放置口咽通气道或压舌板。需要注意的是牙关紧闭情况下不要强行撬开牙齿,在不伤害口腔组织的情况下采用开口器等形式打开口腔,防止坠床、撞伤、舌或唇咬伤等意外。不采用经口测量体温。

4. 惊厥持续状态的抢救

(1)选择起效快、强有力的抗惊厥药物,及时有效控制发作,先用苯巴比妥钠肌内注射,仍不止控制惊厥发作可用地西泮或咪达唑仑,仍无效可用水合氯醛灌肠。尽可能单药足量,先缓慢静注一次负荷量后维持,不宜过度稀释。所选药物根据发作类型合理选择。

(2)维持生命功能,防治脑水肿、酸中毒、呼吸循环衰竭,保持气道通畅、吸氧。

(3)积极寻找病因和控制原发疾病,避免诱因刺激患儿再次发生惊厥。

(二)惊厥间歇期护理

1. 严密观察病情　监测心率、呼吸、血压、经皮氧饱和度变化。同时密切观察并记录神志、瞳孔、面色、尿量等变化。持续抽搐患儿如出现头痛、呕吐瞳孔忽大忽小、不等大或对光反应迟钝及呼吸节律不整,提示可能发生脑水肿、脑疝,应立即通知医生。

2. 根据原发病采取相应护理措施　如高热患儿及时给予物理或药物降温,30 分钟后复测体温一次。颅内感染患儿遵医嘱用药选择能够透过血脑屏障的抗生素。低血糖、低血钙、低血镁患儿遵医嘱补充高糖液体、钙剂及镁剂。补充钙剂时应选用四肢粗大血管,并 15 分钟观察一次,防止发生药液渗漏。

3. 发作后患儿可能昏睡,应继续采取防护性措施,及时清除呼吸道分泌物,选择合适体位。加强翻身及皮肤完整性的检查,若出现大小便失禁,及时更换床单及衣物保持患儿舒适。

4. 日常生活饮食护理　保证足够休息及睡眠,适当体育活动增强体质,鼓励孩子多参加户外及群体活动。随季节变化增减衣物,避免感冒。饮食方面加强患儿营养,给予营养丰富易消化饮食半流质或流质饮食、忌辛辣油腻。

(三)用药护理

1. 用药原则　明确病因,对症治疗。

(1)高热惊厥:要控制惊厥;注意降温;病因治疗;预防惊厥再发。

(2)维生素 D 缺乏性手足抽搐症:首先控制惊厥及喉痉挛,症状控制后给予维生素 D 治疗。

(3)缺氧缺血性脑病或脑炎:控制惊厥首选苯巴比妥、水合氯醛,如疗效不明显可给予地西泮,药物联合应用要注意呼吸抑制问题。

(4)癫痫:严格按照癫痫及癫痫综合征的发作类型选药,以单种药物治疗为主,避免多种药物同时合用而导致中毒或影响疗效。在医生指导下用药,不宜自行改药、加药,及时行血药浓度监测。

2. 治疗惊厥常用药物的作用及不良反应见表 4-40。

表 4-40　治疗惊厥常用药物的作用及不良反应

药物分类	药物名称	药理作用	不良反应	监测要点
苯二氮䓬类	地西泮	抗癫痫和抗惊厥,镇静催眠,为治疗癫痫持续状态的首选药,对破伤风轻度阵发性惊厥也有疗效	治疗量连续用药可出现头昏、嗜睡、乏力等反应,大剂量偶致共济失调。静脉注射对心血管有抑制作用,过量急性中毒可致昏迷和呼吸抑制	监测呼吸、心率及血压情况
	咪达唑仑	抗焦虑、镇静、催眠甚至意识消失	血压下降、血栓性静脉炎、呼吸抑制等,快速静脉注射(尤其是与芬太尼合用)还可能导致严重低血压和癫痫发作。长期大剂量用药可能致成瘾性	监测呼吸、心率及血压情况
	苯巴比妥	镇静催眠以及抗惊厥的效应,大剂量产生麻醉作用	低血压、呼吸抑制、头晕嗜睡。可能出现认知障碍、逆行性遗忘(记忆缺损)、皮疹、药物热、剥脱性皮炎等过敏反应。长期用药时可产生药物依赖,停药后易发生停药综合征	注意监测皮疹,肝功、肾功
渗透性利尿剂	20%甘露醇	组织脱水、利尿作用	心力衰竭、高血钾、血栓性静脉炎,外渗易引起皮肤坏死	输注时应严格控制输液速度,穿刺四肢粗大血管,输注中严密观察生命体征及尿量,输注完毕用生理盐水冲管
其他镇静剂	水合氯醛	催眠、抗惊厥,作用类似苯巴比妥	心律失常、呼吸停止、肝肾损害、头晕、步履不稳、腹痛、腹泻、过敏性皮疹等	用于镇静时应监测经皮氧饱和度、血压

3. 用药后观察　密切观察生命体征变化;记录惊厥缓解时间及有无复发;观察药物的不良反应;密切观察静脉穿刺部位避免药液外渗。

(四) 健康教育

1. 向家长详细交代患儿病情,解释惊厥的病因和诱因。

2. 指导家长掌握预防惊厥的措施。因高热惊厥患儿在今后发热时再次出现惊厥,故应告诉家长及时控制体温是预防再次惊厥的关键,指导家长在患儿发热时进行少穿衣物多喝水的简单基本的物理降温措施和药物降温的方法。

3. 演示惊厥发作时急救的方法,保持镇静,发作缓解时迅速将患儿送往医院,并指导惊厥发作时患儿的安全护理。

4. 癫痫患儿应按时服药,不能随便停药,根据病情及时调整药物。

5. 经常和患儿及家长交流,解除其焦虑和自卑心理,形成积极阳光开朗的心理状态,建立战胜疾病的信心。同时强调定期门诊随访的重要性。

【病例分析】

(一)病例详解

1. 病例介绍

患儿,男,2岁10个月,反复发热两日,伴头痛及呕吐,入院后抽搐发作1次,表现为意识丧失,双眼上翻,口吐白沫,四肢强直,意识不清,呼之不应,无二便失禁,持续10分钟,惊厥缓解后意识未恢复,查体未见机体受伤。

患儿既往体健,否认惊厥史及家族史。突然发病,患儿父母深感恐惧。

查体:体温38.8 ℃,脉搏136 次/min,呼吸54 次/min,血压86/56mmHg。浅昏迷,颈稍抵抗,双侧肱二头肌反射、膝腱反射减弱,布鲁津斯基征阳性。

实验室检查:白细胞计数7.24×10^9/L,血红蛋白124g/L,C反应蛋白2.9mg/L。

脑脊液常规生化:氯化物122.5mmol/L,糖3.38mmol/L,蛋白520mg/L。红细胞20×10^{12}/L、白细胞10.0×10^9/L、颜色无色、透明。单纯疱疹病毒Ⅰ型DNA阳性。

视频脑电图:异常幼儿脑电图。背景活动减慢,两侧枕、颞区慢波阵发。

头颅MRI:双侧大脑半球皮质肿胀伴双侧基底节区及丘脑异常信号伴细胞水肿,双侧脑室扩张。

2. 护理评估

(1)评估表结果见表4-41。

表4-41 惊厥评估结果

惊厥表现:典型☑ 不典型□
惊厥时间:<5 分钟□ 5~15 分钟☑ 15~30 分钟□ >30 分钟□
患儿年龄:新生儿□ 1~6 个月□ 6 个月~3 岁☑ 大于 3 岁□
高危因素:高热☑ 脑损伤□ 生化代谢异常□ 癫痫□
惊厥后机体受伤:无☑ 有□ 部位____
惊厥伴随症状:高热☑ 呕吐☑ 大小便失禁□ 意识障碍☑ 其他头疼

续表

惊厥史:无☑ 有□ 家族史:无□ 有□
患儿心理表现:自卑□ 恐惧□ 焦虑紧张□
患儿家长心理表现:恐惧☑ 焦虑□ 过度呵护□
生命体征:体温 38.8℃ 脉搏 136 次/min 呼吸 54 次/min 血压 86/56mmHg
异常化验指标:血常规无 尿常规无 便常规无 血生化无 　　　　　脑脊液检查　蛋白 520mg/L ↑(参考范围 150~450mg/L) 　　　　　　　　　　红细胞 20×10^{12}L ↑(参考范围 0) 　　　　　　　　　　单纯疱疹病毒Ⅰ型 DNA 阳性 　　其他无
异常检查结果:头颅影像　MRI 双侧大脑半球皮质肿胀伴双侧基底节区及丘脑异常信号 　　　　　　伴细胞水肿,双侧脑室扩张　心电图无 　　　　　　脑电图异常幼儿脑电图　其他无

(2)评估结果分析:2 岁幼儿,既往无惊厥史,体温增高,惊厥 1 次,有头痛、呕吐等颅内压增高表现,查体存在浅昏迷,神经反射异常,头颅核磁及脑电图存在异常,脑脊液化验单纯疱疹病毒Ⅰ型 DNA 阳性。考虑为颅内感染导致的热性惊厥。

评估结果提示要迅速控制惊厥发作,注意降温,严密观察病情变化,病因治疗,做好安全防护,预防惊厥再次发生。

3. 护理措施

(1)惊厥紧急处理:患儿发生惊厥时立即给予去枕平卧,头偏向一侧,清除呼吸道分泌物,轻托下颌使呼吸道保持通畅。立即给予吸氧、心电监护。立即建立静脉通道,遵医嘱及时采集血标本。遵医嘱应用止惊及降颅压药物。

(2)高热护理:体温大于 38℃应用物理降温,指导患儿多饮水,或遵医嘱必要时给予药物治疗。

(3)病情观察:密切观察患儿生命体征,末梢循环,瞳孔大小,神志改变及尿量改变,每小时记录,如发生病情变化立即报告医生,以便采取紧急抢救措施。

(4)安全防护:专人守护,安装床栏防止患儿坠床,在栏杆处放置棉被遮挡防护,以防患儿抽搐时碰到床栏杆上,同时注意将床上的一切硬物移开,以免造成损伤。使用冰袋及冰枕时应用毛巾包裹起来,防止使用不当造成局部冻伤。

(5)基础护理:对于意识障碍的患儿,定时翻身、更换体位,防止压力性损伤;给予口腔护理,保证口腔清洁,防止口腔感染;做好皮肤的护理,保证皮肤的完整性。

(6)健康教育

1)做好卫生知识宣教,向患儿及家长讲解病毒性脑膜脑炎的病因等相关知识,做好预防和治疗、护理工作。

2)做好患儿及家长的心理护理,给予关心、爱护,鼓励家长及年长儿树立战胜疾病的信心,积极配合治疗提高其治疗依从性。促进患儿疾病恢复。

（二）病例拓展

［病例1］

1. 病例介绍

患儿,女,1岁10个月,发热1天伴抽搐1次,表现为四肢快速抖动数下后,双眼凝视,四肢无力,伴意识丧失,时间约2分钟,无大小便失禁,自行恢复意识。既往无惊厥史。查体:体温39.5℃,脉搏136次/min,呼吸40次/min,神志清,咽红,扁桃体Ⅱ度肿大,神经系统查体未见异常。化验检查:白细胞计数13.34×10^9/L,中性粒细胞绝对值8.93×10^9/L,C反应蛋白54.2mg/L,尿便常规无异常。脑电图正常。

2. 思考问题

(1)止惊治疗时应用地西泮有哪些注意事项?

(2)高热患儿降温措施有哪些?

(3)高热惊厥患儿存在哪些护理问题?

3. 答疑解惑

(1)答:地西泮静脉速度注射过快会抑制呼吸,减慢心率,降低血压,应特别注意静注速度,严格执行1mg/min的速度缓慢注射,同时观察抽搐情况,如抽搐在推注中得到有效控制,应停止使用地西泮。由于地西泮属于脂溶性药物,推注时阻力大,应尽量选择四肢粗大血管,避免外渗同时密切观察穿刺部皮肤情况。

(2)答:当患儿体温超过38.5℃,应行头部降温,头部给予冷敷,可以减轻脑组织充血,促进散热,增加脑细胞对缺氧的耐受性;体温超过39℃,应进行全身降温。可采用温水擦浴,水温比患儿体温低1℃为宜。如物理降温效果欠佳,可配合药物降温。遵医嘱口服对乙酰氨基酚、布洛芬等。退热措施30分钟后复测体温,观察患儿有无体温骤降、大汗淋漓、面色苍白等虚脱现象。

(3)答:护理问题有①体温过高与感染后机体代谢增加有关;②有体液不足的风险与高热后呼吸加快及退热时液体丢失过多有关;③有窒息的风险与喉痉挛、呼吸道分泌物增多有关。

4. 思维延伸 感染性腹泻酸中毒病儿的护理。

［病例2］

1. 病例介绍

患儿,女,26天,出生体重2 800g,无明显诱因下突发惊厥两次,表现为双眼球固定,头偏向一侧,口周发绀,呼吸暂停,约2分钟自行缓解。缓解后活动、意识无异常。

查体:生命体征及神经系统查体无异常。既往史:足月顺产,否认产伤及感染发热病史。其母妊娠后期有低钙小腿抽筋病史,未补钙。

辅助检查:血常规无异常,血钙 1.3mmol/L。

2. 思考问题

(1)新生儿低钙血症的症状有哪些?

(2)静脉补钙有哪些注意事项?

(3)新生儿低钙血症最严重的临床表现是什么?

3. 答疑解惑

(1)答:主要症状是神经、肌肉兴奋性增高,会出现惊跳、手足抽动或震颤、惊厥等现象。并且在抽搐发作的同时还会出现不同程度的呼吸改变、心跳加速、面色发绀、呕吐等。严重的可导致喉痉挛甚至呼吸暂停。

(2)答:在静脉补钙过程中,首选四肢较粗直血管,静脉推注速度要慢(10 分钟以上),边推注边抽回血,不能将药液渗出血管外,同时要注意观察患儿有无心率减慢及恶心、呕吐现象。如果发现药液渗出血管外,应立即停止注射,抽吸针头及血管内存留药液后立刻拔针,压迫穿刺点 3~5 分钟,给予硫酸镁持续湿敷,抬高患肢以便减轻肿胀及疼痛。如发生皮肤破溃可使用湿润烧伤膏或莫匹罗星外涂。

(3)答:最严重的临床表现为喉痉挛甚至呼吸暂停。出现呼吸困难、吸气性喉鸣,应立即给予吸氧、解除梗阻,必要时行气管插管或气管切开。

4. 思维延伸 新生儿气管插管注意事项及配合要点。

[病例 3]

1. 病例介绍

患儿,女,1 岁,摔倒致头部受伤,继而出现意识障,颈项强直,抽搐发作,表现为双眼斜视,右侧口角抽动,右侧肢体间断抖动。右侧肢体运动障碍。

头颅核磁提示:左侧颞顶枕部及镰旁硬膜下出血;少许蛛网膜下腔出血。

2. 思考问题

(1)脑出血患儿病情观察要点有哪些?

(2)颅内压增高有哪些主要表现?

(3)应用脱水治疗时护理要点有哪些?

3. 答疑解惑

(1)答:①意识状态是判别脑部病变的重要指征,观察患儿是否清醒、嗜睡、昏睡及昏迷,以估计患儿病情及预后;②瞳孔的改变是脑出血患儿的重要体征,应密切观察其大小、形状及对光反射的改变;③应密切监测体温、脉搏、呼吸及血压的变化。

(2)答:头痛、呕吐、视乳头水肿是颅内压增高的三大主要表现。头痛表现为剧烈头痛,呕吐典型表现为喷射性呕吐,视乳头水肿时患儿表现为一过性的视力模糊,色觉异常或短暂视力丧失。

(3)答:应用脱水剂时护士须严格执行医嘱,输液速度宜快,并观察患儿有无因脱水严重造成的酸碱失衡及电解质紊乱的临床表现。应用脱水剂需严密观察穿刺血管及周围皮肤的情况,避免外渗造成局部皮肤水肿或损伤。

4. 思维延伸 脑疝的临床表现及护理要点。

(三) 综合提高

［病例 1］为高热惊厥,［病例 2］为低钙惊厥,［病例 3］为脑外伤惊厥,无论何种惊厥,其发作时的急救要点是什么? 如何对家长进行宣教指导?

(李清华 金慧玉)

第五章 症状评估表

一、心悸评估表

科室_____ 患儿姓名_____ 入院诊断_____ 评估日期_____

心悸发作形式:阵发性□ 持续性□

心悸的表现:心动过速□ 心动过缓□ 不规则□

心悸的诱因:无□ 有□(如:剧烈活动□ 精神紧张□ 药物□ 其他____)

心悸伴随症状:无□ 胸痛□ 发热□ 晕厥□ 抽搐□ 面色苍白□ 发绀□ 冷汗□
　　　　　　手足冰冷□ 麻木□ 消瘦□ 多汗□ 呼吸困难□ 胸闷□ 其他____

生命体征:体温____℃ 脉搏____次/min 心率____次/min 心律____ 呼吸____次/min
　　　　　血压____mmHg

异常化验指标:血常规____ 血生化____ 心肌酶谱____ 甲状腺功能检查____
　　　　　　尿常规____

异常检查结果:心电图____ 超声心动图____ 动态心电图____ X线____
　　　　　　心脏放射性核素检查____ 心肌电生理____
　　　　　　甲状腺放射性核素检查____ 其他____

病史:无□ 心律失常□ 心肌炎□ 甲状腺功能亢进□ 先天性心脏病□
　　　猝死家族史□ 其他____

评估结果分析:

_____

_____

_____

二、高血压评估表

科室_____ 患儿姓名_____ 入院诊断_____ 评估日期_____

血压值:____mmHg

年龄:____岁

病程:_____

既往史／原发病:无□ 有□_____

家族史:无□ 有□_____

伴随症状:头疼□ 头晕□ 鼻出血□ 视力减退□ 水肿□ 血尿□ 蛋白尿□
少尿□ 多尿□ 腰背痛□ 三联征(头疼、心悸、多汗)□ 呕吐□
惊厥□ 意识丧失□ 偏瘫□ 满月脸、皮肤紫纹、向心性肥胖□ 其他____

生活方式:体重指数____ 食盐摄入量大于6g□ 精神紧张□ 睡眠不足□

用药史:_____

生命体征:体温____℃ 脉搏____次／min 呼吸____次／min

异常化验指标:血常规____ 尿常规____ 血生化____

其他____

异常检查结果:X线____ B超____ 心电图_____ 血管造影_____

CT_____ 超声心动图_____ 核磁_____

其他_____

评估结果分析:

_____
_____
_____
_____
_____
_____
_____
_____
_____
_____

三、低血压评估表

科室＿＿＿＿＿　患儿姓名＿＿＿＿＿＿　入院诊断＿＿＿＿＿＿　评估日期＿＿＿＿＿＿

血压值：＿＿＿mmHg

年龄：＿＿＿岁

病程：＿＿＿＿＿＿＿＿

既往史 / 疾病史：无□　有□＿＿＿＿＿＿

家族史：无□　有□＿＿＿＿＿＿

低血压诱因：大量出血□　脱水□　创伤□　严重感染□　心功能不全□
　　　　　　烧 / 烫伤□　过敏□　药物 / 食物中毒□　麻醉意外□

伴随症状：头晕□　乏力□　意识状态异常□　皮肤黏膜改变□　末梢充盈减慢□
　　　　　发绀 / 瘀斑□　呼吸节律改变□　少尿 / 无尿□　体温下降 / 不升□
　　　　　高热□　其他＿＿＿＿＿＿＿＿

用药史：＿＿＿＿＿＿＿＿＿＿＿＿＿＿＿＿＿＿＿＿＿＿＿＿

生命体征：体温＿＿＿＿℃　脉搏＿＿＿＿次 /min　呼吸＿＿＿＿次 /min

异常化验指标：血常规＿＿＿＿　血生化＿＿＿＿　血气＿＿＿＿　其他＿＿＿＿

异常检查结果：中心静脉压＿＿＿＿＿　心电图＿＿＿＿＿　超声心动＿＿＿＿＿　其他＿＿＿＿＿

评估结果分析：

_____

_____

_____

_____

_____

_____

_____

_____

_____

_____

_____

_____

_____

四、发热评估表

科室_____ 患儿姓名_____ 入院诊断_____ 评估日期_____

发热的程度:低热☐ 中等热☐ 高热☐ 超高热☐

发热热型:稽留热☐ 弛张热☐ 间歇热☐ 波浪热☐ 不规则热☐

发热伴随症状:寒战☐ 皮疹☐ 淋巴结肿大☐ 皮肤黏膜出血☐ 疱疹☐
结膜充血☐ 咳嗽☐ 咳痰☐ 头痛☐ 意识改变☐ 腹痛☐ 腹泻☐
尿频尿急尿痛☐ 腰痛☐ 关节痛☐ 其他____

生命体征:体温____℃ 脉搏____次/min 呼吸____次/min 血压____mmHg

异常化验指标:血常规+CRP____ 尿常规____ 便常规____血生化____ 血培养____
尿培养____其他____

异常检查结果:X线____ B超____ CT____活体组织病理____ 其他____

评估结果分析:

_____
_____
_____
_____
_____
_____
_____
_____
_____
_____
_____
_____
_____
_____
_____
_____
_____
_____

五、咳嗽与咳痰评估表

科室_____　患儿姓名_____　入院诊断_____　评估日期_____

咳嗽性质:干性咳嗽□　湿性咳嗽□

咳嗽的时间与规律:发作性咳嗽□　慢性咳嗽(4周以上)□
　　　　　　　　清晨或体位变动时咳嗽加剧、痰量增多□　其他____

咳嗽的音色:鸡鸣样咳嗽□　犬吠样咳嗽□　咳嗽声音嘶哑□　咳嗽声音低微或无力□
　　　　　金属音咳嗽□　其他____

痰液性质:黏液性痰□　浆液性痰□　脓性痰□　血性痰□　粉红色泡沫痰□
　　　　　痰液多且静置后呈分层现象□

咳痰能力:自主咳痰□(主诉不费力□　主诉费力□)
　　　　　被动咳痰□(需借助胸部物理治疗□　需借助雾化吸入湿化气道稀释痰液□
　　　　　完全依赖吸痰□)

气道加温湿化影响因素:张口呼吸□　开放气道□

伴随症状/体征:发热□　胸痛□　喘憋□　咯血□　哮鸣音□　杵状指/趾□　其他___

异常化验指标:血常规____　C反应蛋白____　肺炎支原体抗体____　病原学检查____
　　　　　其他____

异常检查结果:PPD____　X线胸片____　肺功能检查____
　　　　　胸部CT/增强CT____　支气管镜____　其他____

评估结果分析:

_____

_____

_____

_____

_____

_____

_____

_____

_____

_____

_____

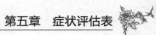

六、呕吐评估表

科室_____ 患儿姓名_____ 入院诊断_____ 评估日期_____

患儿既往史:无□ 有□

呕吐发生时间:晨起□ 晚上或夜间□ 新生儿出生后数小时□ 新生儿期□
　　　　　　婴幼儿期□ 其他____

呕吐的频次:____次/d

呕吐物的量:____ml/d

呕吐物的颜色及性质:黄绿色胆汁□ 黄绿色液混有少量食糜□ 咖啡色□ 其他____

呕吐物的气味:酸臭味□ 粪臭味□ 其他____

呕吐的诱因:无□ 体位□ 运动□ 咽部刺激□ 精神因素□ 外伤□ 药物□ 中毒□
　　　　　　航空、乘车、乘船□ 其他____

呕吐特点:喷射性呕吐□ 非喷射性呕吐□ 其他____

呕吐与进食关系:无□ 进食前□ 进食中□ 进食后半小时内□ 进食后1小时以上□
　　　　　　进食后较久或数餐后呕吐□ 其他____

伴随症状:无□ 发热□ 剧烈头痛□ 眩晕及听力障碍□ 腹泻□ 腹痛□ 黄疸□
　　　　　　贫血□ 水肿□ 蛋白尿□ 其他____

伴随体征:无□ 肌紧张□ 压痛□ 反跳痛□ 肠型□ 肠鸣音亢进□ 胃肠蠕动波□
　　　　　　腹部包块□ 其他____

生命体征:体温____℃ 脉搏____次/min 呼吸____次/min 血压____mmHg

异常化验指标:血常规____ 尿常规____ 血生化____ 血气分析____ Apt定量试验___
　　　　　　其他____

异常检查结果:消化道造影____ B超____ 内镜____CT____ 脑电图____ 其他____

评估结果分析:

_____

_____

_____

_____

_____

_____

_____

_____

七、腹痛评估表

科室_____　患儿姓名_____　入院诊断_____　评估日期_____

腹痛的性质:隐痛□　锐痛□　钝痛□　绞痛□　胀痛□

腹痛的部位:左上腹□　左下腹□　右上腹□　右下腹□　脐周□　脐下□　腰腹脐旁□
　　　　　弥漫或不定处□

腹痛发作方式:阵发性□　持续性□　持续性疼痛阵发性加剧□

腹痛的程度:轻度□　中度□　重度□

腹痛的放射:无□　有□　部位____

腹痛伴随症状:发热□　恶心□　呕吐□　腹胀□　排便习惯的改变□　大便性状的改变□
　　　　　腹水□　黄疸□　休克□　排尿习惯的改变□　其他____

腹痛伴随体征:全腹压痛□　局部压痛□　反跳痛□　肌紧张□　肠型□　肠鸣音亢进□
　　　　　肠鸣音减弱□　肠鸣音消失□　其他____

生命体征:体温____℃,脉搏____次/min,呼吸____次/min,血压____mmHg

异常化验指标:血常规____　尿常规____　大便常规____　血生化____　其他____

异常检查结果:腹部X线____　腹部B超____　内镜____　幽门螺杆菌检查____　其他____

评估结果分析:

_____

_____

_____

_____

_____

_____

_____

_____

_____

_____

_____

_____

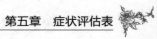

八、腹泻评估表

科室_____ 患者姓名_____ 入院诊断_____ 评估日期_____

腹泻开始时间：_____

腹泻的次数和量：____次/d,____量ml/d

粪便的性状:蛋花汤样□ 黏液脓血便□ 含有坏死脱落的肠黏膜□ 果酱样□
有未消化食物或油滴□ 其他____

腹泻的诱因:不洁饮食□ 接触其他腹泻患儿□ 近期疫源地旅行□ 喂养不当□
抑郁、焦虑□ 其他____

药物使用史:无□ 有□

手术史: 无□ 有□

既往病史:无□ 有□

伴随症状及体征:腹痛□ 发热□ 里急后重□ 肛周脓肿□ 贫血□ 消瘦□ 抽搐□
多汗□ 易饿□ 囟门凹陷□ 皮肤干燥□ 无泪□ 少尿□ 其他____

生命体征:体温____℃ 脉搏____次/min 呼吸____次/min 血压____mmHg

异常化验指标:粪便常规____ 粪便潜血____ 粪便寄生虫卵____ 粪便培养____
血常规____ 电解质____ 血气____ 其他____

异常检查结果:结肠镜检查____ 消化道造影____ B超____ CT____ 胸片____

评估结果分析:

_____

_____

_____

_____

_____

_____

_____

_____

_____

_____

_____

_____

九、高血糖评估表

科室_____　患儿姓名_____　入院诊断_____　评估日期_____

血糖数值：_____mmol/L　末梢血□　静脉血□

采集时间：空腹□　餐后 2 小时□　夜间□　随机□

高血糖的诱发因素：降糖药物中断或不足□　各种感染□　饮食失控□　精神因素□
　　　　　　　　　特殊药物□　应激□　输注含糖 / 高糖液体□　输血□
　　　　　　　　　低出生体重□　其他_____

高血糖伴随症状：多饮□　多尿□　多食□　体重下降□　肥胖□　其他_____

酮症酸中毒症状：口渴□　多尿□　恶心□　呕吐□　烦躁□　嗜睡□　意识模糊□
　　　　　　　　昏迷□　呼吸深大□　呼气中有酮味□　唇樱红□　其他_____

异常化验指标：糖化血红蛋白（HbA1c）____%　血生化_____　血气分析_____
　　　　　　　血清胰岛素（空腹）____μIU/ml　C 肽（空腹）____μg/L
　　　　　　　β- 羟丁酸 ____mmol/L　尿酮体 ____　血酮体____mmol/L
　　　　　　　尿糖____　其他____

既往用药：口服药：否□　是□（双胍类□　格列本脲□）

胰岛素：否□　是□（剂型_____）

服用 / 注射方法：正确□　不正确□

家族史：无□　有□

评估结果分析：

_____
_____
_____
_____
_____
_____
_____
_____
_____

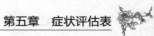

十、低血糖评估表

科室_____ 患儿姓名_____ 入院诊断_____ 评估日期_____

血糖数值:_____mmol/L 末梢血□ 静脉血□

低血糖发生时间:空腹□ 餐后□ 夜间□ 活动后□ 持续低血糖□

低血糖的诱因:降糖药使用不当□ 饮食□ 运动□ 胰岛素注射部位□ 肾功能不全□
肿瘤□ 服用引起血糖降低的药物□ 其他____

低血糖伴随症状:心慌□ 出汗□ 无力□ 手足颤抖□ 面色苍白□ 饥饿□ 头痛□
头晕□ 表情淡漠□ 反应差□ 抽搐□ 意识障碍□ 昏迷□
其他____

异常化验指标:血清胰岛素(空腹)____μIU/ml C 肽(空腹)____μg/L
血生化____ 其他____

家族史:无□ 有□(母亲妊娠期糖尿病□ 其他)

评估结果分析:

_____

_____

_____

_____

_____

_____

_____

_____

_____

_____

_____

_____

_____

_____

十一、黄疸评估表

科室_____ 患儿姓名_____ 入院诊断_____ 评估日期_____

年龄:_____

用药史:无□ 有□

既往病史:无□ 有□

家族史:无□ 有□

新生儿相关既往史:早产□ 母乳喂养□ 母孕期用药史□

黄疸的程度:隐性□ 轻度□ 中度□ 重度□

黄疸表现:巩膜黄染□

皮肤颜色:金黄色□ 淡黄色或柠檬色□ 深黄变暗□ 皮肤黄染部位____

尿液颜色:正常□ 深黄色□ 酱油色□ 其他____

粪便颜色:正常□ 陶土色□ 深褐色□ 其他____

黄疸伴随症状:发热□ 寒战□ 腹痛□ 皮肤瘙痒□ 抽搐□ 其他____

黄疸伴随体征:右上腹压痛□ 肝大□ 胆囊肿大□ 脾肿大□ 腹部包块□ 腹水□
　　　　其他____

生命体征:神志____体温____℃ 脉搏____次/min 呼吸____次/min 血压____mmHg
　　　　其他____

异常化验指标:血生化____ 血清特异性免疫抗体检测____ 其他____

异常检查结果:B超____CT 磁共振胰胆管成像MRCP____ 其他____

评估结果分析:

_____

_____

_____

_____

_____

_____

_____

_____

_____

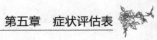

十二、惊厥评估表

科室_____ 患儿姓名_____ 入院诊断_____ 评估日期_____

惊厥表现:典型□ 不典型□

惊厥时间:<5 分钟□ 5~15 分钟□ 15~30 分钟□ >30 分钟□

患儿年龄:新生儿□ 1~6 个月□ 6 个月 ~3 岁□ 大于 3 岁□

高危因素:高热□ 脑损伤□ 生化代谢异常□ 癫痫□

惊厥后机体受伤:无□ 有□ 部位____

惊厥伴随症状:高热□ 呕吐□ 大小便失禁□ 意识障碍□ 其他____

惊厥史:无□ 有□

家族史:无□ 有□

患儿心理表现:自卑□ 恐惧□ 焦虑紧张□

患儿家长心理表现:恐惧□ 焦虑□ 过度呵护□

生命体征:体温____℃ 脉搏____次 /min 呼吸____次 /min 血压____mmHg

异常化验指标:血常规____尿常规____便常规____
　　　　　　脑脊液检查____ 血生化____ 其他____

异常检查结果:头颅影像____ 心电图____ 脑电图____ 其他____

评估结果分析:

_____

_____

_____

_____

_____

_____

_____

_____

_____

_____

_____

第六章　护理病历及评分标准

一、护理病历

科室_____　病房_____　床号_____　病案号_____

（一）一般资料

姓名_____　性别_____　出生年月____年__月__日

民族_____　籍贯_____

宗教信仰　□1.无　□2.有_____

教育　　　□1.幼儿园　□2.小学　□3.中学　□4.未上学

医疗费用　支付方式□1.社会基本医疗保险　□2.商业保险

　　　　　　　　　□3.自费医疗　□4.其他_____

入院日期　____年____月____日____时

入院方式　□1.门诊　□2.急诊　□3.抱入　□4.步行

　　　　　□5.平车　□6.轮椅_____

入院诊断_____

主管医生_____　　责任护士_____

（二）疾病相关资料

主诉：_____

_____

_____

_____

现病史:_____

_____

_____

_____

_____

_____

既往史(包括既往用药史):□ 1. 无　□ 2. 有_____

_____

_____

个人史(出生史、喂养史、免疫接种史、生长发育史)(1 岁以下):

_____

_____

_____

过敏史:□ 1. 无　□ 2. 有_____

_____

家族史:_____

_____

(三) 日常生活型态及自理能力

1. 饮食型态

膳食种类　□普通饮食　□软质饮食　□半流　□流质　□禁食　□禁水
　　　　　□母乳　□混合喂养　□人工喂养　□治疗饮食,请描述_____

进食方式　□正常　□鼻饲　□空肠造瘘　□胃肠外营养
　　　　　□其他　请描述_____

进食 / 进水情况　□ 1. 正常
　　　　　　　　□ 2. 异常,请描述_____

饮食喜好,请描述_____

2. 排泄型态

排便　□ 1. 正常,____次 /____日
　　　□ 2. 异常(□便秘　□腹泻　□失禁　□造口　□其他,_____)
　　　　　　颜色_____;性状_____

排尿　□ 1. 正常
　　　□ 2. 异常(□尿频　□排尿困难　□失禁　□其他,_____)

颜色＿＿＿＿＿＿＿＿＿＿＿＿;性状＿＿＿＿＿＿＿＿＿＿＿＿＿＿

3. 休息与睡眠型态

睡眠　□1. 正常

　　　□2. 异常(□入睡困难　□多梦　□早醒　□失眠　□其他,＿＿＿)

服用药物　□1. 无　□2. 有,请描述＿＿＿＿＿＿＿＿＿＿＿＿＿＿＿

4. 自理能力及日常活动(3 岁以上)

ADL 评分:＿＿＿＿＿分

(四) 心理社会状况(3 岁以上)

情绪状态　□正常　□紧张　□焦虑　□恐惧　□其他＿＿＿＿＿＿＿＿

对所患疾病的认识　□1. 完全了解　□2. 部分了解　□3. 不了解

应对方式　□1. 无　□2. 有＿＿＿＿＿＿＿＿＿＿＿＿＿＿＿＿＿＿＿

＿＿＿＿＿＿＿＿＿＿＿＿＿＿＿＿＿＿＿＿＿＿＿＿＿＿＿＿＿＿＿＿

＿＿＿＿＿＿＿＿＿＿＿＿＿＿＿＿＿＿＿＿＿＿＿＿＿＿＿＿＿＿＿＿

(五) 身体评估

1. 生命体征和身高体重

　　T＿＿℃　P＿＿次/min　R＿＿次/min　BP＿＿mmHg

　　身高＿＿cm　体重＿＿kg　BMI＿＿

2. 意识状态

　　意识　□清醒

　　　　　□意识障碍(□嗜睡　□模糊　□昏睡　□谵妄　□昏迷)

　　定向力　□1. 正常

　　　　　　□2. 异常(□时间　□地点　□人物)

3. 一般状况

　　体位　□1. 自主　□2. 被动　□3. 强迫

　　步态　□1. 正常

　　　　　□2. 异常,请描述＿＿＿＿＿＿＿＿＿＿＿＿＿＿＿＿＿

4. 皮肤黏膜

　　状况　□1. 正常

　　　　　□2. 异常(□苍白　□黄染　□发红　□湿冷

　　　　　　　　　□水肿,部位＿＿＿＿□皮疹,部位＿＿＿＿＿＿＿＿＿

　　　　　　　　　其他＿＿＿＿＿＿＿＿＿＿＿＿＿＿＿＿＿＿＿)

　　完整性　□1. 完整　□2. 不完整,请描述＿＿＿＿＿＿＿＿＿＿＿

　　压力性损伤风险评定　□1. 未评　□2. 已评,量表名称:＿＿＿＿＿

　　　　　　　　　　　得分:＿＿＿＿分　风险度:＿＿＿＿

5. 感官功能

视力 □ 1. 正常

□ 2. 异常(□视力下降(左 / 右) □失明(左 / 右)

□其他_____)

听力 □ 1. 正常 □ 2. 异常(□聋(左 / 右) □其他_____)

6. 语言交流 □ 1. 正常

□ 2. 沟通障碍(含糊、失语、方言、无语言表达能力),请描述

7. 呼吸状况 □ 1. 正常

□ 2. 异常(□频率 □节律 □其他,_____)

8. 循环状况

心率____次 /min;心律 □ 1. 齐 □ 2. 不齐

脉搏短绌 □ 1. 无 □ 2. 有(脉率____次 /min 心率____次 /min)

9. 消化状况 □ 1. 正常

□ 2. 异常,请描述_____

10. 运动状况

四肢活动:□ 1. 正常 □ 2. 异常,请描述_____

跌倒 / 坠床风险评定:□ 1. 未评 □ 2. 已评,量表名称:_____

得分:_____分 风险度:_____

11. 专科异常体征

_____

_____

_____

_____

_____

_____

(六) 主要的辅助检查

_____

_____

_____

_____

_____

_____

_____

（七）主要护理问题（至少提出 5 个护理问题）

_____

_____

_____

_____

_____

_____

_____

_____

（八）护理措施

_____

_____

_____

_____

_____

_____

_____

_____

_____

_____

_____

_____

_____

_____

_____

签名：_____

(九) 护理日志(按医院要求填写)

_____

_____

_____

_____

_____

_____

_____

_____

_____

_____

_____

(十) 出院指导(包括用药、康复、饮食、活动、复诊 / 就诊等)

项目	内容

二、护理病历书写质量评分标准

成绩

内容	评价标准	分值	扣分标准	扣分
一般资料（2分）	各项目填写齐全、准确，字迹清楚，无错别字和涂改	2	某项未填写，或填写不规范、错误，扣0.5分	
疾病相关资料（10分）	主诉简明扼要，不超过20字，描述规范、准确	2	无主诉扣2分；主诉不简明扣1分；主诉不规范扣1分	
	现病史与主诉相关相符，内容真实、全面，描述准确	3	无现病史扣3分；与主诉不相关不相符扣2分；某项现病史未记录或记录有缺陷扣1分	
	既往史、个人史、过敏史、家族史无缺项，描述规范、准确	5	某项记录有缺项或记录有缺陷，扣1分	
日常生活型态及自理能力（8分）	饮食型态无缺项，描述规范、准确	2	记录有缺项或记录有缺陷，扣1分	
	排泄型态无缺项，描述规范、准确	2	记录有缺项或记录有缺陷，扣1分	
	休息和睡眠型态无缺项，描述规范、准确	2	记录有缺项或记录有缺陷，扣1分	
	自理能力及日常活动无缺项，描述规范、准确	2	记录有缺项或记录有缺陷，扣1分	
心理社会状况（2分）	情绪状况无缺项，描述规范、准确	1	记录有缺项或记录有缺陷，扣1分	
	对所患疾病的认识无缺项，与护理问题的提出一致	1	记录有缺项或与护理问题不一致，扣1分	
身体评估（10分）	各项目填写齐全，描述规范、准确	6	某项未填写，或填写不规范、错误，扣0.5分	
	专科检查情况全面、正确	4	某项记录有缺项或记录有缺陷，扣1分	

续表

内容	评价标准	分值	扣分标准	扣分
辅助检查(4分)	记录与本次疾病相关的主要检查及其结果,写明检查日期,外院检查应注明医院名称	4	某项辅助检查结果未记录或记录有缺陷,扣1分	
拟定的当前护理问题和主要措施(16分)	护理问题的提出合理,准确,排列有序	5	某项护理问题提出不合理、不规范或排序有缺陷,扣1分	
	拟定实施的护理措施计划合理,准确,针对性强	10	护理措施与护理问题提出不合理或针对性不强,扣2分	
	有书写护士签名,教学医院应有带教老师冠签名	1	缺书写签名或无冠签名,扣1分	
日常护理日志(38分)	日期、时间清楚、准确	2	某项日期未填写或填写错误,扣1分	
	记录及时,频次恰当	2	未及时记录护理日志,一次扣1分(病情变化时随时记)	
	病情观察全面,描述规范、准确	5	某项病情观察未记录或记录有缺陷,扣1分	
	依据拟定的护理措施及时记录措施实施的具体情况	10	某项措施实施情况未记录或记录有缺陷,扣1分	
	及时评估患儿病情的变化情况(主要症状)、治疗的进展及对应护理措施的变化	10	未能及时记录病情变化/治疗措施变化后护理问题、主要症状相应的护理措施未记录或记录有缺陷,扣1分	
	及时评价护理措施效果,内容完整,描述规范、准确	8	某项措施实施的效果未记录或记录有缺陷,扣1分	
	有书写护士签名,教学医院应有带教老师冠签名	1	缺书写签名或无冠签名,扣1分	

续表

内容	评价标准	分值	扣分标准	扣分
出院指导（10分）	内容完整,有针对性,描述规范、准确	10	某项出院指导未记录或记录有缺陷,扣1分	
总分		100		

备注:≥80分为合格,<80分为不合格;扣分分值最高不超过该项目总分值,不实行倒扣。

评价教师_____　　　　　　　　日期_____年___月___日

第七章 技能操作流程及评分标准

一、皮内注射技术

【目的】

1. 进行药物过敏试验,观察有无过敏反应。
2. 预防接种。
3. 局部麻醉的起始步骤。

【操作流程】

1. 评估并解释

(1)评估

1)病情、年龄、意识状态、合作程度(家长合作程度)、自理能力、心理反应。

2)询问患儿及家长的用药过敏史及酒精过敏史。

3)患儿及家长对皮内注射治疗的了解程度。

4)注射部位皮肤情况:有无皮疹、感染、破溃及皮肤划痕试验阳性。

(2)解释

1)皮内注射目的、方法、注意事项及配合要点。

2)询问患儿有无特殊需要。

2. 护士准备　衣帽整洁。洗手,戴口罩。

3. 环境准备　治疗室清洁、明亮,病室整洁,遮挡患儿,保护隐私。

4. 用物准备　医嘱执行单、治疗车、注明有效时间的治疗盘、75%酒精(生理盐水)、棉签、1ml和2ml注射器、药液、标签、手表、手消液、锐器桶、污物碗、备用急救药、砂轮等。

5. 操作步骤

操作步骤	操作要点
1. 遵医嘱准备药液并核对	双人核对
2. 检查药品标签、有效期、质量(溶好的皮试液 24 小时有效,青霉素皮试液为 100~500 国际单位)	皮试液的浓度准确
3. 消毒安瓿(药瓶)	
4. 检查物品,检查注射器密封性和有效期	
5. 抽吸药液,剂量准确,密封瓶内注射器抽吸药液后在瓶内排气,将抽好药液的注射器贴好标签,经双人核对后,放入治疗盘内备用	严格执行无菌原则 排气方法正确
6. 携用物至床旁,核对并解释	至少用 2 种以上方法核对
7. 打开床挡,协助患儿取舒适体位,选择注射部位(过敏试验应在前臂掌侧下段),评估注射部位皮肤情况,手消毒	正确选择注射部位
8. 用 75% 酒精(酒精过敏用生理盐水)消毒皮肤,面积 5cm×5cm,待干	消毒范围、方法
9. 取注射器,二次核对,一手绷紧皮肤,一手持注射器并固定针栓,针尖斜面向上完全进入皮内与皮肤呈 5° 角快速刺入,注入药液 0.1ml,使局部隆起形成皮丘,注射完毕,迅速拔针,记录时间	持针手法、进针角度、深度正确 皮丘呈半球状,皮肤变白并显露毛孔 穿刺点禁用无菌棉签按压 拔针后立即记录时间
10. 再次核对	
11. 协助患儿取舒适体位,整理衣物及床单位,将呼叫器放置患儿或家长伸手可及之处,观察注射后反应,关上床挡	观察注射后反应
12. 整理并处理用物,手消毒	
13. 告知患儿及家长拔针后不能按揉皮丘,等待结果期间不能离开,20 分钟后观察局部反应	告知注意事项
14. 20 分钟后由双人共同判定结果,并及时告知医生	双人共同判断结果,判定方法准确
15. 洗手、记录、签字	记录患儿皮试结果及患儿反应

【注意事项】

1. 消毒皮肤时,避免反复用力涂擦局部皮肤,忌用含碘消毒剂。

2. 严禁抽吸回血。

3. 判断、记录皮试结果,告知医生、患儿及家长,皮试结果阳性应标注。

4. 备好相应抢救药物与设备,及时处理过敏反应。

5. 特殊药物皮试,按要求观察结果。

【并发症预防及处理】

1. 虚脱的预防及处理

(1)注射前解释,询问患儿饮食情况,避免在饥饿下进行治疗。

(2)有晕针史或疑似患儿宜采用卧位。

(3)注射过程中随时观察患儿情况。如有不适,立即停止注射。注意区别过敏性休克和虚脱。虚脱者取平卧位,保暖,按压人中、合谷等穴位,清醒后予口服糖水等,必要时遵医嘱给予氧气吸入。

2. 过敏性休克(最严重的并发症)的预防及处理

(1)皮试前仔细询问药物过敏史。皮试观察期间,嘱患儿及家长不可随意离开。治疗盘内备有急救药品(另备氧气、吸痰器等)。

(2)发生过敏性休克的处理

1)立即停药,协助患儿平卧,报告医生,就地抢救。

2)立即遵医嘱肌内注射 1:1 000 肾上腺素 0.01mg/kg(1mg/ml),间隔 5min 可重复。症状如不缓解,可遵医嘱重复用药,直至脱离危险期。

3)给予氧气吸入,呼吸受抑制时,立刻进行简易呼吸器辅助呼吸,并遵医嘱肌内注射尼可刹米、洛贝林等呼吸兴奋剂,必要时插入气管插管。

4)遵医嘱进行药物治疗(糖皮质激素类、抗组织胺类药物)。

5)低血压患儿,根据医嘱应用升压药,补充血容量。

6)若发生呼吸心跳骤停,立即进行复苏抢救。

7)严密观察病情,记录患儿生命体征、神志和尿量等病情变化。

8)注意保暖。

【操作关键点】

1. 评估过敏史。

2. 查对制度。

3. 无菌原则。

4. 注射部位,进针角度。

5. 药量准确,时间准确,观察结果。

【理论提问】

1. 如何判断皮试结果?

答:阴性:局部皮丘大小无改变,周围不红肿,无红晕,全身无自觉症状,无不适表现。

阳性:局部皮丘隆起,并出现红晕,硬块,直径大于 1cm 或红晕周围有伪足、痒感;可有头晕、心慌、恶心等不适,严重时可出现过敏性休克。

2. 发生过敏性休克的处理原则是什么?

答:(1)立即停药,协助患儿平卧,报告医生,就地抢救。

(2)立即肌内注射 1∶1 000 肾上腺素 0.01mg/kg(1mg/ml),间隔 5min 可重复用药,直至脱离危险期。

(3)给予氧气吸入,呼吸受抑制时,立刻进行简易呼吸器辅助呼吸,必要时插入气管导管。

(4)遵医嘱进行药物治疗(糖皮质激素类、抗组织胺类药物)。

(5)低血压患儿,根据医嘱应用升压药,补充血容量。

(6)若发生呼吸心跳骤停,立即进行复苏抢救。

(7)严密观察病情,记录患儿生命体征、神志和尿量等病情变化。

(8)注意保暖。

(韩卫忠 王 玥 吴荣艳)

皮内注射技术评分标准

项目	评分标准	得分	扣分
仪表 5 分	仪表端庄 2 分,衣帽整洁 3 分	5	
操作 前准 备 15 分	评估病情 1 分,注射部位皮肤情况 1 分,用药过敏史 1 分,酒精过敏史 1 分,皮肤划痕试验 1 分	5	
	环境整洁 1 分,告知操作方法 1 分,目的 1 分,指导患儿配合 1 分	4	
	洗手 1 分,戴口罩 1 分	2	
	备齐用物(缺一项扣 0.5 分)2 分,检查用物 1 分,合理放置 1 分	4	
操作 过程 60 分	核对医嘱 2 分	2	
	检查药品标签 2 分,质量 2 分,有效期 1 分	5	
	消毒安瓿(药瓶)方法正确 1 分	1	
	检查注射器密封性、有效期 2 分	2	
	无菌操作原则抽吸药液 3 分,密封瓶排气方法,剂量准确 3 分	6	
	注射器贴好标签 2 分,双人核对 2 分,放入治疗盘内备用 1 分	5	
	核对并解释操作目的、方法及配合 2 分	2	
	打开床挡 1 分,选择注射部位正确 2 分	3	

续表

项目	评分标准	得分	扣分
操作过程60分	手消毒1分	1	
	消毒液选择正确1分,消毒面积正确2分,无缝隙2分	5	
	再次核对2分	2	
	使用注射器方法正确2分,进针方法正确2分,角度正确3分,注入药液剂量准确3分,皮丘符合要求2分	12	
	注射完毕,迅速拔出针头1分	1	
	记录时间2分,再次核对2分	4	
	体位舒适1分,将呼叫器放置患儿及家长伸手可及之处1分	2	
	告知患儿及家长注意事项正确2分	2	
	20分钟后观察局部反应3分	3	
	双人共同判定结果,及时告知医生2分	2	
操作后15分	整理床单位1分,妥善安置患儿2分,关上床挡2分	5	
	整理用物2分,废弃物分类处理正确2分	4	
	洗手2分,记录2分,签字2分	6	
提问5分	提问:掌握5分,部分掌握3分,未掌握0分	5	
总分		100	

二、皮下注射技术

【目的】

1. 需要迅速达到药效,而不能或不宜经口服给药。

2. 预防接种。

3. 局部用药。

【操作流程】

1. 评估并解释

(1)评估

1)病情、年龄、体重、意识状态、合作程度(家长配合程度)、自理能力、心理反应。

2)患儿及家长用药、预防接种情况及药物过敏史。

3)患儿及家长对皮下注射治疗的了解程度。

4)注射部位皮肤情况。

(2)解释

1)皮下注射目的、方法、注意事项及配合要点。

2)询问患儿有无特殊需要。

2. 护士准备 衣帽整洁。洗手,戴口罩。

3. 环境准备 治疗室清洁、明亮。病室整洁,遮挡患儿,保护隐私。

4. 用物准备 医嘱执行单、治疗车、注明有效时间的治疗盘、注射器、药液、标签、皮肤消毒液、棉签、砂轮、手消液、锐器桶、污物碗等。

5. 操作步骤

操作步骤	操作要点
1. 遵医嘱准备药液并核对	双人核对
2. 检查 药品名称、浓度、剂量、有效期;有无浑浊、沉淀、变色	核对药品标签及质量
3. 消毒安瓿(药瓶)	
4. 检查物品及注射器密封性和有效期	
5. 抽吸药液,剂量准确,密封瓶内注射器抽吸药液后在瓶内排气,将抽好药液的注射器贴好标签,经双人核对后,放入治疗盘内备用	严格执行无菌原则 剂量准确,排气方法正确
6. 携用物至床旁,核对并解释	至少用2种以上方法核对
7. 打开床挡,协助患儿取舒适、安全体位,正确选择注射部位(上臂三角肌下缘、两侧腹壁、大腿前侧和外侧等),评估注射部位皮肤情况,手消毒	合理选择注射部位,应注意皮下脂肪的厚度及部位的选择,如腹部等,过瘦者可捏起局部皮肤,减小注射角度
8. 注射部位第一遍皮肤消毒,面积大于5cm×5cm,待干,第二遍皮肤消毒	消毒范围、方法正确
9. 取注射器,二次核对,排尽空气(密封瓶已在瓶内排气无须再度排气)	避免污染和药液浪费
10. 固定针栓,针尖斜面向上,进针角度呈30°~40°,深度为针梗的2/3,回抽无回血后缓慢注入药液	持针手法、进针角度和深度正确
11. 注射完毕迅速拔针,用无菌棉签轻压进针处,按压片刻	
12. 再次核对	
13. 协助患儿取舒适体位,整理衣物及床单位,将呼叫器放置患儿或家长伸手可及之处,密切观察患儿用药后反应,关上床挡	观察用药后反应
14. 整理并处理用物	
15. 洗手、记录、签字	

【注意事项】

1. 遵医嘱及药物说明书使用药品。

2. 观察注射后不良反应。

3. 需长期注射者,合理选择注射部位,有计划地更换注射部位。

4. 注射方法正确,过瘦者可捏起局部皮肤,减小注射角度。

5. 进针角度不宜超过45°,以免刺入肌层。

6. 根据病情或药物剂量、性质可采取分次、分部位注射。

【并发症预防及处理】

1. 出血的预防及处理

(1)正确选择注射部位,避免刺伤血管。

(2)注射完毕后,做好局部按压工作。凝血机制障碍者,适当延长按压时间。

(3)如刺破血管,立即拔针、按压,更换注射部位。

2. 硬结形成的预防及处理

(1)正确掌握进针深度。

(2)避免在同一处反复注射,避免在瘢痕、炎症、皮肤破损处注射。

(3)注射药量不宜过多,推药速度均匀缓慢。

(4)出现局部硬结,可热敷或理疗。

【操作关键点】

1. 严格查对。

2. 无菌原则。

3. 注射部位、进针角度。

4. 药量准确。

【理论提问】

1. 新生儿如何选择皮下注射部位?

答:应注意皮下脂肪的厚度,过瘦者可捏起局部皮肤,减小注射角度,部位的选择,除常规上臂三角肌下缘外,也可选择腹部等。

2. 皮下注射的注意事项有哪些?

答:(1)遵医嘱及药物说明书使用药品。

(2)观察注射后不良反应。

(3)需长期注射者,有计划地更换注射部位。

(4)注射方法正确,过瘦者可捏起局部皮肤,减小注射角度。

(5)进针角度不宜超过45°,以免刺入肌层。

(6)根据病情或药物剂量、性质可采取分次、分部位注射。

（韩卫忠　邵淑芳　吴荣艳）

皮下注射技术评分标准

项目	评分标准	得分	扣分
仪表 5分	仪表端庄2分,衣帽整洁3分	5	
操作 前准 备15 分	评估患儿病情3分,注射部位皮肤情况1分,用药过敏史1分	5	
	环境整洁1分,告知操作方法1分,目的1分,指导配合1分	4	
	洗手1分,戴口罩1分	2	
	备齐用物(缺一项扣0.5分)2分,检查用物1分,合理放置1分	4	
操作 过程 60分	核对医嘱2分	2	
	检查药品标签2分,质量2分,有效期1分	5	
	消毒安瓿(药瓶)方法正确1分	1	
	检查注射器密封性、有效期2分	2	
	无菌操作原则抽吸药液2分,剂量准确3分,排气方法正确2分	7	
	注射器贴好标签3分,双人核对2分	5	
	核对并解释操作目的、方法及配合2分	2	
	打开床挡1分,取舒适安全体位1分,正确选择注射部位2分,注意保暖1分	5	
	手消毒1分,消毒皮肤方法正确2分,无缝隙1分	4	
	再次核对2分	2	
	使用注射器方法1分,绷紧皮肤1分,进针角度3分,进针深度3分,回抽无回血2分,缓慢注药2分	12	
	迅速拔针1分,用无菌棉签轻压进针处1分,勿按揉1分	3	
	再次核对2分,协助患儿取舒适体位2分,拉上床挡2分,呼叫器放置患儿或家长伸手可及之处1分	7	
	密切观察并询问患儿用药后反应3分	3	
操作 后15 分	整理床单位2分,妥善安置患儿2分	4	
	整理用物2分,废弃物分类处理正确3分	5	
	洗手2分,记录2分,签字2分	6	
提问 5分	提问:掌握5分,部分掌握3分,未掌握0分	5	
总分		100	

三、肌内注射技术

【目的】

1. 需一定时间内产生药效,而不能或不宜口服的药物。

2. 不宜或不能做静脉注射的药物,且要求比皮下注射更迅速发挥疗效。

3. 注射刺激性较强或药量较大的药物。

【操作流程】

1. 评估并解释

(1)评估

1)病情、年龄、体重、意识状态、合作程度(家长配合程度)、自理能力、心理反应。

2)患儿及家长有无药物过敏史。

3)患儿及家长对肌内注射治疗的了解程度。

4)注射部位皮肤情况。

(2)解释:肌内注射目的、方法、注意事项及配合要点。

2. 护士准备　衣帽整洁,洗手,戴口罩。

3. 环境准备　治疗室清洁、明亮。病室整洁,遮挡患儿,保护隐私。

4. 用物准备　医嘱执行单、治疗车、注明有效时间的治疗盘、注射器、药液、标签、皮肤消毒液、棉签、砂轮、手消液、锐器桶、污物碗等。

5. 操作步骤

操作步骤	操作要点
1. 遵医嘱准备药液并核对	双人核对
2. 检查 药品名称、浓度、剂量、有效期;有无浑浊、沉淀、变色	核对药品标签及质量
3. 消毒安瓿(药瓶)	
4. 检查注射器(密封性和有效期)及其他物品	
5 抽吸药液,剂量准确,贴好标签,经双人核对后,放入治疗盘内备用	严格执行无菌原则
6. 携用物至床旁,核对并解释,遮挡患儿	至少用2种以上方法核对
7. 打开床挡,摆体位,选部位,评估注射部位 协助患儿取侧卧位(上腿伸直下腿弯曲),选择注射部位(十字法或连线法),评估注射部位皮肤情况,注意保暖,手消毒	上腿伸直下腿弯曲 正确选择注射部位

操作步骤	操作要点
8. 消毒 注射部位第一遍皮肤消毒,面积大于 5cm×5cm,待干,第二遍皮肤消毒	消毒范围、方法正确
9. 取注射器,再次核对,排尽空气	避免药液浪费
10. 进针 绷紧局部皮肤,快速垂直刺入,深度为针梗的 1/2~2/3,回抽无回血后缓慢注入药液	进针的角度及深度正确。婴幼儿一般采用三快法:进针快、推药快、拔针快。
11. 注射完毕迅速拔针,用无菌棉签轻压进针处,按压片刻	
12. 再次核对	
13. 协助患儿取舒适体位,整理衣物及床单位,将呼叫器放置患儿或家长伸手可及之处,密切观察用药后反应,拉上床挡	观察用药后反应
14. 整理并处理用物	
15. 洗手、记录、签字	

【注意事项】

1. 切勿将针梗全部刺入,以防患儿哭闹扭动时针梗从根部折断。

2. 出现局部硬结,可热敷或理疗。

3. 观察注射后疗效和不良反应。

4. 长期注射者,有计划地更换注射部位。

5. 同时注射两种药物时,应注意药物配伍禁忌。

6. 两岁以下婴幼儿不宜选用臀大肌注射,最好选择臀中肌和臀小肌注射。

【并发症预防及处理】

1. 硬结形成的预防及处理

(1)经常更换注射部位。

(2)严格无菌操作。

(3)进针深度适宜,一般进针为针梗 1/2~2/3。

(4)选择不同型号的注射器。

(5)出现局部硬结,可热敷或理疗。

2. 神经损伤的预防　正确选择注射部位,避开神经。

【操作关键点】

1. 严格查对。

2. 无菌原则。

3. 体位摆放。

4. 注射部位、进针角度。

【理论提问】

1. 小儿肌内注射注意事项有哪些？

答：(1)切勿将针梗全部刺入，以防患儿哭闹扭动时针梗从根部折断。

(2)出现局部硬结，可热敷或理疗。

(3)观察注射后疗效和不良反应。

(4)长期注射者，有计划地更换注射部位。

(5)同时注射两种药物时，应注意药物配伍禁忌。

(6)两岁以下婴幼儿不宜选用臀大肌注射，最好选择臀中肌和臀小肌注射。

2. 臀大肌肌内注射定位方法？

答：十字法：从臀裂顶点向左或向右侧划一水平线，然后从髂嵴最高点作一垂线，将一侧臀部分为四个象限，其外上象限（避开内角）为注射区。连线法：从髂前上棘与尾骨作一连线，其外上 1/3 处为注射部位。

（韩卫忠　邵淑芳　吴荣艳）

肌内注射技术评分标准

项目	评分标准	得分	扣分
仪表 5分	仪表端庄2分,衣帽整洁3分	5	
操作 前准 备15 分	评估患儿病情3分,注射部位皮肤情况1分,用药情况1分	5	
	环境整洁安静1分,告知操作方法1分,目的1分,指导配合1分	4	
	洗手1分,戴口罩1分	2	
	备齐用物(缺一项扣0.5分)2分,检查用物1分,合理放置1分	4	
操作 过程 60分	核对医嘱2分	2	
	检查药品标签2分,质量2分,有效期1分	5	
	消毒安瓿(药瓶)方法正确1分	1	
	检查注射器密封性、有效期2分	2	
	无菌操作原则抽吸药液3分,剂量准确2分	5	
	注射器贴好标签2分,双人核对2分	4	
	核对并解释操作目的、方法及配合2分	2	
	打开床挡1分,取侧卧位1分,口述注射部位选择3分,评估注射部位1分,注意保暖1分,保护隐私1分	8	

续表

项目	评分标准	得分	扣分
操作过程60分	手消毒1分	1	
	消毒:面积正确2分,方法正确1分,次数正确1分,无缝隙1分	5	
	再次核对2分	2	
	固定针头1分,正确排气1分,绷紧皮肤1分,进针方法正确3分,进针深度正确2分,回抽无回血2分,缓慢注药2分	12	
	迅速拔针1分,用无菌棉签轻压进针处2分	3	
	再次核对2分	2	
	协助患儿取舒适卧位1分,拉上床挡2分,呼叫器放置患儿或家长伸手可及之处1分	4	
	密切观察并询问患儿用药后反应2分	2	
操作后15分	整理衣物及床单位1分,妥善安置患儿2分	3	
	整理用物2分,废弃物分类处理正确4分	6	
	洗手2分,记录2分,签字2分	6	
提问5分	提问:掌握5分,部分掌握3分,未掌握0分	5	
总分		100	

四、静脉采血技术

【目的】

1. 采集留取静脉血标本。

2. 协助诊断疾病,为调整治疗方案提供依据。

3. 了解患儿的病情变化、观察治疗效果。

【操作流程】

1. 评估并解释

(1)评估

1)病情、年龄、意识状态、肢体活动度、合作程度(家长配合程度)、自理能力、心理反应及凝血功能。

2)穿刺部位皮肤、血管情况。

3)禁食、禁饮时间符合采血要求。

(2)解释

1）静脉采血目的、方法、注意事项及配合要点。

2）询问患儿有无特殊需要。

3）询问患儿及家长是否按要求已进行采血前的准备。

2. 护士准备　衣帽整洁。洗手，戴口罩，戴手套。

3. 环境准备　治疗室清洁、明亮。病室整洁、安静。必要时遮挡。

4. 用物准备　医嘱执行单、化验单、标本条码、治疗车、注明有效时间的治疗盘、皮肤消毒液、棉签、采血管、采血针（或注射器）、采血器、止血带、一次性垫巾、手消液、锐器桶、试管架、必要时准备手套。

5. 操作步骤

操作步骤	操作要点
1. 准备用物并核对，将标本条码贴在采血管上	双人核对，按标本类型选择采血管，粘贴条码符合要求
2. 携用物至床旁，核对并解释，核对进食时间	至少使用 2 种以上方法核对
3. 打开床挡，协助患儿取舒适体位，垫一次性垫巾于穿刺部位下方	采取坐位或卧位。婴幼儿根据静脉的选择采取不同的体位（被动体位，怀抱坐位）
4. 选择血管 在穿刺部位 6cm 上（可根据患儿年龄、生长发育酌情选择）扎止血带，协助患儿握拳，选择血管；松止血带，协助患儿松拳，手消毒、必要时佩戴手套	一般选择头静脉、贵要静脉、肘正中静脉及前臂内侧静脉，慎用颈外静脉和股静脉（6 个月以下婴幼儿可选股静脉）
5. 消毒 消毒穿刺部位，面积大于 5cm × 5cm	充分待干，消毒范围、方法正确
6. 核对	
7. 在穿刺部位上 6cm 处扎止血带	止血带系活结，末端向上，防止污染无菌区，绑扎松解适宜，绑扎时间不宜超过 120s
8. 再次消毒穿刺部位	充分待干
9. 将采血针与采血器连接，协助患儿握拳	
10. 静脉穿刺 左手绷紧皮肤，右手持针，针尖斜面向上，针头与血管呈 15°~30°进针；见回血后再进针少许	在穿刺点下方绷紧皮肤
11. 采集血标本 按顺序依次插入真空采血管，首支采血管有血液流入时，松开止血带，协助患儿松拳，若有抗凝剂的试管，轻轻摇动试管，使抗凝剂与血液充分混合	采血顺序正确，采血量准确；松止血带，松拳 不可用力摇晃

操作步骤	操作要点
12. 拔针、按压 抽血毕,迅速拔针,沿血管方向竖压法按压穿刺处 5 分钟,有凝血功能障碍者按压时间 10 分钟以上,确认穿刺点无出血方可离开	按压适度,再次确认止血效果
13. 再次核对	
14. 协助患儿取舒适体位,整理衣物及床单位,将呼叫器放置患儿或家长伸手可及之处,关上床挡,观察患儿有无病情变化	
15. 整理并处理用物	
16. 洗手、核对、记录、签字	注明采血时间,及时送检

【注意事项】

1. 一般血标本留取

(1)在安静状态下采集血标本。

(2)严禁在输血、输液同侧肢体抽取血标本。

(3)同时采集多种血标本时,按顺序依次采集,采血顺序:血培养→无添加剂试管→凝血管(蓝、黑)→促凝管(红)→血清分离管(黄)→肝素钠(绿)→ EDTA(紫)→葡萄糖酵解抑制剂(灰)。

(4)标本采集后尽快送检,送检过程中避免过度震荡。

2. 抽取血培养

(1)选择适当消毒剂擦拭、消毒、充分待干。血培养瓶应在室温下避光保存。

(2)根据医嘱选择适合的血培养瓶。

(3)间歇性寒战患儿应在寒战或体温高峰前取血,当预测寒战或高热时间有困难时,应在寒战或发热时尽快采集血培养标本。

(4)已使用过抗生素治疗的患儿,应在下次使用抗生素前采集血培养标本。

(5)根据培养瓶要求采集血量,注入时应消毒瓶口。

(6)血标本注入厌氧菌培养瓶时,注意勿将注射器中空气注入瓶内。

(7)如需从外周及中心静脉导管同时采集血培养标本时,两者采集时间间隔必须小于 5 分钟,并做标记。

(8)血培养的采集顺序:①采血针真空采血时,先抽需氧瓶,后抽厌氧瓶;②注射器采血时,应先抽厌氧瓶,后抽需氧瓶;如血样量较少,可先少量注入厌氧瓶,保证需氧瓶的样品量能够达到 8~10ml;③相同的血培养瓶采集不同部位。

【并发症预防及护理】

1. 晕针、晕血的预防及处理

(1)采血操作前向患儿及家长做好解释工作,对有晕针史患儿,做好安全防护。

(2)采血时妥善固定患儿及穿刺部位。

(3)发生晕针后让患儿平卧,指压人中穴、合谷穴,口服温水或糖水,适当保暖。

2. 皮下出血、血肿的预防及处理

(1)采血完毕后,在穿刺部位沿着血管方向持续竖压 5 分钟以上,凝血机制障碍或应用抗凝药物者按压 10 分钟以上,直到确认止血。

(2)避免在同一部位反复穿刺进针。

(3)出现皮下血肿,早期冷敷,24 小时后再热敷。

3. 误入动脉的预防及处理　误入动脉后应立即拔针,延长按压时间,重新选择穿刺部位。

4. 静脉采血失败的预防及处理

(1)对血管条件差的患儿,应先对症处理,如对四肢末梢循环不良者,可通过局部热敷等保暖措施促进血管扩张。

(2)如穿刺 2 次仍未成功,应及时更换护士操作。

(3)主动安抚患儿及家长,消除顾虑。

(4)更换采血器具,准备再次穿刺。

【操作关键点】

1. 严格查对,正确选择采血管,粘贴化验条码后再取血。

2. 严格执行无菌原则。

3. 抗凝试管摇匀。

4. 按压时间及方法。

5. 及时送检。

【理论提问】

1. 股静脉穿刺时误入动脉如何处理?

答:误入动脉后应立即拔针,延长按压时间,重新选择穿刺部位。

2. 婴幼儿采血部位如何选择?

答:一般选择头静脉、贵要静脉、肘正中静脉及前臂内侧静脉,慎用颈外静脉和股静脉(6 个月以下婴幼儿可选股静脉)。

(马历楠　王莹　吴荣艳)

<h3 style="text-align:center">静脉采血技术评分标准</h3>

项目	评分标准	得分	扣分
仪表 5分	仪表端庄2分,衣帽整洁3分	5	
操作 前准 备15 分	评估患儿病情1分,局部皮肤及血管情况2分,询问禁食、凝血情况2分	5	
	告知患儿及家长操作目的1分,方法1分,指导家长及患儿配合1分	3	
	洗手1分,戴口罩1分	2	
	备齐用物(缺一项扣0.5分)2分,检查用物1分,合理放置1分	4	
	环境整洁、安静1分	1	
操作 过程 60分	双人核对并将条码贴在采血管上3分	3	
	核对并解释2分	2	
	打开床挡1分,协助患儿取舒适体位1分,垫巾1分	3	
	选择正确的穿刺部位1分,妥善固定穿刺部位1分	2	
	扎止血带方法正确3分,选择血管方法正确3分,手消毒1分	7	
	消毒:面积正确2分,方法正确1分,次数正确1分,无缝隙1分	5	
	再次核对2分	2	
	持采血装置手法正确3分,进针角度正确3分,穿刺准确8分(退针1次扣3分),按顺序依次准确选择采血管4分	18	
	摇匀采血管3分	3	
	抽血后松止血带,松拳2分,拔针1分,按压方法2分,按压时间正确2分	7	
	再次核对2分,注明采血时间2分,及时送检2分	6	
	告知患儿及家长注意事项正确2分	2	
操作 后15 分	整理床单位1分,关上床挡1分,妥善安置患儿1分	3	
	整理用物2分,废弃物分类处理正确4分	6	
	洗手2分,记录2分,签字2分	6	
提问 5分	提问:掌握5分,部分掌握3分,未掌握0分	5	
总分		100	

五、静脉输液技术

【目的】

1. 补充水分及电解质,预防和纠正水、电解质及酸碱平衡紊乱。

2. 增加循环血量,改善微循环,维持血压及微循环灌注量。

3. 供给营养物质,促进组织修复,维持正氮平衡。

4. 输入药物,治疗疾病。

【操作流程】

1. 评估并解释

(1)评估

1)病情、年龄、意识状态、合作程度(家长配合程度)、自理能力、心理反应。

2)患儿出入液体量、心肺功能。

3)患儿及家长对输液治疗的了解程度。

4)患儿及家长有无用药过敏史,输入药物的性质、剂量。

5)穿刺部位皮肤、血管情况(一般在健侧肢体及皮肤无破损)。

(2)解释

1)输液目的、方法、注意事项及配合要点。

2)询问患儿有无特殊需要。

2. 护士准备 衣帽整洁,洗手,戴口罩,戴手套。

3. 环境准备 治疗室清洁、明亮。病室整洁。

4. 用物准备 医嘱执行单、输液条码、治疗车、治疗盘、药液、输液器、头皮针、皮肤消毒液、棉签、止血带、输液贴、一次性垫巾、手消液、锐器桶、生活及医用垃圾桶、污物碗、手表、手套、签字笔等(如使用留置针可根据血管情况选择合适型号的留置针、输液接头、无菌透明敷料)。

5. 操作步骤

操作步骤	操作要点
1. 准备用物并核对	双人核对
2. 携用物至病床旁,核对并解释	至少使用 2 种以上方法核对
3. 打开床挡,协助患儿取舒适卧位,垫一次性垫巾于穿刺部位下方	
4. 将药液挂于输液架上,第一次排气	茂菲滴壶内的液面达到 1/2~2/3 ;排气时液体不超过乳头处

操作步骤	操作要点
5. 选择血管在穿刺部位上方 6cm 处（根据患儿年龄）扎止血带，协助患儿握拳，正确选择血管，松止血带、协助松拳，手消毒，戴手套	根据患儿年龄、病情选择血管，首选上肢
6. 消毒 消毒穿刺部位直径 ≥ 5cm 一遍；待干，备输液贴，扎止血带并进行第二次消毒	以穿刺点为中心螺旋式消毒，无缝隙，保证消毒区域皮肤的无菌状态
7. 再次核对	
8. 取下针帽，第二次排气	避免浪费药液、无污染
9. 静脉穿刺及固定 协助患儿握拳，绷紧皮肤，头皮针与皮肤呈 15°~30° 进针；见回血后再进针少许；松开止血带，协助患儿松拳，打开输液调节器	松止血带，松拳，打开输液调节器
10. 用输液贴固定 第一条固定针柄，第二条（带无菌棉片）固定穿刺点及针梗部位，最后将输液管路固定牢固美观	
11. 调节滴数 一般情况下儿童 20~40 滴 /min	遵医嘱或依据患儿年龄、病情、药物性质合理调节滴速
12. 再次核对	
13. 协助患儿取舒适体位，整理衣物及床单位，关上床挡，将呼叫器放置患儿或家长伸手可及之处，观察输液后患儿反应	
14. 整理并处理用物	
15. 摘手套、洗手、记录、签字	

【注意事项】

1. 严格无菌原则及查对制度。

2. 合理安排输液顺序，输注两种以上药液时，注意药物配伍禁忌。

3. 选择四肢、粗直、弹性好、易于固定的静脉，避开关节和静脉瓣，对长期输液的患儿要注意保护和合理使用血管，一般从远端小静脉开始穿刺。

4. 不应在输液侧肢体上端使用血压袖带和止血带。

5. 若采用静脉留置针输液，要严格掌握留置时间，留置针保留时间不超过72~96 小时。

6. 敷料如果卷边、潮湿，应随时更换敷料。

7. 发生留置针相关并发症，应拔管重新穿刺。

8. 一次性静脉输液钢针宜用短期或单次给药,腐蚀性药物不应使用一次性静脉输液钢针。

9. 外周静脉留置针宜用于短期静脉输液治疗,不宜用于腐蚀性药物等持续性静脉输注。

10. 输液过程中,应定时巡视,观察患儿有无输液反应,穿刺部位有无红、肿、热、痛、渗出等表现,并注意观察回血情况,确保头皮针(导管)在静脉内。

【并发症预防及护理】

1. 穿刺部位出血、瘀斑的预防及处理

(1)穿刺者要认真评估患儿血管,选择合适型号的头皮针进行穿刺。

(2)血管一旦被刺破后,应立即将针头拔出,按压止血。

(3)拔针后按压,切勿揉搓,如凝血功能异常或输注扩血管药物的患儿,应延长按压时间。

(4)如有出血、瘀斑,可选用以下方法处理:按压止血,可使用促进吸收的敷料;局部冷敷,24小时后可热敷,以促进吸收。

2. 静脉炎的预防及处理

(1)严格执行无菌技术操作,对血管壁有刺激性的药物,应避免使用外周血管,必须使用时应选择粗、直的静脉。同时,输液完毕应给予生理盐水冲管。

(2)发生静脉炎时将患肢抬高、制动,避免受压,应停止在患肢静脉输液。

(3)观察局部及全身情况的变化并记录。

3. 药液渗漏的预防及处理

(1)选择粗、直的血管,适宜的头皮针进行穿刺。

(2)穿刺成功后妥善固定针头,输液过程中加强观察,及时发现药液渗漏情况,以免引起严重后果。

(3)一旦发现药液渗漏,应立即停止在原部位输液,抬高患肢,及时通知医生,给予对症处理。

(4)观察渗漏区域的皮肤颜色、温度、感觉等变化及关节活动度和患肢远端血运情况并记录。

4. 发热反应的预防及处理

(1)认真检查所用药品、药液及物品的有效期、质量、包装是否完好。

(2)严格执行无菌技术操作。

(3)发热反应轻者,应立即减慢输液速度或停止输液,并及时通知医生;发热反应严重者,应立即停止输液,并保留剩余液体和输液器,必要时送检验科做细菌培养。

(4)对高热患儿给予物理降温,必要时遵医嘱给予抗过敏药物或激素治疗。

(5)填写《药品不良反应/事件报告表》,上报药剂科。

(6)密切观察病情变化并记录。

5. 循环负荷过重的预防及处理

(1)在输液过程中,应注意滴速不可过快,输液量不可过多。

(2)发生肺水肿时,立即停止输液,让患儿取端坐卧位,两腿下垂,以减少下肢静脉回流,减轻心脏负担。

(3)20%~30%乙醇湿化瓶加压给氧,降低肺泡内泡沫表面张力,从而改善气体交换,减轻缺氧状态。必要时机械通气。

(4)遵医嘱给予镇静、平喘、强心、利尿和扩血管药物。

(5)必要时进行四肢轮扎,每5~10分钟轮流放松一侧肢体上的止血带,可有效地减少静脉回心血量。

(6)密切观察病情变化并记录。

6. 空气栓塞的预防及处理

(1)输液器管路连接紧密,保证输液管路茂菲滴壶液面以下无空气。

(2)输液过程中加强巡视,及时更换液体。

(3)加压输液时护士床旁看护。

(4)一旦发生空气输入,立即指导患儿取左侧头低脚高位,通知医生处理。

7. 药物过敏的预防及处理

(1)仔细询问患儿及家长有无过敏史。

(2)观察患儿用药后有无不适。

(3)一旦发生药物过敏立即停止输液,通知医生、严密监测、配合抢救。

8. 疼痛的预防及处理

(1)穿刺者要认真评估患儿血管,选择合适型号的头皮针进行穿刺。

(2)穿刺技术熟练,尽量一次穿刺成功。

(3)刺激性较强的药物应充分稀释后再输入,同时减慢输液速度,防止药液渗漏血管外,应尽量选用较粗的血管。

(4)若发现液体渗漏血管外,局部皮肤肿胀,应立即拔针并重新穿刺,局部给予相应处理,减轻疼痛。

【操作关键点】

1. 查对制度。

2. 无菌原则。

3. 排气方法。

4. 穿刺手法。

5. 输液速度调节。

【理论提问】

1. 儿童静脉输液速度如何调整?

答:常规输液速度:20~40 滴 /min;危重患儿根据患儿的年龄、体重、病情、药物性质、尿量、心率等指标进行调整。

2. 儿童静脉补钾的原则是什么?

答:应遵循"四不宜"原则。

(1)不宜过浓:氯化钾浓度不超过 0.3%。即外周静脉输液时 500ml 液体中加入 10% 氯化钾不能超过 15ml。绝对禁止直接静脉推注及入壶。

(2)不宜过快:静脉滴注不超过 20~40 滴 /min。

(3)不宜过多:限制补钾总量,一般每日 0.1~0.3g/kg,浓度稀释为 0.1%~0.3%。

(4)不宜过早:见尿补钾。

(刘树静　邵淑芳　吴荣艳)

静脉输液技术评分标准

项目	评分标准	得分	扣分
仪表 5分	仪表端庄 2 分,衣帽整洁 3 分	5	
操作 前准 备 15 分	评估患儿病情 1 分,药物过敏史 1 分,穿刺部位 1 分	3	
	告知操作目的、方法 1 分,注意事项及配合方法 1 分,询问排尿情况 1 分	3	
	洗手、戴手套 1 分,戴口罩 1 分	2	
	备齐用物(缺一项扣 0.5 分)2 分,检查用物 1 分,合理放置 1 分	4	
	查对药液及输液器 2 分,正确连接输液器 1 分	3	
操作 过程 65 分	核对、解释 2 分	2	
	打开床挡 1 分,协助患儿取舒适卧位 1 分	2	
	药液挂于输液架上 1 分,第一次排气方法正确 3 分	4	
	穿刺部位下垫巾 1 分,正确选择血管 2 分,手消毒、戴手套 1 分	4	
	消毒穿刺部位方法正确(范围 1 分,无污染 1 分,无缝隙 1 分),备输液贴 3 分	6	
	扎止血带方法正确 2 分,第二次消毒,待干 3 分,再次核对 2 分	7	
	摘针帽 1 分,第二次排气方法正确 2 分,不浪费药液 2 分	5	
	绷紧皮肤 2 分,持针手法正确 2 分,进针角度正确 2 分	6	
	见回血,穿刺成功 10 分(2 次穿刺 5 分,3 次穿刺 0 分)	10	
	松开止血带,协助患儿松拳,打开输液调节器 3 分	3	
	固定方法正确 3 分	3	
	合理调节输注速度 5 分	5	
	再次核对 2 分	2	
	告知患儿及家长注意事项 4 分,呼叫器放置 2 分	6	

续表

项目	评分标准	得分	扣分
操作后 10 分	整理床单位 1 分,妥善安置患儿 2 分,拉上床挡 1 分	4	
	整理用物 1 分,废弃物分类处理正确 2 分	3	
	摘手套、洗手 1 分,记录 1 分,签字 1 分	3	
提问 5 分	提问:掌握 5 分,部分掌握 3 分,未掌握 0 分	5	
总分		100	

六、应用输液(注射)泵技术

【目的】

1. 保证准确给药。

2. 严格控制每小时液体入量。

【操作流程】

1. 评估并解释

(1)评估

1)病情、年龄、意识状态、合作程度(家长合作程度)、自理能力、心理反应。

2)出入液体量、心肺功能。

3)对使用输液(注射)泵治疗的了解程度。

4)药物过敏史,输入药物的性质、剂量。

5)穿刺部位皮肤、血管情况(选择健侧肢体及无破损皮肤),输液管路是否通畅。

(2)解释

1)输液(注射)泵使用目的、方法、注意事项及配合要点。

2)询问患儿有无特殊需要。

2. 护士准备　衣帽整洁,洗手,戴口罩。

3. 环境准备　治疗室清洁、明亮。病室整洁。

4. 用物准备　医嘱执行单、输液条码、输液(注射)泵、配套的输液器(注射泵管、合适型号的注射器)、治疗盘、药液、一次性垫巾、输液贴、皮肤消毒液、棉签、手消液及污物碗。

5. 操作步骤

操作步骤	操作要点
1. 准备用物并核对,检查输液泵	双人核对
2. 携用物至病床旁,核对并解释	至少使用 2 种方法核对
3. 打开床挡,协助患儿取舒适卧位,一次性垫巾垫于操作部位下方	
4. 输液泵准备 将输液泵固定在合适位置上并接通电源,打开电源开关,输液泵自检	固定牢固
5. 将药液挂在输液架上,第一次排气。将配套的输液器正确安装于输液泵	第一次排气液体不应超过泵管连接口
6. 再次核对	
7. 输液泵使用 消毒输液接头两遍,输液泵排气,连接输液器与输液接头	消毒后充分待干,评估患儿血管情况、输液是否通畅 按快进键排气
8. 启动输液泵根据医嘱设定输液量及输液速度,启动输液泵	
9. 再次核对	
10. 协助患儿取舒适体位,整理衣物及床单位,关上床挡,将呼叫器放置患儿或家长伸手可及之处,观察反应	如出现机器报警、输液部位疼痛、肿胀,应及时处理
11. 加强巡视,观察输液状况当需要调节泵入速度、更换药液、管路时,先按停止键(STOP),调好所需药物速度后再按启动键(START)。如需打开输液泵门,应先夹闭输液泵管	观察输液部位,用药效果和不良反应,发生异常情况及时处理
12. 整理并处理用物	
13. 洗手、记录、签字	
补充:注射泵使用方法 (1)操作流程同输液泵 (2)将装有药液的注射器连接注射泵管,并正确安装在注射泵上,排气后连接	

【注意事项】

1. 特殊用药需有特殊标记,避光药物需用避光输液(注射)泵管。

2. 先用非泵入药液完成静脉穿刺,再更换为泵入药液。

3. 使用中,如需改变输液速度或更换药液时,则先按停止键,复查无误后,再按启动键。

4. 输入一般药物 24 小时更换输液管路。

5. 依据产品使用说明书要求,定期维护输液(注射)泵。

6. 搬动仪器时,切勿从患儿身体上方搬动,以免发生对患儿的伤害。

【并发症预防及处理】

同静脉输液,详见静脉输液章节。

【操作关键点】

1. 查对制度。

2. 无菌原则。

3. 泵排气方法。

4. 泵的调节,报警识别及处理。

【理论提问】

1. 应用输液(注射)泵的注意事项有哪些?

答:(1)特殊用药需有特殊标记,避光药物需用避光输液(注射)泵管。

(2)先用 0.9% 氯化钠完成静脉穿刺,再更换为泵入药液。

(3)使用中,如需改变输液速度或更换药液时,则先按停止键,复查无误后,再按启动键。

(4)输入一般药物 24 小时更换输液管路。

(5)依据产品使用说明书要求,定期维护输液(注射)泵。

(6)搬动仪器时,切勿从患儿身体上方搬动,以免发生对患儿的伤害。

2. 输液(注射)泵使用如何保养?

答:(1)使用中输液(注射)泵应每日进行清洁消毒,并及时清除污渍。

(2)使用后应进行终末消毒,定点放置,定时充电并记录,处于备用状态。

(3)定期检测输液(注射)泵。

(刘树静 邵淑芳 吴荣艳)

应用输液(注射)泵技术评分标准

项目	评分标准	得分	扣分
仪表 5 分	仪表端庄 2 分,衣帽整洁 3 分	5	
操作 前准 备 15 分	评估:患儿局部皮肤和血管情况、输液管路是否通畅、病情和年龄 4 分,意识状态及合作程度 1 分,环境整洁、安静 1 分	6	
	告知患儿及家长:操作目的、方法 1 分,指导患儿及家长配合 1 分,询问患儿有无特殊需求 1 分	3	
	洗手 1 分,戴口罩 1 分	2	
	备齐用物(缺一项扣 0.5 分)2 分,检查用物 1 分,合理放置 1 分	4	

续表

项目	评分标准	得分	扣分
操作过程60分	核对、解释2分	2	
	打开床挡,协助患儿取舒适卧位2分,垫巾1分	3	
	正确固定输液泵于输液架上4分,连接电源1分,开机自检4分	9	
	第一次排气2分,正确安装输液器6分	8	
	再次核对2分	2	
	消毒正确4分,再次排气5分	9	
	正确连接3分,设定输液速度5分,启动输液(注射)泵3分,确保静脉管路通畅2分	13	
	告知输液中的注意事项4分,再次核对2分	6	
	观察输液泵运行状况2分,观察有无反应3分	5	
	输液(注射)泵功能键使用正确3分	3	
操作后15分	整理床单位1分,妥善安置患儿2分,关上床挡2分	5	
	整理用物2分,废弃物分类处理正确2分	4	
	洗手2分,记录2分,签字2分	6	
提问5分	提问:掌握5分,部分掌握3分,未掌握0分	5	
总分		100	

七、密闭式静脉输血技术

【目的】

1. 补充血容量。

2. 补充红细胞,纠正贫血。

3. 补充各种凝血因子、血小板,改善凝血功能。

4. 输入新鲜血液,增加机体抵抗力。

5. 补充白蛋白,维持血浆胶体渗透压,减轻组织渗出与水肿。

6. 输入不同成分的血液制品,满足治疗需要。

【操作流程】

1. 评估并解释

(1)评估

1)病情、年龄、意识状态、合作程度(家长配合程度)、自理能力、心理反应。

2)有无输血史及不良反应,患儿血型,交叉配血结果、输血种类及输血量,输血治疗知情同意书签署情况。

3)对输血治疗的了解程度。

4)静脉通路及穿刺处周围皮肤情况。

(2)解释

1)输血目的、方法、注意事项及配合要点。

2)询问患儿有无特殊需要。

2. 护士准备 衣帽整洁。洗手,戴手套、戴口罩。

3. 环境准备 治疗室清洁、明亮,病室整洁。

4. 用物准备 同静脉输液用物,输血单、按医嘱抽取的抗过敏药、血液制品、输血器、生理盐水 100ml 等。

5. 操作步骤

操作步骤	操作要点与说明
1. 在治疗室准备用物,核对后签字 (1)双人核对医嘱、输血记录单 (2)核对供血者血袋信息:供血者血型及 RH(D)血型、条码号 (3)核对受血者姓名、性别、病案号、血型及 RH(D)血型、血液有效期、交叉配血试验结果、输注血液种类和输血量 (4)检查血袋有无破损及渗漏、血袋内血液有无溶血及凝块	输血前半小时测体温 双人核对 核对内容全面、核对无误并签字
2. 预充输血器,连接血袋 (1)输血器按密闭静脉输液法以 0.9% 氯化钠注射液进行预充,预充后消毒血袋接口,将输血器针头插入血袋 (2)携输血物品、血液制品、患儿病历、输血执行单至病床旁,再次双人核对并解释(核对内容同上)	输血器针头插入血袋时动作轻柔,防止漏血 双人核对,至少用 2 种以上方法核对
3. 打开床挡,协助患儿取舒适卧位,垫一次性垫巾于穿刺部位下方	
4. 穿刺并固定(方法同静脉输液,如当日新置留置针,经评估通畅后可直接使用)	
5. 双人再次核对,手消毒	双人核对,至少用 2 种以上方法核对
6. 输血 (1)输血前半小时遵医嘱给予抗过敏药 (2)正确连接输液接头,进行血液制品输入	混匀血液制品动作轻柔

续表

操作步骤	操作要点与说明
7. 调节输血速度 开始时 15~20 滴 /min,缓慢滴入观察 15~20 分钟,如无输血反应,根据病情,遵医嘱调节输注速度	调节滴速,观察有无输血反应
8. 双人再次核对	核对受血者姓名、性别、病案号、血型及RH(D)血型、输注血液种类和剂量
9. 协助患儿取舒适体位,整理衣物及床单位,关上床挡,将呼叫器放置患儿及家长伸手可及之处,告知患儿及家长有关输血注意事项	
10. 输血过程中加强巡视,密切观察有无输血反应,待血制品输完时,再输注少量生理盐水	根据需求再次调节滴速,完善输血记录
11. 整理并处理用物	用过的血袋放入黄色垃圾袋,24 小时内送回输血科
12. 洗手、记录、签字	输血单上注明输血开始时间和结束时间

【注意事项】

1. 输血前测体温(必要时监测体温),需双人严格核对,无误后方可输入。

2. 血制品取回后勿震荡、加温,避免血制品成分破坏引起不良反应。血制品内禁止随意加入药物。

3. 血制品从血库取出后应 30 分钟内输注,不得自行贮存,尽快应用。一个治疗单位的全血或成分血应在 4 小时内输完。

4. 输血开始时需缓慢滴入,观察患儿无反应后根据输注速度,注意观察有无输血反应,出现输血反应时,应立即通知医生,停止输血,保留剩余血制品以备查明原因。

5. 输入两个或以上供血者的血制品时,两份血制品之间需用生理盐水冲洗管路。

6. 输血完毕后,血袋需低温保留 24 小时后方可按医疗垃圾处理。

7. 输血完毕后,不得用输血器为患儿进行输液治疗。

【并发症预防及处理】

1. 非溶血性发热性输血反应预防及处理

(1)认真检查所用血制品的采血日期、有效期、质量、包装是否完好。

(2)严格执行无菌技术。

(3)一旦发生发热反应立即减慢或停止输血,保留静脉通路,通知医生,给予相应处理。

(4)对高热患儿给予物理降温,必要时,遵医嘱给予药物治疗。

(5)保留剩余血制品和输血器,送检验科做细菌培养。

(6)密切观察病情变化并记录。

2. 溶血性输血反应预防及处理

(1)血液输注必须严格执行核对制度。

(2)出现溶血反应立即停止输血。

(3)配合医生进行抢救工作。

(4)保留剩余血制品和输血器,送输血科。

(5)密切观察病情变化并记录。

3. 过敏反应预防及处理措施

(1)患儿仅表现为局限性皮肤瘙痒,荨麻疹或红斑时,遵医嘱减慢输血速度,给予抗组胺药,继续观察。

(2)严重者立即停止输血,保持静脉通畅。遵医嘱输注生理盐水,给予抗过敏药物和激素类药物,如异丙嗪、氢化可的松或地塞米松等。

(3)严密观察生命体征及病情变化并记录。

4. 循环负荷过重／急性左心衰

(1)严格控制输血速度。

(2)勤巡视患儿,避免因体位改变而加快滴速。

(3)发生肺水肿时立即减慢或停止输液,在病情允许情况下使患儿取端坐位,两腿下垂。必要时四肢轮流结扎止血带,减少静脉回心血量。

(4)给予高流量氧气吸入,一般氧流量为 6~8L/min,应用 30%~50% 乙醇湿化后吸入。

(5)遵医嘱给予镇静、平喘、强心、利尿和扩血管药物,以舒张周围血管,加速液体排出,减少回心血量,减轻心脏负荷。

(6)安慰病人,解除病人的紧张情绪。

【操作关键点】

1. 严格查对。

2. 无菌原则。

3. 输血速度调节。

4. 输血过程中加强观察。

5. 做好输血记录。

6. 处理用后的血袋。

【理论提问】

1. 输血时床旁核对内容有哪些?

答:双人核对,包括供血者血型、血液种类、编号、血袋号、有效期及受血者姓名、病案号、原始血型、交叉配血试验结果。

2. 输血前患儿检查项目有哪些?

答:血型、交叉配血、输血前九项(快速梅毒、乙肝表面抗原、表面抗体、E抗原、E抗体、核心抗体、丙肝、艾滋、谷丙转氨酶)

(刘树静　郭立涛　吴荣艳)

密闭式静脉输血技术评分标准

项目	评分标准	得分	扣分
仪表5分	仪表端庄2分,衣帽整洁3分	5	
操作前准备15分	评估患儿病情1分,有无输血史及不良反应、患儿血型,交叉配血结果3分,血制品种类及输血量2分	6	
	输血知情同意书签署情况1分,告知操作目的、方法、注意事项1分	2	
	洗手1分,戴口罩1分	2	
	备齐用物(缺一项扣0.5分)2分,检查用物1分,合理放置1分	4	
	环境符合操作要求1分	1	
操作过程60分	双人核对全面、准确6分,解释2分	8	
	手消毒2分,正确预充输血器4分,消毒血袋接口并连接血袋4分	10	
	拉开床挡1分,协助患儿取舒适卧位1分	2	
	开放静脉通路流程正确1分,垫治疗巾1分,消毒符合无菌要求2分,排气符合要求1分,进针手法正确1分,穿刺成功(或正确消毒更换输血器)1分,固定正确1分	8	
	输注少量生理盐水2分	2	
	双人再次核对3分,内容全面、正确3分	6	
	遵医嘱于半小时前给予抗过敏药2分	2	
	正确调节输血速度4分(口述开始速度2分,常规速度2分)	4	
	双人再次核对2分,内容全面、正确4分	6	
	告知输血注意事项全面4分,观察穿刺部位及有无输血反应6分	10	
	待血制品输完时,再输注少量生理盐水2分	2	

续表

项目	评分标准	得分	扣分
操作后15分	整理床单位1分,妥善安置患儿2分,拉上床挡2分	5	
	整理用物2分,废弃物分类处理正确2分,输血袋低温保存2分	6	
	洗手2分,记录1分,签字1分	4	
提问5分	提问:掌握5分,部分掌握3分,未掌握0分	5	
总分		100	

八、血压测量(儿童)技术

【目的】

1. 判断血压有无异常。

2. 协助诊断,为预防、治疗、康复、护理提供依据。

【操作流程】

1. 评估并解释

(1)评估

1)病情、年龄、意识状态、合作程度(家长配合程度)、自理能力、心理反应、治疗情况、肢体功能情况、皮肤完整性。

2)30分钟内有无影响测量血压准确性的因素。

(2)解释

1)解释血压测量的目的、方法、注意事项及配合要点。

2)询问患儿有无特殊需要。

2. 护士准备　衣帽整洁。洗手,戴口罩。

3. 环境准备　整洁、安静、光线充足。

4. 用物准备　血压计,袖带宽度以上臂长度2/3为宜(选择适宜患儿年龄的袖带:新生儿选择长5.0~10.0cm,宽2.5~4.0cm;婴幼儿选择长12.0~13.5cm,宽6.0~8.0cm;儿童选择长17.0~22.5cm,宽9.0~10.0cm)、听诊器、签字笔、记录单。

5. 操作步骤

操作步骤	操作要点
1. 检查用物的备用状态 检查血压计的年检时间,袖带清洁无破损,袖带(选择适宜患儿的袖带),水银是否充足,无断裂,玻璃管是否裂缝,橡胶管和输气球有无漏气;听诊器是否完好,透声膜是否透声良好	血压计,听诊器完好
2. 核对并解释	
3. 测量血压 肱动脉血压测量: (1)手臂位置(肱动脉)与心脏、血压计同一水平(坐位:平第4肋;仰卧位:平腋中线)	取舒适体位,安静状态测量
(2)暴露并评估测量手臂的皮肤情况,手掌向上,肘部伸直	动作轻柔,袖口不宜过紧
(3)血压计放置合理,打开血压计,垂直放妥,开启水银槽开关,汞柱降至"0"	血压计放置于水平面上
(4)驱尽袖带内空气,皮管不扭曲,平整放置于上臂中部,袖带下缘距肘窝2~3cm,缠绕袖带,松紧以能插入一指为宜	血压计"0"应与肱动脉、心脏位于同一水平 缠绕袖带平整、松紧适宜
(5)戴好听诊器,触摸肱动脉搏动,将听诊器置肱动脉搏动最明显处,一手示指及中指轻压听诊器固定,另一手握输气球,关闭气门,均匀充气至肱动脉搏动消失再上升20~30mmHg	触摸肱动脉搏动点位置正确,听诊器禁止放置于袖带内,充气均匀
(6)缓慢放气,速度以水银柱下降4mmHg/s(0.5kPa)为宜	测量时视线应与水银柱弯月面保持同一水平线
(7)当出现的第一声搏动音,水银柱所指的刻度即为收缩压;当搏动音突然变弱或消失水银柱所指的刻度,即为舒张压	
腘动脉血压测量: (1)体位:仰卧/俯卧/侧卧 (2)充分暴露测量部位,卧位舒适 (3)驱尽袖带内空气,平整放置于大腿下部,袖带下缘距腘窝3~5cm,缠绕袖带,听诊器置于腘动脉搏动最明显处 (4)其余操作同肱动脉	体位正确,一般不采用屈膝仰卧位 必要时脱测量侧的裤子 袖带松紧适宜 测下肢血压的袖带应宽于测上肢血压的袖带2cm

续表

操作步骤	操作要点
4. 测量完毕 排尽血压计袖带内余气,扪紧压力活门,解开袖带,整理妥善后放入盒内;血压计盒盖右倾45°角,使水银全部流回槽内,关闭水银槽开关,盖上盒盖,平稳放置	
5. 协助患儿取舒适体位,整理衣物及床单位,关上床挡	关上床挡,保证牢固、稳妥
6. 处理用物,洗手、记录、签字	记录方法正确

【注意事项】

1. 检查操作用物是否处于备用状态,血压计应定期检测、校对。

2. 患儿测量前 30 分钟应处于安静状态,避免哭闹、活动、进食等。

3. 测量血压时应充分暴露测量部位,手臂位置(肱动脉)与心脏、血压计同一水平。

4. 肢体功能障碍、皮肤不完整的患儿应选择健侧肢体,避免选择输液一侧肢体测量,以免影响液体输入。

5. 需重测血压时,应排尽袖带内余气,待水银柱降至"0"点,稍等片刻后再测量,必要时,作双侧对照。

6. 密切观察血压的患儿,应做到"四定",即定时间、定部位、定体位、定血压计,确保测量的准确性和对照的可比性。

7. 测量数值可疑时应重新测量。

【并发症预防及处理】

血压测量(儿童)操作无明显并发症,个别患儿会出现皮疹及压力性出血点。

【操作关键点】

1. 用物检查。

2. 体位摆放。

3. 测量部位、袖带大小及松紧。

4. 充气、放气方法。

【理论提问】

1. 儿童血压计算公式。

答:新生儿:收缩压平均 60~70mmHg

1 岁以内小儿:收缩压平均 70~80mmHg;舒张压 = 收缩压 ×2/3(mmHg)。

1 岁以上小儿:收缩压 = 年龄 ×2+80(mmHg);舒张压 = 收缩压 ×2/3(mmHg)。

2. 儿童测量血压时如何选择袖带大小?

答:袖带宽度以上臂长度 2/3 为宜(选择适宜患儿年龄的袖带:新生儿选择长 5.0~10.0cm,宽 2.5~4.0cm;婴幼儿选择长 12.0~13.5cm,宽 6.0~8.0cm;儿童选择长 17.0~22.5cm,宽 9.0~10.0cm)。

(马历楠 邵淑芳 吴荣艳)

血压测量(儿童)技术评分标准

项目	评分标准	得分	扣分
仪表 5 分	仪表端庄 2 分,衣帽整洁 3 分	5	
操作 前准 备 20 分	评估:病情 1 分,肢体活动情况(有无偏瘫及功能障碍)、皮肤完整性 2 分,治疗情况 1 分,患儿 30 分钟内处于安静状态 1 分	5	
	环境符合操作要求 1 分,告知操作方法、目的、指导配合 2 分	3	
	洗手 1 分,戴口罩 1 分	2	
	备齐用物(缺一项扣 0.5 分)2 分 检查用物:袖带宽窄适宜 2 分,清洁无破损 1 分,水银充足 1 分,无断裂 1 分,玻璃管无裂缝 1 分,橡胶管和输气球无漏气 1 分,听诊器完好 1 分,透声膜良好 1 分	11	
操作 过程 55 分	核对 2 分	2	
	打开床挡 1 分,体位 2 分:手臂位置(肱动脉)与心脏同一水平,坐位:平第 4 肋,仰卧位:平腋中线	3	
	暴露并评估测量手臂的皮肤情况 2 分,选择部位 2 分,手掌向上,肘部伸直 2 分	6	
	血压计放置合理 1 分,打开血压计,垂直放妥,开启水银槽开关 2 分,汞柱降至"0"2 分	5	
	驱尽袖带内空气 2 分,皮管不扭曲,平整放置于上臂中部 1 分,袖带下缘距肘窝 2~3cm 2 分	5	
	缠绕袖带,松紧以能插入一指为宜 3 分	3	
	戴好听诊器 2 分,触摸肱动脉搏动 2 分,将听诊器放置肱动脉搏动最明显处,一手示指及中指轻压听诊器固定 2 分,另一手握输气球,关闭气门 2 分,均匀充气 2 分,至肱动脉搏动消失再上升 20~30mmHg 2 分	12	
	缓慢放气,速度适宜 5 分,测量血压数值准确 5 分	10	

续表

项目	评分标准	得分	扣分
操作过程55分	排尽袖带内余气2分,扣紧压力活门2分,解开袖带,整理妥善后放入盒内2分,血压计盒盖右倾45°角,使水银全部流回槽内2分,关闭水银槽开关,盖上盒盖,平稳放置1分	9	
操作后15分	妥善安置患儿2分,关上床挡2分,安抚1分	5	
	处理用物3分	3	
	洗手2分,记录2分,签字2分	6	
提问5分	提问:掌握5分,部分掌握3分,未掌握0分	5	
总分		100	

九、鼻导管吸氧技术

【目的】

1. 提高血氧含量及动脉血氧饱和度。

2. 改善由缺氧引起的各种症状。

3. 提高肺泡内氧分压。

【操作流程】

1. 评估并解释

(1)评估

1)患儿病情、年龄、意识状态、合作程度、自理能力、心理反应。

2)患儿面色、呼吸状态、缺氧程度、胸闷发作情况。

3)鼻腔有无鼻息肉、鼻中隔偏曲、鼻出血及分泌物阻塞。

4)评估患儿及家长对吸氧的了解程度。

(2)解释

1)吸氧目的、方法、注意事项及配合要点。

2)询问患儿及家长有无特殊需要。

2. 护士准备 衣帽整洁。洗手,戴口罩。

3. 环境准备 病室整洁、安静。检查用氧安全(有无漏气)。

4. 用物评估 护理执行单、治疗车、吸氧记录单、氧气流量表(接于墙壁氧,干燥保存)、一次性吸氧装置、一次性吸氧管、棉签、蒸馏水、小碗盛清水、手电、手消液、根据情况准备胶布。

5. 操作步骤

操作步骤	操作要点
1. 准备用物,并核对	正确核对医嘱、用物
2. 携用物至患儿床旁,核对患儿,打开床挡,安装流量表	至少使用 2 种以上方法核对,连接紧密
3. 一次性吸氧装置正确安装并固定,安装湿化装置	一次性装置标注开启时间
4. 清洁鼻腔:用两根棉签分别蘸清水,清洁两侧鼻孔	动作轻柔,棉棒不宜过湿,防止引起呛咳
5. 连接吸氧管,打开流量表开关,调节至相应氧流量,将氧气管出气口置于眼巩膜处,查看氧气管是否通畅	根据医嘱调节氧流量
6. 核对患儿相关信息及氧流量	再次核对
7. 吸氧 给患儿连接吸氧管,将吸氧管出气孔放置患儿鼻前庭处	先调流量后再吸氧
8. 固定 检查患儿吸氧管松紧度适宜(婴幼儿及哭闹患儿应予胶布妥善固定)	防止因导管太紧引起皮肤损伤
9. 指导患儿或家长正确呼吸,告知用氧注意事项,协助患儿取舒适体位,整理衣物及床单位,将呼叫器放置患儿伸手可及之处,观察吸氧后反应,再次核对,关上床挡	至少使用 2 种以上方法核对
10. 洗手、记录、签字	记录吸氧开始时间、氧流量
11. 遵医嘱停止吸氧,核对医嘱单并确认吸氧开始时间	
12. 评估用氧效果,询问并观察患儿缺氧症状是否改善	
13. 先取下鼻导管再关流量表	先摘氧气管,后关流量表
14. 再次核对,清洁患儿面颊部,协助患儿取舒适体位,整理衣物及床单位,将呼叫器放置患儿伸手可及之处,关上床挡	再次正确核对,撕除胶布时动作轻柔,避免损伤皮肤
15. 整理用物 倒掉剩余液体,一次性吸氧装置直接扔进黄色垃圾袋内,取下流量表擦拭消毒备用	
16. 洗手、记录、签字	记录停氧时间

【注意事项】

1. 保持吸氧管路通畅,无打折、扭曲、分泌物堵塞。

2. 吸氧时,检查面部、耳郭皮肤受压情况。

3. 观察患儿反应及吸氧效果。给氧过程中,勤巡视勤观察,注意观察患儿面色、唇色、呼吸、缺氧状况有无改善,定时检查一次性吸氧装置,连接是否紧密、有无漏气,固定是否牢固。

4. 吸氧时先调节好氧流量再与患儿连接,停氧时先取下吸氧管,再关流量表。

5. 注意用氧安全,给氧时注意防火、防油、防热、防震。

【并发症预防及处理】

1. 呼吸道黏膜干燥的预防及处理 吸氧时先湿化,必要时给予雾化吸入。

2. 氧中毒预防及处理

(1)避免长时间使用高浓度的氧气。

(2)给氧期间监测动脉血液中的氧分压和氧饱和度,密切观察给氧的效果和副作用。

【操作关键点】

1. 用氧安全。

2. 调节氧流量。

3. 吸氧时,先调流量表后戴吸氧管;停氧时,先取下吸氧管再关流量表。

【理论提问】

1. 氧浓度如何计算?

答:吸氧浓度(%) = 21 + 4 × 氧流量(L/min)

2. 新生儿在长时间、高浓度吸氧的治疗中易出现的严重并发症是什么?

答:严重并发症为视网膜萎缩,最终可致盲。

(王 颖 马 静 刘丽丽)

鼻导管吸氧技术评分标准

项目	评分标准	得分	扣分
仪表 5分	仪表端庄2分,衣帽整洁3分	5	
操作 前准 备15 分	评估病情1分,意识状态1分,体位及呼吸状态1分,口唇有无发绀1分,胸闷情况1分,鼻腔情况3分,自理能力及合作程度1分	9	
	环境整洁、安静2分	2	
	备齐用物(缺一项扣0.5分)2分,检查用物1分,合理放置1分	4	

续表

项目	评分标准	得分	扣分
操作过程60分	核对 2 分,解释 2 分	4	
	打开床挡 1 分,清洁两侧鼻孔 1 分,取舒适体位 1 分	3	
	安装流量表 1 分,检查流量表是否安装牢固 1 分	2	
	倾倒蒸馏水至 1/2 或 2/3 处 2 分,安装湿化装置 2 分(一次性氧气装置正确安装)	4	
	连接吸氧管 2 分,打开流量表开关 2 分,调节氧流量方法正确 3 分,检查氧气管通畅 2 分,擦干 1 分	10	
	核对 2 分,戴吸氧管 4 分,妥善固定 2 分	8	
	指导呼吸方法 3 分,指导安全用氧 3 分,再次核对 2 分	8	
	洗手 2 分,记录 2 分,签字 2 分	6	
	停止吸氧,核对 2 分,确认吸氧开始时间 2 分	4	
	询问并观察患儿缺氧症状是否改善 2 分	2	
	先取下鼻导管 3 分,再关流量表 2 分	5	
	清洁面颊部 1 分	1	
	取下流量表 1 分,再次核对 2 分	3	
操作后15分	整理床单位 1 分,妥善安置患儿 1 分,关上床挡 1 分	3	
	整理用物 2 分,废弃物分类处理正确 4 分	6	
	洗手 2 分,记录 2 分,签字 2 分	6	
提问5分	提问:掌握 5 分,部分掌握 3 分,未掌握 0 分	5	
总分		100	

十、空气压缩雾化吸入技术

【目的】

1. 稀释痰液,消炎、镇咳、祛痰。

2. 湿化呼吸道,预防、控制呼吸道感染。

3. 改善通气功能,解除支气管痉挛。

【操作流程】

1. 评估并解释

(1)评估

1)病情、年龄、意识状态、合作程度、自理能力、心理反应。

2)咳痰能力及痰液黏稠度情况。

3)呼吸频率、节律、深度。

4)患儿面部及口腔黏膜状况。

(2)解释

1)向患儿及家长解释雾化吸入的目的、方法、注意事项及配合要点。

2)询问患儿有无特殊需要(如小便)。

2. 护士准备　衣帽整洁。洗手、戴口罩。

3. 环境准备　整洁、安静、光线充足。

4. 用物准备　医嘱执行单、治疗车、空气压缩雾化泵、雾化面罩、按医嘱准备药液、治疗巾(或小毛巾)、注射器、手消液、治疗盘。

5. 操作步骤

操作步骤	操作要点
1. 准备用物并核对	使用2种以上方法核对
2. 检查并连接压缩泵的电源,初检机器后关上开关	初检后确认关上开关
3. 遵医嘱抽吸药液注入喷雾器的药杯内,将喷雾器与压缩泵相连	注意无菌操作,抽吸药液手法,连接正确
4. 携用物至患儿床旁,核对并解释	使用2种以上方法核对
5. 打开床挡,协助患儿采取舒适体位,将治疗巾(或小毛巾)垫于患儿颌下	接触患儿后及时手消
6. 接通电源,打开压缩泵,嘱患儿将雾化面罩扣住口鼻,指导进行雾化吸入,教会患儿用口深吸气,屏气1~2秒后用鼻呼气	压缩泵放置在平整稳定的物体上,通常雾化时间10~15分钟,冒出烟雾后再扣住患儿口鼻,指导患儿有效呼吸,烟雾变得不规则时,即停止治疗
7. 雾化完毕,取下雾化面罩,关闭电源开关	先移开雾化面罩,再关闭电源开关
8. 雾化后帮助患儿叩背,指导并鼓励患儿咳嗽	拍背手法(由下向上、由外向内),鼓励咳嗽
9. 观察雾化吸入的效果	评估雾化后疗效
10. 协助清洁口腔,必要时漱口。协助患儿取舒适体位,整理用物及床单位,将呼叫器放置患儿伸手可及之处,关上床挡	昏迷患儿禁止漱口,动作轻柔,安抚患儿
11. 洗手、记录、签字	正确核对并记录

【注意事项】

1. 雾化前半小时尽量不进食,避免雾化吸入过程中气雾刺激气道,引起呕吐误吸。

2. 雾化吸入时应先开起雾化机开关,见雾后扣住雾化面罩。雾化治疗完毕时应先移开雾化面罩,再关闭电源开关。

3. 治疗中密切观察患儿的病情变化,出现不适,可适当休息或平静呼吸;如有痰液嘱患儿咳出。

4. 使用过程中,如患儿出现发憋、发绀等情况,立即停止雾化吸入,通知医生,协助处理。

5. 指导患儿有效呼吸:用口深吸气,屏气 1~2 秒后用鼻呼出。

6. 激素类药物雾化吸入后及时漱口,擦拭面部。

【并发症预防及处理】

1. 呼吸困难预防及处理

(1)指导患儿选择合适的体位,尽量让患儿取半坐位。

(2)雾化过程中持续氧气吸入,以免雾化吸入过程中血氧分压下降。

(3)控制雾化吸入的时间,及时叩背、鼓励患儿咳痰,保持呼吸道通畅。

(4)密切观察患儿病情变化。

2. 感染预防及处理

(1)使用专人专用雾化管路装置。

(2)雾化吸入结束后雾化罐、雾化管路、雾化面罩均用 500mg/L 的含氯消毒液浸泡 3 分钟,用清水冲洗、晾干备用(一次性不需此步骤)。

(3)做好口腔清洁。

(4)必要时遵医嘱使用抗菌药物。

3. 过敏反应预防及处理

(1)雾化吸入前确认无药物过敏史。

(2)出现临床症状时,立即终止雾化吸入。

(3)观察病情变化,遵医嘱进行抗敏治疗。

【操作关键点】

1. 吸入雾量。

2. 口吸鼻呼方法。

【理论提问】

1. 如何正确指导患儿雾化吸入?

答:指导患儿用口深吸气,屏气 1~2 秒后用鼻呼出。

2. 什么情况下雾化吸入后需漱口?

答:使用激素类药物雾化吸入后需漱口。

(王　颖　马　静　刘丽丽)

空气压缩雾化吸入技术评分标准

项目	评分标准	得分	扣分
仪表 5分	仪表端庄2分,衣帽整洁3分	5	
操作 前准 备15 分	评估病情2分,咳痰能力及痰液黏稠度情况1分,呼吸频率、节律、深度1分,患儿面部及口腔黏膜状况1分	5	
	环境符合操作要求1分,告知操作方法、目的、指导配合2分	3	
	洗手1分,戴口罩1分	2	
	备齐用物(缺一项扣0.5分)2分,检查用物2分,合理放置1分	5	
操作 过程 60分	核对医嘱2分	2	
	检查药品有效期2分,药品的质量2分	4	
	检查并连接压缩泵电源2分	2	
	遵医嘱抽吸药液注入喷雾器的药杯内,将喷雾器与压缩泵相连5分	5	
	携用物至床旁,核对并解释3分	3	
	打开床挡1分,协助患儿采取正确卧位1分,手消毒1分	3	
	接通电源,打开压缩泵3分,嘱患儿扣住雾化面罩6分,用口深吸气6分,屏气1~2秒后用鼻呼气6分	21	
	雾化完毕,移开雾化面罩3分,关闭电源开关2分	5	
	指导患儿有效咳痰5分,观察雾化吸入的效果3分	8	
	协助清洁4分,必要时漱口3分	7	
操作 后15 分	整理床单位1分,妥善安置患儿1分,关上床挡1分	3	
	整理用物3分,按医疗垃圾处理用物3分	6	
	洗手2分,记录2分,签字2分	6	
提问 5分	提问:掌握5分,部分掌握3分,未掌握0分	5	
总分		100	

十一、口腔护理技术

【目的】

1. 保持口腔清洁,湿润,预防口腔感染等并发症。

2. 预防或减轻口腔异味,清除牙垢,增进食欲,确保患儿舒适。

3. 评估口腔内的变化(如黏膜、舌苔及牙龈等)。

【操作流程】

1. 评估并解释

(1) 评估

1) 病情、年龄、意识状态、合作程度、自理能力、心理反应。

2) 口腔状况(观察口腔黏膜有无感染、溃疡、出血,牙龈有无红肿,舌苔有无异常,口腔有无异味,口唇有无干裂等)。

3) 牙齿有无松动。

(2) 解释

1) 口腔护理目的、方法、注意事项及配合要点。

2) 询问患儿及家长有无特殊需要。

2. 护士准备　衣帽整洁,洗手,戴口罩。

3. 环境准备　病室整洁、安静。

4. 用物准备　医嘱执行单、治疗车、口腔护理用物(弯盘 2 个、止血钳 1 把、平镊 1 把、压舌板、棉球)、吸管、温开水、棉签、石蜡油(或根据需要准备制霉菌素鱼肝油)、手电筒、治疗巾、口腔护理液(0.9% 氯化钠)、纱布或小毛巾、手消液、根据患儿情况准备开口器及舌钳。

5. 操作步骤

操作步骤	操作要点
1. 准备用物并核对 (1) 清点棉球数量 (2) 核对口腔护理药液,浸湿棉球	棉球不宜过湿
2. 携用物至患儿床旁,核对并解释	至少使用 2 种以上方法核对患儿身份
3. 打开床挡,取仰卧位头偏向一侧或侧卧位	舒适体位,防止反流误吸
4. 铺治疗巾于患儿颌下,将弯盘置于口角旁	
5. 湿润口唇、口角	
6. 昏迷患儿或牙关紧闭者可用开口器协助张口	昏迷患儿禁止漱口 开口器应从白齿处放入
7. 擦洗顺序 (1) 嘱患儿轻轻咬合上下牙齿,拧干棉球,用压舌板撑开对侧颊部	药液充分湿润棉球,不可过湿或过干
(2) 由内向外沿牙间隙纵向擦拭对侧牙的外侧面	棉球应包裹止血钳尖端,防止钳端直接接触口腔黏膜和牙龈
(3) 换一个棉球用同样的方法擦拭近侧牙的外侧面 (4) 嘱患儿张口,擦拭对侧上内侧面→对侧上咬合面→对侧下咬合面→对侧下内侧面→对侧颊部,同法擦拭近侧牙齿,每擦拭一个部位更换一个棉球	用 Z 字形由里向外擦拭
(5) 擦拭患儿的硬腭部、舌面及舌下,每擦拭一个部位更换一个棉球	勿触及咽部以免引起恶心

续表

操作步骤	操作要点
8. 再次评估 清点棉球数量,协助患儿漱口,擦净面部及口角。用手电筒再次检查口腔	再次清点,避免棉球遗留在口腔内 查看口腔清洁情况
9. 涂石蜡油或润唇膏 依口唇情况涂石蜡油或润唇膏。口腔黏膜如有溃疡,酌情涂药	
10. 撤去弯盘及治疗巾,协助患儿取舒适卧位,整理衣物及床单位,将呼叫器放置患儿伸手可及之处,整理用物,关上床挡	动作轻柔,注意关上床挡
11. 再次核对	至少使用2种以上方法核对
12. 洗手、记录、签字	正确记录

【注意事项】

1. 操作动作轻柔,避免止血钳尖端碰到牙齿,损伤黏膜及牙龈。
2. 棉球干湿度适宜,防止棉球过湿引起误吸。昏迷患儿禁止漱口。
3. 使用开口器时,应从臼齿处放入。
4. 擦洗时须用止血钳夹紧棉球,每次一个,防止棉球遗留在口腔内。
5. 如患儿有活动性义齿,应先取下浸泡在冷水中再进行口腔护理。
6. 护士操作前、后准确清点棉球数量,避免遗留在口腔内。

【并发症预防及处理】

窒息预防及处理:

(1)操作前、后准确清点棉球数量,每次擦洗时只夹取一个,避免棉球遗留在口腔内。

(2)操作前检查患儿牙齿有无松动及活动性义齿。

(3)对于兴奋、躁动等不能配合操作的患儿,尽量在其较安静的情况下进行口腔护理。昏迷、吞咽功能障碍的患儿,应采取侧卧位,棉球不宜过湿。

(4)如患儿出现窒息,应迅速清除吸入的异物,或将患儿倒转180°,头面部向下,用手拍击背部,利用重力作用使异物滑落;用吸引器负压吸出阻塞的痰液或液体物质;如异物已进入气管,迅速通知医生立即行气管镜下异物取出术,必要时行气管切开。

【操作关键点】

1. 操作前后准确清点棉球。
2. 棉球干湿度适宜。
3. 动作轻柔。

【理论提问】

1. 哪些患儿需要做特殊口腔护理？

答：对于高热、昏迷、危重、禁食、鼻饲、术后、口腔疾患、生活不能自理的患儿需行特殊口腔护理。

2. 婴儿鹅口疮的处理方法是什么？

答：口腔护理后遵医嘱给予制霉菌素鱼肝油涂抹鹅口疮处。

（王 颖 马 静 刘丽丽）

口腔护理技术评分标准

项目	评分标准	得分	扣分
仪表5分	仪表端庄2分，衣帽整洁3分	5	
操作前准备15分	评估病情2分	2	
	检查口腔黏膜3分，牙龈、舌苔、口腔异味3分	6	
	正确选择漱口液3分	3	
	备齐用物（缺一项扣0.5分）2分，检查用物1分，合理放置1分	4	
操作过程60分	清点棉球数量2分，核对漱口液2分	4	
	核对2分，解释2分	4	
	打开床挡1分，取正确舒适卧位2分，铺巾2分，将弯盘置于患儿口角旁2分	7	
	湿润口唇2分	2	
	棉球湿度适宜3分	3	
	由内向外4分，由对侧到近侧4分，由上到下顺序擦拭4分	12	
	擦拭硬腭1分，舌面1分，舌下1分；压舌板使用正确2分	5	
	询问患儿的感受3分，动作轻柔3分	6	
	清点棉球数量3分	3	
	协助漱口2分，擦净面部及口角1分，再次检查口腔3分	6	
	口述口腔黏膜、口唇如有异常正确处理方法4分	4	
	撤去弯盘及治疗巾2分	2	
	再次核对2分	2	
操作后15分	整理床单位1分，妥善安置患儿1分，关上床挡1分	3	
	整理用物2分，废弃物分类处理正确4分	6	
	洗手2分，记录2分，签字2分	6	

续表

项目	评分标准	得分	扣分
提问 5 分	提问:掌握 5 分,部分掌握 3 分,未掌握 0 分	5	
总分		100	

十二、口服给药技术

【目的】

1. 预防、治疗疾病。

2. 协助诊断。

【操作流程】

1. 评估并解释

(1)评估

1)患儿年龄、病情、体重、意识状态、吞咽能力、有无口腔和胃肠道疾患、过敏史、不良反应史、合作程度、自理能力等。

2)给药目的、药物性质、服药方法、注意事项及药物之间的相互作用。

(2)解释:向患儿及家长解释使用口服给药的目的、方法及注意事项。

2. 护士准备　衣帽整洁,洗手,戴口罩。

3. 环境准备　安静、清洁。

4. 用物准备　口服药单、发药车、药杯、量杯、药匙、滴管、水壶、小毛巾/擦手巾、手消液、研钵、搅拌棒。

5. 操作步骤

操作步骤	操作要点
1. 核对医嘱	双人核对
2. 取药、摆药:根据不同的药物剂型采取不同方法 (1)固体药:用药匙取药。必要时用研钵进行研磨 (2)水剂:将药水摇匀,左手持量杯,拇指置于所需刻度,举量杯使所需刻度和视线平行,右手将药瓶有标签一面置于掌心,避免污染标签,倒药液至所需刻度。倒毕,瓶口用清洁湿毛巾擦净放回原处。更换药液品种时,应洗净量杯。保证药液剂量准确。药液不足 1ml 需用滴管吸取。油剂溶液或按滴计算的药液,可先在杯中加少量温水,以免药液附着杯壁剂量不准确	根据不同的药物剂型进行取药摆药,保证给药剂量准确

236

续表

操作步骤	操作要点
3. 摆药过程严格执行查对制度。先摆固体药,口含药单放,然后摆水剂。同时服用几种药液时应分别放置	严格执行查对制度 按顺序进行摆药
4. 全部药物摆放完毕后,须经双人核对	双人核对
5. 发药 (1)备温开水,携带口服药单,推药车到患儿床旁,打开床挡 (2)核对患儿信息 (3)根据年龄、病情提供合适的给药方法 1)婴幼儿喂服方法:将头部抬高,用小毛巾垫于患儿颈部,左手固定患儿前额并轻捏其双颊,右手拿药杯或汤匙将药液从患儿口角处倒入口中并停留片刻,直至其咽下药物 2)年长儿:倒温水,帮助患儿服药,待患儿服下后再离开 3)鼻饲患儿:确定胃管位置及通畅性后,将药物研碎溶解后,经胃管注入,再注入少量温水冲管	携带口服药单到床旁核对患儿信息,使用2种以上方法核对患儿身份,根据患儿年龄、病情选择合适的给药方法
6. 给药后再次核对患儿信息	再次使用2种以上方法核对
7. 协助患儿取舒适卧位,整理床单位,关上床挡	
8. 清理用物	
9. 洗手、记录、签字	记录口服给药时间
10. 观察用药后反应	

【注意事项】

1. 遵医嘱及药品使用说明书服药。

2. 不宜吞服或不会吞服药物的患儿,要用研钵研碎药物,用温水浸泡使其溶于水中后喂服。

3. 确定患儿将药物服下后方可离开。

4. 患儿哭闹时不可给药,以免呛入气管或呕吐。

5. 患儿因故不能服药时,应将药物收回,做好交接班。

6. 了解药物性质,掌握服药中的注意事项及有无特殊储存要求。

7. 鼻饲患儿给药前应先确定胃管位置及通畅性。

8. 一次性药杯按医疗垃圾分类处理。

【并发症预防及处理】

呛咳、误吸预防及处理:

(1)给药前,应取得患儿及家长的配合,哭闹时不可给药。

(2)需研碎的药物,使其完全溶解于水中后喂服。

(3)给药时,抬高患儿头部,缓慢喂入。

(4)置患儿于侧卧位或头偏向一侧,叩击背部,必要时用负压吸引器清除呕吐物。

(5)观察患儿面色及生命体征变化,必要时遵医嘱吸氧。

【操作关键点】

1. 给药方法正确。

2. 剂量准确。

3. 观察患儿用药后反应。

【理论提问】

1. 婴幼儿给药方法。

答:将头部抬高,用小毛巾垫于患儿颈部,左手固定患儿前额并轻捏其双颊,右手拿药杯或汤匙将药液从患儿口角处缓慢喂入口中并停留片刻,直至其咽下药物。

2. 不足 1ml 的药液或油剂药物应如何给药?

答:(1)药液不足 1ml 需用滴管吸取。

(2)油剂溶液或按滴计算的药液,可先在杯中加少量温水,以免药液附着杯壁剂量不准确。

(白志媛　袁　媛　刘丽丽)

口服给药技术评分标准

项目	评分标准	得分	扣分
仪表 5分	仪表端庄 2 分,衣帽整洁 3 分	5	
操作 前准备 15分	洗手 1 分,戴口罩 1 分	2	
	双人核对医嘱 2 分	2	
	根据不同剂型采取不同摆药方法:固体药 2 分,水剂 2 分,微量药或油剂 2 分	6	
	按顺序摆药:固体药 1 分,口含药 1 分,水剂 1 分	3	
	全部药物摆放完毕后双人核对 2 分	2	

续表

项目	评分标准	得分	扣分
操作过程60分	备温水1分,携带口服药单2分,推药车到患儿床旁2分,打开床挡2分	7	
	至少使用2种以上方法核对患儿身份4分	4	
	根据年龄、病情提供合适的给药喂服方法: ①幼儿:将头部抬高3分,用小毛巾垫于患儿颈部2分,左手固定患儿前额并轻捏其双颊2分,右手拿药杯或汤匙将药液从患儿口角处倒入口中并停留片刻5分,直至其咽下药物3分。共15分 ②年长儿:倒温水5分,帮助患儿服药5分,待患儿服下后再离开5分。共15分 ③鼻饲患儿:确定胃管位置及通畅性后5分,将药物研碎溶解后3分,经胃管注入2分,再注入少量温水冲管5分。共15分	45	
	给药后再次核对患儿信息4分	4	
操作后15分	安置患儿于舒适体位1分,整理床单位1分,关上床挡1分	3	
	整理用物3分	3	
	洗手1分,记录1分,签字1分	3	
	观察用药后有无呕吐2分,呛咳2分,误吸2分	6	
提问5分	提问:掌握5分,部分掌握3分,未掌握0分	5	
总分		100	

十三、保护性约束技术

【目的】

1. 预防患儿管路滑脱、坠床或自伤。

2. 确保患儿安全及治疗、护理工作的顺利进行。

【操作流程】

1. 评估并解释

(1)评估

1)约束的指征,患儿年龄、病情、体重、神志及合作程度。

2)约束部位皮肤色泽、温度、完整性及肢体活动度。

3)患儿家长对患儿使用保护用具的理解和合作程度。

(2)解释

1）向患儿及家长解释使用保护性约束的目的、方法、注意事项及必要性。

2）与患儿家长签署知情同意书。

2. 护士准备　衣帽整洁,修剪指甲,洗手。

3. 环境准备　室内光线良好,温湿度适宜。

4. 用物准备　医嘱执行单、治疗车、约束用具、手消液。

5. 操作步骤

操作步骤	操作要点
1. 准备用物并核对	使用 2 种以上方法核对患儿身份 正确选择约束用具
2. 打开床挡,协助患儿取适宜体位	
3. 患儿全身约束法 (1)将大单折成自患儿肩部至踝部的宽度 (2)将患儿平卧于大单中间,将近侧大单从肩部绕过前胸紧紧包裹患儿身体,至患儿腋窝下掖于身下 (3)再将大单的另一侧绕过前胸包裹身体后,将剩余部分大单掖于身下	约束松紧度适宜
4. 患儿四肢约束法 (1)暴露患儿手腕或足踝部 (2)用约束带一端系于患儿手腕或足踝部,两端打双套结,松紧度以能伸入一指为宜 (3)将约束带另一端系于床的主体结构处	观察约束部位皮肤有无破损、皮肤温度、颜色及末梢循环状况 检查约束效果
5. 安置患儿 给予患儿舒适体位,约束肢体处于功能位,对持续约束的患儿 2 小时内松解一次,保护患儿安全,整理床单位,关上床挡	肢体处于功能位 2 小时内松解一次 根据病情进行巡视观察
6. 洗手、记录、签字	

【注意事项】

1. 严格掌握约束的指征,确认知情同意书签字。

2. 保持患儿肢体处于功能位,松紧度适宜。

3. 四肢约束的患儿巡视时需重点观察腕、踝部位的皮肤有无损伤、皮肤温度、颜色及末梢循环状况。

4. 根据病情进行巡视观察,发现异常应立即松解。持续约束的患儿,2 小时内松解 1 次,必要时给予局部按摩。

【并发症预防及护理】

局部皮肤组织破损的预防及处理：

(1)松紧适宜,不影响肢端末梢血运。

(2)定时松解约束带,观察约束部位皮肤颜色、温度及完整性。

(3)局部皮肤出现勒痕或破损时及时更换约束部位,给予相应处理。

【操作关键点】

1. 核实知情同意书。

2. 约束松紧适度、固定牢固。

3. 松解时间。

【理论提问】

1. 儿童约束方法有几种?

答:儿童约束方法有两种,分别为全身约束法、四肢约束法。

2. 约束时出现血液循环障碍应如何处理?

答:(1)立即松解约束,检查局部皮肤情况。

(2)活动肢体以促进血液循环,安抚患儿及家长,更换约束部位。

(3)必要时遵医嘱采取相应处理措施并用药。

（白志媛　袁　媛　刘丽丽）

保护性约束技术评分标准

项目	评分标准	得分	扣分
仪表 5分	仪表端庄2分,衣帽整洁3分	5	
操作 前准 备20 分	评估病情1分,被约束肢体活动情况1分,皮肤温度1分,色泽1分,完整性1分	5	
	告知操作目的1分,方法1分,注意事项1分,必要性1分,使用保护具的种类2分	6	
	洗手1分,戴口罩1分	2	
	备齐用物(缺一项扣1分)共4分,检查用物1分,合理放置1分	6	
	环境符合操作要求1分	1	
操作 过程 55分	至少使用2种以上方法核对患儿身份4分,解释2分	6	
	打开床挡1分,协助患儿取舒适卧位2分,安全2分	5	
	全 身 约 束	大单折叠宽度适宜4分	4	
		患儿体位、位置正确4分	4	
		约束患儿方法正确6分	6	
		约束带松紧适宜5分	5	

续表

项目		评分标准	得分	扣分
操作过程55分	肢体约束	暴露患儿腕部或踝部3分	3	
		约束患儿腕部或踝部3分	3	
		约束带打结方法正确3分,松紧适宜3分	6	
		固定于床的主体结构处3分	3	
		观察约束肢体末梢的血运情况3分,皮肤情况3分	6	
	再次使用2种以上方法核对患儿身份4分		4	
操作后15分	安置患儿2分,体位舒适3分,整理床单位4分,关上床挡1分		10	
	洗手1分,记录2分,签字2分		5	
提问5分	提问:掌握5分,部分掌握3分,未掌握0分		5	
总分			100	

十四、床旁心电监测技术

【目的】

1. 动态监测生命体征的变化,了解患儿呼吸、循环系统的功能状况。

2. 协助诊断,为治疗、护理提供依据。

【操作流程】

1. 评估并解释

(1)评估

1)患儿病情、年龄、意识状态、合作程度、自理能力、心理反应。

2)患儿胸部皮肤情况。

3)患儿基础血压、治疗用药情况、监测目的及合作程度等。

4)患儿吸氧浓度、指(趾)端循环、皮肤完整性以及肢体活动度情况。

(2)解释:向患儿及家长解释心电监测目的、方法、注意事项及配合要点。

2. 护士准备 衣帽整洁。洗手,戴口罩。

3. 环境准备 病室整洁、安静,遮挡患儿,保护隐私。

4. 用物准备 护理执行单、治疗车、心电监护仪、电极片、温水及纱布、护理记录单、手消液、污物碗。

5. 操作步骤

操作步骤	操作要点
1. 准备用物与核对,打开床挡	检查监护仪性能及导线连接情况 至少使用 2 种以上方法核对患儿身份
2. 连接监护仪电源,打开监护仪主开关	
3. 协助患儿取平卧位或半卧位	
4. 温水清洁粘贴电极片部位表面皮肤	保证电极片与皮肤接触良好
5. 连接心电导联线与电极片	导联线合理放置,避免放置患儿身下
6. 待干后,将电极片贴在胸部皮肤的相应位置 电极片粘贴位置: LA(左臂)位置:在锁骨下,靠近左肩 RA(右臂)位置:在锁骨下,靠近右肩 LL(左腿)位置:在左下腹上	电极片大小适宜,固定牢固
7. 经皮血氧饱和度监测指套连接在患儿指端	根据患儿情况选择大小适宜血氧监测指套
8. 袖带绑在上臂,下缘距肘窝两横指,测量血压	袖带松紧适宜,以放下一指为宜,袖带宽度以不超过上臂长度的 2/3 为宜
9. 设置监测参数及报警界限	根据患儿年龄、病情合理设置报警界限
10. 再次核对	至少使用 2 种以上方法核对
11. 协助患儿取舒适体位,整理衣物及床单位,将呼叫器放置患儿伸手可及之处,告知注意事项	
12. 整理并处理用物,关上床挡	
13. 洗手、记录、签字	记录患儿各项监测数据

【注意事项】

1. 放置电极片时,应避开伤口、瘢痕、中心静脉插管、起搏器及电除颤时电极板的放置部位。

2. 密切监测患儿异常心电波形,及时通知医生处理;带有起搏器的患儿要区别正常心律与起搏心律。

3. 定期更换电极片及其粘贴位置。

4. 固定好经皮血氧饱和度监测指套,根据患儿情况选择大小适宜血氧监测指套,定时更换监测部位。

5. 正确根据患儿年龄设定报警界限,不能关闭报警。

6. 对躁动患儿,做好约束,固定好电极和导线,避免电极脱位以及导线打折缠绕。

【并发症预防及处理】

皮肤损伤的预防及处理：

(1)每日清洁皮肤,观察电极片周围皮肤情况,定时更换电极片。

(2)避免电极导联线压于患儿身下。

(3)血压袖带定时松开,并观察皮肤情况。

(4)定时换经皮血氧饱和度监测部位。

(5)如有皮肤破损及时处理。

【操作关键点】

1. 皮肤清洁及完整。

2. 正确选择监测部位及电极片。

3. 正确连接导联线。

4. 参数调节,报警限设置。

【理论提问】

1. 儿童心电监测报警限应如何设定?

答:根据患儿心电监测所测基础心率、呼吸、血压数值调节报警限范围 ±10%~±20%。

2. 儿童血氧监测常见位置有哪些?

答:手指(趾)末端、手腕、足背。

(王　颖　马　静　刘丽丽)

床旁心电监测技术评分标准

项目	评分标准	得分	扣分
仪表 5分	仪表端庄2分,衣帽整洁3分	5	
操作 前准 备15 分	评估病情2分,胸部皮肤情况2分	4	
	告知操作目的、方法、注意事项及配合方法4分	4	
	洗手1分,戴口罩1分	2	
	备齐用物(缺一项扣0.5分)2分,检查用物1分,合理放置1分	4	
	环境符合操作要求1分	1	
操作 过程 60分	核对、解释2分	2	
	连接心电监护仪电源,打开主开关5分	5	
	打开床挡1分,协助患儿取舒适2分,安全2分卧位	5	
	清洁粘贴电极片部位皮肤5分	5	

续表

项目	评分标准	得分	扣分
操作过程60分	正确连接心电导联线与电极片 3 分	3	
	正确粘贴电极片 10 分	10	
	正确固定经皮血氧饱和度监测指套 5 分	5	
	正确连接血压袖带,并准确测量 5 分	5	
	设置各参数报警限 5 分	5	
	设置血压测量间隔时间 5 分	5	
	再次核对 2 分	2	
	观察并记录患儿各项监测参数 5 分	5	
	患儿安全、舒适 2 分,关上床挡 1 分	3	
操作后15分	整理床单位 1 分,妥善安置患儿 2 分	3	
	整理用物 2 分,废弃物分类处理 4 分	6	
	洗手 2 分,记录 2 分,签字 2 分	6	
提问5分	提问:掌握 5 分,部分掌握 3 分,未掌握 0 分	5	
总分		100	

十五、手卫生(洗手、卫生手消毒)技术

【目的】

清除手部皮肤污垢、皮屑和大部分暂住菌,切断通过手传播感染的途径。

【操作流程】

1. 评估

(1)手部污染程度。

(2)操作范围、目的。

(3)手部皮肤及指甲情况。

2. 护士准备　衣帽整洁。修剪指甲。

3. 环境准备　清洁、宽敞、明亮。

4. 用物准备　流动水洗手设施、洗手液、手消液、一次性纸巾。

5. 操作步骤

操作步骤	操作要点
1. 一般洗手 (1)准备 打开水龙头,调节适合水流和水温	
(2)湿手 在流动水下,使双手充分淋湿	
(3)涂洗手液 取适量洗手液,均匀涂抹至整个手掌、手背、手指和指缝	手背按压
(4)洗手 按六步洗手法认真揉搓至少 15 秒,步骤为: 第一步:双手掌心相对,手指并拢相互揉搓 第二步:手心对手背沿指缝相互揉搓,交换进行 第三步:掌心相对,双手交叉沿指缝相互揉搓 第四步:弯曲手指使关节在另一手掌心旋转揉搓交换进行 第五步:一手握另一手大拇指旋转揉搓,交换进行 第六步:五指指尖并拢,在另一手掌心旋转揉搓,交换进行	注意指尖、指缝、拇指、指关节等处的清洗,必要时增加手腕部及腕上 10cm
(5)冲净 在流动水下彻底冲净双手	冲洗时肘部应高于手掌位置,让水从指尖处流下,避免污水沾污双手
(6)干手 关闭水龙头,擦干双手	
2. 卫生手消毒 (1)涂手消液 用手背按压取适量手消液,均匀涂抹至整个手掌、手背、手指和指缝	手消液完全覆盖手部皮肤 必要时增加手腕部及腕上 10cm
(2)揉搓 按照洗手的步骤揉搓双手	揉搓时间至少 15 秒
(3)干手	充分待干

【注意事项】

1. 洗手前应摘掉戒指等首饰,修剪指甲并去除指甲下的污垢。

2. 洗手方法正确,手的各个部位都需清洗到位,注意指尖、指缝、拇指和指关节等处。

3. 洗手液、手消液应均匀涂抹于手部。

4. 揉搓和冲洗时肘部应高于手掌位置,避免污染双手。

【操作关键点】

1. 取洗手液方法。

2. 洗手步骤。

3. 揉搓方法、时间。

【理论提问】

1. 洗手或卫生手消毒指征是什么?

答:(1)直接接触每个患儿前后,从同一患儿身体的污染部位移动到清洁部位时。

(2)接触患儿黏膜、破损皮肤或伤口前后,接触患儿的体液、血液、分泌物、排泄物、伤口敷料等之后。

(3)穿脱隔离衣前后,摘手套后。

(4)进行无菌操作,接触清洁、无菌物品前。

(5)接触患儿周围环境及物品后。

(6)处理药物或配餐前。

2. 手卫生的原则是什么?

答:(1)当手部有血液或其他体液等肉眼可见的污染时,应用皂液和流动水洗手。

(2)手部没有肉眼可见污染时,宜使用速干手消毒剂消毒双手代替洗手。

(3)在下列情况时应先洗手,再进行卫生手消毒:

1)接触患儿的血液、体液和分泌物以及被传染性致病微生物污染的物品后。

2)直接为传染病患儿进行检查、治疗、护理或处理传染病患儿污物之后。

(白志媛 袁 媛 刘丽丽)

手卫生(洗手、卫生手消毒)技术评分标准

项目	评分标准	得分	扣分
仪表 5分	仪表端庄 2 分,衣帽整洁 3 分	5	
操作前准备 15 分	评估洗手设施的完备状态 2 分,洗手液、手消液的有效期 2 分	4	

续表

项目		评分标准	得分	扣分
操作前准备15分		评估双手污染程度3分,皮肤和指甲的情况3分	6	
		备齐用物(缺一项扣0.5分)共2分,检查用物1分,合理放置1分	4	
		环境符合操作要求1分	1	
操作过程70分	洗手35分	打开水龙头、淋湿双手,关闭水龙头2分	2	
		用手背按压取适量洗手液2分,均匀涂抹双手2分	4	
		双手掌心相对,手指并拢相互揉搓4分	4	
		手心对手背沿指缝相互揉搓,交换进行4分	4	
		掌心相对,双手交叉沿指缝相互揉搓4分	4	
		弯曲手指使关节在另一手掌心旋转揉搓,交换进行4分	4	
		一手握另一手大拇指旋转揉搓,交换进行4分	4	
		五指指尖并拢,在另一手掌心揉搓,交换进行4分	4	
		必要时揉搓腕部及腕上10cm 1分	1	
		揉搓时间至少15秒1分	1	
		在流动水下彻底冲净双手2分	2	
		取一次性纸巾擦手或烘干双手1分	1	
	卫生手消毒35分	用手背按压取适量手消液2分,涂抹双手2分	4	
		双手掌心相对,手指并拢相互揉搓4分	4	
		手心对手背沿指缝相互揉搓,交换进行4分	4	
		掌心相对,双手交叉沿指缝相互揉搓4分	4	
		弯曲手指使关节在另一手掌心旋转揉搓,交换进行4分	4	
		一手握另一手大拇指旋转揉搓,交换进行4分	4	
		五指指尖并拢,在另一手掌心揉搓,交换进行4分	4	
		必要时揉搓腕部及腕上10cm 1分	1	
		揉搓时间至少15秒1分,揉搓时间至手部干燥5分	6	

续表

项目	评分标准	得分	扣分
操作后5分	整理用物、废弃物处理正确5分	5	
提问5分	提问:掌握5分,部分掌握3分,未掌握0分	5	
总分		100	

十六、双人心肺复苏技术
(除外新生儿)

【目的】

1. 通过实施基础生命支持技术,建立患儿的循环、呼吸功能。

2. 保证重要脏器的血液供应,尽快促进心跳、呼吸功能的恢复。

【操作流程】

1. 评估 病情、意识状态、呼吸、脉搏、有无颈部损伤等情况。

2. 护士准备 洗手、戴口罩、衣帽整洁。

3. 环境准备 患儿床单位周围宽敞,必要时用屏风遮挡。

4. 用物准备 抢救车、复苏板、脚凳、简易呼吸器、吸氧装置、手电筒、手表、手消液。

5. 操作步骤

操作步骤	操作要点
1. 角色A:判断意识状态及呼吸 双手轻拍患儿双肩并在患儿左右耳边大声呼唤	轻拍双肩,双侧呼唤
2. 启动应急反应系统 角色A:呼叫他人,记录抢救开始时间 角色B:推抢救车至患儿床旁	记录时间精确到分 准备抢救车
3. 角色A:检查患儿脉搏	为儿童检查脉搏时,触摸颈动脉或股动脉搏动,判断准确,时间<10秒
4. 角色A:摆放复苏体位、去掉床头、去枕患儿取仰卧位 角色B:肩背下齐肩垫复苏板,三松	取仰卧位 复苏板齐肩放置 三松:松解衣领衣扣裤带(尿裤)

续表

操作步骤	操作要点
5. 角色 A:进行胸外心脏按压术 (1)站立或跪于患儿右侧,将双手放在胸骨的下半部,进行按压 (2)双手掌根重叠,十指相扣,手指翘起不接触胸壁,掌根紧贴患儿胸部皮肤,肘关节伸直,用身体重力垂直施加压力,按压深度至少为胸部前后径的 1/3,然后迅速放松,使胸廓充分回弹,按压间隙不倚靠患儿胸壁 (3)按压频率 100~120 次 /min 角色 B:清除口鼻腔内分泌物或异物,开放气道,使用简易呼吸器 EC 手法进行通气 (4)仰头提颏法:抢救者左手小鱼际置于患儿前额,向后压使其头部向后仰约 60°,右手示指、中指置于患儿下颌骨骨性标志下方,将颏部向前上抬起 (5)推举下颌法:抢救者双肘置患儿头部两侧,双手食、中、无名指放在患儿下颌角后方,向上或向后托举下颌 (6)简易呼吸器连接氧源,调节氧流量 8~10L/min,抢救者站于患儿头颈处,患儿头后仰,托起下颌,使面罩扣紧口鼻部不压迫眼眶,EC 手法固定面罩,待角色 A 按压 15 次后,挤压简易呼吸器,给予人工通气 2 次,观察有无适度胸廓起伏	必要时使用脚凳 按压位置、频率准确 对于很小的患儿可用单手按压 按压手法: 单手 / 双手按压法 按压深度正确,至少为胸部前后径的 1/3,大约相当于婴儿 4cm,儿童 5cm 中断时间限制在 10 秒以内注:角色 B 与角色 A 同时进行 仰头提颏法:注意手指不要压向颏下软组织,以免压迫气道抑制呼吸 推举下颌法:适用于怀疑有颈部损伤的患儿。患儿头部保持正中位,不能使头后仰,不可左右扭动 EC 手法正确 通气频率 12~20 次 /min 避免过度通气
6. 双人按压与通气比值为 15 : 2,持续约 2 分钟	按压与通气比值 15:2,持续约 2 分钟
7. 持续约 2 分钟进行评估 角色 A: (1)再次评估患儿脉搏、自主呼吸、四肢末梢循环、瞳孔 (2)口述心肺复苏有效指征 (3)若复苏成功,记录抢救时间 角色 B:撤复苏板,简易呼吸器按要求处置	评估时间 <10 秒,内容包括脉搏、自主呼吸、末梢循环、瞳孔、血压,五项其中三项以上恢复即可判定复苏成功
8. 复苏成功遵医嘱吸氧,给予进一步生命支持	
9. 整理床单位,安抚患儿	
10. 处理用物	
11. 洗手、记录、签字	记录复苏过程、时间

【注意事项】

1. 准确记录时间,启动应急反应系统;双人配合默契有序。

2. 评估时间 <10 秒。

3. 正确选择按压手法。

4. 按压中断时间限制在 10 秒以内。

5. 按压应确保频率、深度、部位正确。

6. 按压时手指翘起不接触胸壁,掌根紧贴患儿皮肤。通气时掌根不离开患儿胸壁。

7. 开放气道角度为 60°,保持气道通畅,EC 手法正确。

8. 双人心肺复苏的比值为 15∶2,简易呼吸器每次通气时间不少于 1 秒,避免过度通气。

9. 禁忌证 严重胸廓畸形、广泛性肋骨骨折、血气胸、心脏压塞、心脏外伤等。

【并发症预防及处理】

1. 肋骨、胸骨骨折的预防及处理

(1)按压位置准确,胸骨的下半部为按压部位,定位后进行按压。

(2)按压方法正确,双手掌根重叠,十指相扣,手指翘起不接触胸壁,掌根紧贴患儿皮肤。

(3)按压时肘关节伸直,用身体重力垂直下压,按压深度至少为胸部前后径的 1/3,大约相当于婴儿 4cm,儿童约 5cm。

(4)按压频率适度,频率 100~120 次 /min,每次按压后使胸廓充分回弹。

(5)如患儿出现肋骨、胸骨骨折,遵医嘱给予相应处理。

2. 胃过度胀气的预防及处理

(1)通气有效,每次通气时间不少于 1 秒。

(2)保持气道通畅,以适度胸廓起伏为宜,避免过度通气。

(3)避免呼吸道压力过大。

(4)若已发生胃胀气,可用吸引器吸引防止胃内食物反流。

【操作关键点】

1. 判断意识状态、检查脉搏的方法。

2. 评估、按压中断的时间。

3. 胸外按压部位、深度、频率、手法。

4. 开放气道的手法。

5. 按压与通气比值。

6. 准确记录时间。

7. 复苏后评估。

8. 双人配合默契。

【理论提问】

1. 儿童心肺复苏按压深度是多少?

答:按压深度至少为儿童患儿胸部前后径的 1/3,大约相当于婴儿 4cm,儿童 5cm。一旦进入青春期(即青少年),应采用成人的按压深度,即至少 5cm,但不超过 6cm。

2. 心肺复苏成功的有效指征是什么?

答:(1)自主呼吸及意识恢复。

(2)脉搏恢复(触摸颈动脉或股动脉搏动)。

(3)瞳孔由扩大到缩小。

(4)口唇甲床恢复红润。

(5)上肢收缩压达 60mmHg 以上。

(白志媛　袁　媛　刘丽丽)

双人心肺复苏技术评分标准

项目	评分标准	得分	扣分
仪表 5分	仪表端庄 2 分,衣帽整洁 3 分	5	
操作 过程 75分	判断意识 4 分	4	
	呼救 2 分,记录复苏开始时间 2 分	4	
	准备抢救车至床旁 2 分	2	
	评估患儿大动脉脉搏动 3 分,时间小于 10 秒 2 分	4	
	摆放复苏体位 4 分	4	
	垫复苏板 3 分,三松 3 分	6	
	操作者站位正确 2 分	2	
	按压部位正确 3 分,方法正确 3 分	6	
	按压力度 3 分,频率适当 3 分	6	
	按压与放松比正确 2 分	2	
	清除口、鼻腔分泌物或异物 2 分	2	
	开放气道方法正确 4 分	4	
	正确安装并检查简易呼吸器 2 分,连接氧源 2 分	4	
	EC 手法固定简易呼吸器面罩 5 分	5	
	每次通气时间不小于 1 秒,胸廓适度起伏 2 分	2	
	按压通气比例(15:2)2 分	2	

续表

项目	评分标准	得分	扣分
操作过程75分	按压中断时间 <10 秒 2 分	2	
	按压持续约 2 分钟进行评估 5 分,记录复苏结束时间 2 分	7	
	撤复苏板 3 分	3	
	遵医嘱吸氧 2 分	2	
	安抚患儿 2 分	2	
操作后15分	安置患儿体位舒适 3 分	3	
	整理床单位 2 分	2	
	处理用物 4 分	4	
	洗手 2 分,记录 2 分,签字 2 分	6	
提问5分	提问:掌握 5 分,部分掌握 3 分,未掌握 0 分	5	
总分		100	

参 考 文 献

1. 江载芳,申昆玲,沈颖,等.诸福棠实用儿科学.8 版.北京:人民卫生出版社,2015.
2. 廖清奎.儿科症状鉴别诊断学.3 版.北京:人民卫生出版社,2016.
3. 邵肖,叶鸿瑁,丘小汕.实用新生儿学.4 版.北京:人民卫生出版社,2011.
4. 李小寒,尚少梅.基础护理学.5 版.北京:人民卫生出版社,2013.
5. 张志清.儿童用药指导.北京:人民卫生出版社,2012.
6. 胡亚美,江载芳.诸福棠实用儿科学.7 版.北京:人民卫生出版社,2002.
7. 赵正言.实用儿科护理.北京:人民卫生出版社,2009.
8. 陶红.儿科护理查房.北京:人民卫生出版社,2011.
9. 李小燕,马秀芝.儿科病案护理问答.北京:人民军医出版社,2014.
10. 孙宁,郑珊.小儿外科学.北京:人民卫生出版社,2015.
11. 楼建华.儿科护理学.8 版.北京:人民卫生出版社,2012.
12. 崔焱.儿科护理学.4 版.北京:人民卫生出版社,2010.
13. 张琳琪,王天有.实用儿科护理学.北京:人民卫生出版社,2018.
14. 中华护理学会儿科专业委员会.儿科护理操作指南.北京:人民卫生出版社,2018.
15. 张玉侠.实用新生儿护理学.北京:人民卫生出版社,2015.
16. 花芸,刘新文.儿科护理操作规程及要点解析.武汉:武汉大学出版社,2013.
17. 丁淑贞,倪雪莲.临床护理一本通.北京:中国协和医科大学出版社,2016.
18. 戴宝珍.实用症状护理学.上海:复旦大学出版社,2005.
19. 蔡威,孙宁,魏光辉.小儿外科学.5 版.北京:人民卫生出版社,2014.
20. 郑珊.实用新生儿外科学.北京:人民卫生出版社,2013.
21. 陈海花,董建英.儿科护士规范操作指南.北京:中国医药科技出版社,2016.

53检